ケーススタディで学ぶ

がん患者
ロジカル・トータルサポート

患者との会話から症状を読み取り処方提案しよう！

監修 ● 片山志郎・平井みどり　　編著 ● 髙瀬久光・井手口直子

じほう

【監修】
　片山 志郎　　日本医科大学付属病院・薬剤部長
　平井みどり　　神戸大学医学部附属病院・薬剤部長，神戸大学・名誉教授

【編著】
　髙瀬 久光　　日本医科大学 多摩永山病院・薬剤部長
　井手口直子　　帝京平成大学 薬学部・教授

【執筆者】
　池田 博昭　　徳島文理大学 香川薬学部・教授
　井手口直子　　帝京平成大学 薬学部・教授
　今村 牧夫　　一般財団法人 倉敷成人病センター診療支援部・副部長
　内田まやこ　　大阪薬科大学 臨床薬学教育研究センター・講師
　菅 幸生　　　金沢大学 医薬保健研究域薬学系・助教
　菅原 英輝　　鹿児島大学病院薬剤部・副薬剤部長
　髙瀬 久光　　日本医科大学 多摩永山病院・薬剤部長
　髙橋 郷　　　国立病院機構相模原病院薬剤部・主任
　西田 恵美　　福岡大学病院薬剤部・主任
　萬谷摩美子　　医療法人 愛和会愛和病院薬局・薬局長
　矢野 琢也　　医療法人 住友別子病院薬剤部・主任

序　文

　本書は，臨床業務での薬物療法に関わる人にとって欠かせない医療コミュニケーションに関する指南書です。

　以前より筆者は病棟業務の一環として若い医師とともに早朝カンファレンスにおいて報告されるさまざまなキーワードからプロファイルを展開し，ナラティブ・アプローチによる対応シミュレーションの検討が業務の始まりでした。その業務を通じて個人の専門性をフルに発揮しても情報収集するには限界があり，カンファレンスで思いつくキーワードを発信することで，眠っていた知識に気づく医療コミュニケーションの大切さを間近に感じていました。

　患者面談では聴く・話す，その環境づくりが大切です。"開かれた質問"は時間を要しますが相手からの返答を限定せず，患者さんとの会話内容からキーワードを抽出してクリニカル・クエスチョンへと導く情報の漏れを最小限にとどめる取り組みになります。また，"隠された医療情報"は言葉に流されやすいため，疑問を抱いたときには患者さんやご家族，医療スタッフに尋ねるほか，非言語的表現にも注意を払う必要があります。一方，カルテ情報は患者情報の一部に過ぎず，症状緩和に導く薬物療法では包括的な患者背景や生活環境の情報収集が必須です。そこでスタッフ間でディスカッションを重ね，刻々と移り変わる病状を把握することで，次へのプロファイルの作成により隠された情報抽出を可能にします。注視する点は，薬物療法の検討には単数に思えますが実は複数の課題を抽出し，予後を検討する必要があるということです。そこには事実に基づく直近データから展開する帰納法のほか，さまざまな仮説を立て論理的にアプローチする演繹法の融合，すなわちロジカル・サポートによる薬学的介入が欠かせません。

　ロジカル・サポートは過去より可視化された現実に対して未来へ備えるヒントとなる医療コミュニケーションであり，患者の病状に応じた流動的な多角的思考が求められます。本書が臨床薬剤師にとって論理的な思考力を身につけ，リスクマネジメントにつなげる道標となり，臨床教育の一躍を担えば望外の喜びです。

　最後になりましたが，がん薬物療法に精通されている薬剤師の方々に共著をお引き受け頂き，監修でご指導を賜った日本医科大学付属病院　片山志郎先生，神戸大学医学部附属病院　平井みどり先生，編集・著者としてお力添え頂いた帝京平成大学　井手口直子先生，ならびに，じほう　橋都なほみ氏，岡田正人氏に心から謝意を表します。

平成29年5月

日本医科大学多摩永山病院　薬剤部

髙瀬久光

本書の使い方（構成）

先読み臨床力アップのためのプロセス！

❶こんな言葉に注意！（臨床推論するキーワード）

↓

❷患者情報（カルテなどの医療情報収集と心の変化を探る）

↓

❸患者と話してみよう！（キーワードから会話を展開）

↓

❹コミュニケーション・ポイント
　（クリニカル・クエスチョンとプロファイルの作成）

↓

❺ここもチェック！（課題抽出とカンファレンスにフィードバック）

↓

❻処方設計をしてみよう！（エビデンスに基づく時系列検討）

↓

❼実践！カンファレンス（キーワードから会話を展開）

↓

❽コミュニケーション・ポイント
　（クリニカル・クエスチョンとプロファイルの作成）

↓

❾カンファレンス後に患者に確認しよう！
　（課題抽出と患者面談にフィードバック）

↓

❿オーバービュー（まとめ）

❶こんな言葉に注意!

聞き流さずに患者さんの言葉をヒントに臨床症状を考えるキーワードである。上段は症状に直結するダイレクトな症状を紹介し、下段になるにつれ関連性が薄くなる症状でまとめている。キーワードを記憶することで、「もしかして…」と先手の対応に気づく手がかりとなる。

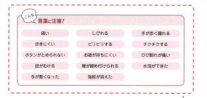

❷患者情報

面談前後は過去の記録のカルテと申し送り情報などの情報収集が欠かせない。臨床検査値は「臨床検査値のガイドライン2012（日本臨床検査医学会）」における学生用共通基準範囲を参照とした。面談直前データに関してのみ基準値範囲を超える場合に「↑」「↓」を表示している。大切なのは、可視化した情報に加え、可視化できない心の起伏（ここでは「心の波動計」）を意識する。

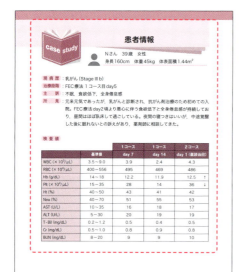

•本書の使い方（構成）

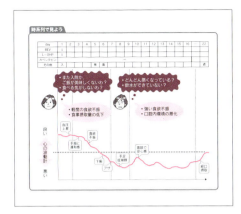

❷-1 患者情報

入院期間中，"患者の思い（上段）"と"実際に口にする言葉や臨床症状（下段）"を前半部分と後半部分にわけて，心の波動計から時系列で未来の予測を行う。

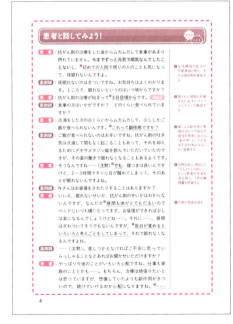

❸患者と話してみよう！

患者さんの言葉からキーワード（❶，❷，❸…下線部分）を抽出し，薬剤師の対応を裏側に解説を設け，次につながるコミュニケーション形式をとっている。day○△は入院後からの日数を示す。なかには，薬剤師が発した意味づけについても裏解説している。

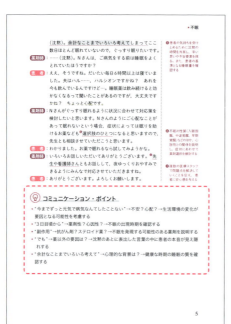

❹コミュニケーション・ポイント

キーワード（網掛け部分）からクリニカル・クエスチョンを設け，問題解決に取り組む対策を紹介している。

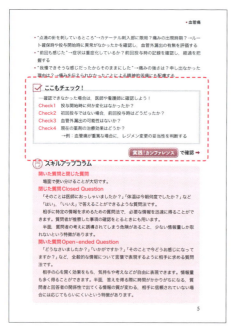

❺ここもチェック！

患者面談で確認できなかった課題について項目を挙げ，チーム・カンファレンスで検討する。

●本書の使い方（構成）

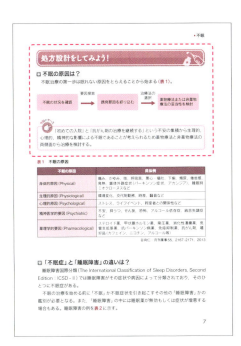

❻処方設計をしてみよう！

処方設計に必要な臨床薬学の知識を紹介する。明日につながるプロファイルを作成し，実際のケースでの対策を紹介する。Side Discussionは処方設計を行うためにプラスとなる情報メモの位置づけである。

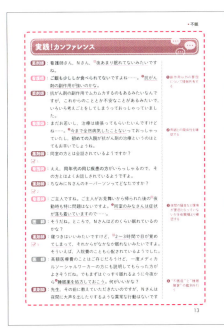

❼実践！カンファレンス

患者面談では多職種が関わっているため，情報収集に時間軸のズレが生じる。患者面談と同様に他職種の言葉からキーワード（下線部分）を抽出し，薬剤師の対応を裏側に解説を設け，明日につながるコミュニケーション形式をとっている。なかには，薬剤師が発した意味づけについても裏解説している。

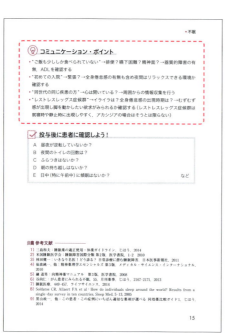

❽コミュニケーション・ポイント

他職種カンファレンスで発したキーワード（網掛け部分）からクリニカル・クエスチョンを設け，問題解決に取り組む解決策を紹介している。

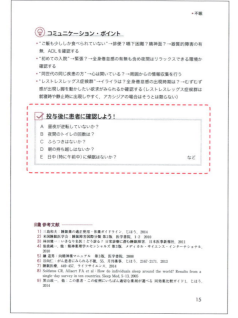

❾カンファレンス後に患者に確認しよう！

カンファレンスで抽出された課題について項目を挙げ（カンファレンスのA，B，C…下線部分），次回の患者面談でフィードバックを行う。

• 本書の使い方（構成）

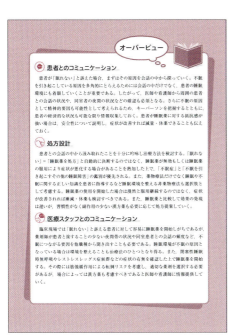

❿オーバービュー

患者や医療者間のコミュニケーション・ポイントを整理し，処方設計で欠かせない注意点をまとめている。

Contents

第1章 支持療法

- 食欲不振 ... 3
- 倦怠感 ... 19
- 口内炎 ... 33
- 悪心・嘔吐 ... 49
- 神経障害性疼痛 ... 67
- 排泄障害 ... 89
- 皮疹 ... 105
- 電解質異常 ... 123
- 好中球減少症 ... 143
- 血管痛 ... 157
- 内出血痕 ... 169
- 緑内障 ... 185
- 臨床試験 ... 199

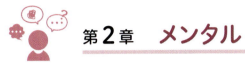

第2章　メンタル

不眠	217
うつ	235
せん妄	249
治療方針変更（時の関わり）	263
副作用全般	277

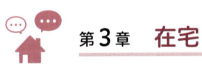

第3章　在宅

退院前カンファレンス	295
在宅患者事例集	315

第 1 章

支持療法

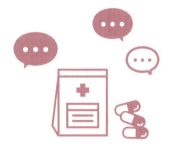

食欲不振

食欲低下や気分不良は治療完遂に影響する

傾聴Point

- 食欲や食事摂取量はQOLのバロメータである
- 食欲不振は検査など数値上の評価を行い，患者の状態を総合的に考える
- 患者のニーズに合わせた栄養ルートを考える

食欲不振とは

　がん治療を受ける患者は，がん化学療法や放射線療法などにより味覚低下や悪心・嘔吐を伴い食欲不振に陥ってしまう。医療者は無意識に「抵抗力をつけるためにしっかりと食べてください」と伝えてしまうこともあり，それ自体がストレスになりかねない。

　入院中のがん患者の30〜60％に何らかの栄養障害があり，10〜25％は重篤な栄養状態にある[1]といわれている。低栄養状態に陥る場合は，異化亢進しない程度（400〜500kcal）のカロリーが必須であり，それ以下の状況では筋肉を代謝してエネルギー源とするため，筋肉量の低下によってサルコペニア（筋減少症）を惹起し，アシドーシスを起こしかねない。栄養状態は薬物動態にも影響するため，薬剤師が栄養に触れることは薬物療法に等しく臨床上大切なことである。

こんな言葉に注意！

食べたくない	食べる量が多い	また，食事か
飲み込むのがやっと	美味しくない 口内炎（33ページ）	味覚がおかしい 口内炎（33ページ）
噛むのが億劫	お腹が減らない	他の人と食事が違う
口の中が痛い 口内炎（33ページ）	楽しめない うつ（235ページ）	目標がみえない

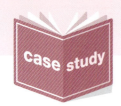

患者情報

Tさん　51歳　女性
身長160cm　体重49kg　体表面積1.49m²

現病歴	：切除不能進行性再発大腸がん（StageⅣ）
治療段階	：ベバシズマブ＋XELOX療法　1コース　day6
主　訴	：食欲不振，悪心・嘔吐
所　見	：脳梗塞の既往がありワルファリンカリウムを服用していたが，今回，慎重投与でベバシズマブを含む化学療法が開始。day1から血圧上昇（降圧薬でコントロール），手指に冷感を伴うピリピリした痛みはあるものの軽度で，日常生活に困るほどではなかった。慢性的な気分不良に漢方薬を持続投与したが，ほとんど食事が摂れておらず，day2より経腸栄養剤を補食。誤嚥が続き，day3から経腸栄養剤は経鼻経管ルートにより1,000kcal/日でコントロール中であった。day6に薬剤管理指導のために薬剤師が訪室した。

検査値

	基準値	day 0	day 5	
総タンパク (g/dL)	6.5〜8.0	7.2	6	↓
Alb (g/dL)	4.0〜5.0	4.2	3	↓
CRP (mg/dL)	0.1以下	0.2	1.3	↑
Na (mEq/L)	135〜145	130	124	↓
K (mEq/L)	3.5〜4.5	4.5	4.1	
Ca (mg/dL)	8.5〜10.0	11.1	9.1	
Cr (mg/dL)	0.5〜1.0	1.0	1.3	↑
BUN (mg/dL)	8〜20	15	28	↑
尿比重	1.005〜1.030	—	1.025	
尿中Na (mEq/L)		—	8	
BS (mg/dL)	80〜110	100	98	
PT—INR	0.9〜1.1	2.1	4.1	↑

薬　歴

- BEV 7.5mg/kg day1
- L-OHP 130mg/m² day1
- カペシタビン 3,000mg/day（体表面積より）　　1日2回　朝夕食後　day1〜15

• 食欲不振

- アザセトロン注10mg 静注　day 1
- デキサメタゾン注8mg 静注　day 1
- デキサメタゾン錠0.5mg　　　　16錠　1日2回　朝昼食後　day 2,3

持参薬
- ワルファリンカリウム錠1mg　　3錠　1日1回　朝食後

追加薬剤
- カンデサルタンOD錠4mg　　　1錠　1日1回　朝食後　　day 2〜
- エンシュア・リキッド250mL　　2缶　1日2回　朝夕食後　day 2〜
- 六君子湯エキス顆粒（医療用）2.5g　3包　1日3回　朝昼夕食間　day 3〜
- ミヤBM錠20mg　　　　　　　3錠　1日3回　朝昼夕食後　day 3〜

その他
- 血圧　day0：120/65mmHg → day1〜：140/90mmHg 近傍を経過
- 尿量　1,000〜1,500mL/日

時系列で見よう

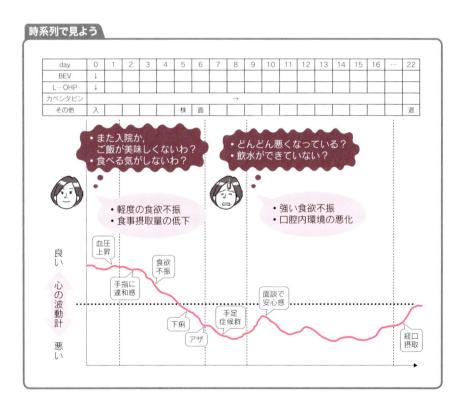

患者と話してみよう！

薬剤師：何かお困りのことはありませんか？ `day6`

患　者：抗がん剤で血圧が高くなるというのは聞いていたので，それほど気にしていなかったのですが…。食欲がなくて，吐いたりしてきついです。治療に対する焦る気持ちもあり栄養の液体を何とか無理して飲んでいましたが，むせることが多くて，鼻にチューブが入ったんです。楽なんですけど，❶下痢が続いて…。

薬剤師：それはつらいですよね。いつ頃からでしょうか？

患　者：抗がん剤を始めて3日目あたりだったと思います。❷トイレに行くたびに下してしまうんです。 `day3`

薬剤師：下痢が続くと心配ですよね。体にある電解質，例えば，ポカリスエットに入っているNaやK，Caなどが出てしまい足りなくなってしまいます。それに水分を今回のように下すことで，脱水を起こすことも。整腸剤はもう出ていますが先生にお話しして早めに対応を検討していきますね。

患　者：お願いします。この栄養剤が入ると❸お腹が緩むんです。

薬剤師：そうでしたか。腸の負担を考え，栄養剤が入る時間は計算されているのですが…。少し，腸が疲れているのかもしれません。

患　者：❹栄養は大丈夫かしら？

薬剤師：看護師や栄養士さんも，栄養のこと考えていらっしゃいますよ。主治医の先生と一緒に私（薬剤師）もTさんの変化をみさせて頂いています。

患　者：薬剤師さんも関わっていらっしゃるんですね。私も誰に言ったかわからなくなるけど，❺いろいろ相談するわ。

薬剤師：是非，そうされてください。以前にも説明があったと思いますが，手足にヒリヒリ感があったり，赤らんだりなどいかがでしょうか？

患　者：そういえば，手のひらが赤いな〜と思っていましたが…，❻指先の感覚が鈍った感じも一緒なのでしょうか。一昨日も湯のみを落としそうになって，手を変なところ

❶ 水分 in−out バランスを考え，下痢の発現時期を確認する

❷ 下痢の及ぼす影響を平易な言葉で説明する

❸ 下痢の誘発要因について不安を与えず説明する

❹ 多職種で関わっていることを伝え，不安払拭に努める

❺ 会話ができる状況であれば，次に展開する

❻ 知覚鈍麻となった時期を確認し，原因薬剤を検討する

で打ったのかな？　あまり記憶がないんですけど，❼ア ❼多角的に検討し，具
ザができてしまって。 day4 体的な原因を提示す
る
薬剤師：痛みはないのですか？　どこかで打撲されたとか？
患　者：いや〜。他には…，こんな（腕）ところにもアザが，気が
つきませんでした。栄養状態が悪いからでしょうか？
薬剤師：そう思われるかもしれません。打ち身でなければ，何か
の影響で…。ワーファリンなどが影響しているか先生
に相談してみますね。それから，指先の感覚はいつ頃
から違和感がありましたか？
患　者：ん…初日の注射が終わってすぐかな？　そのときはそ
こまで意識しなかったですね。いつ頃だったかな，パ
ジャマに着替えようとしたとき，❽ボタンがかけづらい ❽抗がん剤による末梢
ときがありまして。 神経障害について，
リーフレットなどを用
薬剤師：日常生活でお困りだったでしょう。お薬の説明書を一 いて説明する
緒にみていきましょう。少しでも対応できるよう，先
生や看護師さんと話し合ってみます。

💡 コミュニケーション・ポイント

- "血圧が高く"→ベバシズマブが原因？→血圧コントロール（ARBやカルシウム拮抗薬など）を図るとともに蛋白尿チェック。
  ＊収縮期＞150mmHgおよび拡張期＞100mmHgがベバシズマブ休薬の目安

- "吐いたりしてきついです"→水分in−outバランスは？→十分な補液にもかかわらず，頻脈，血圧低下，尿量不足の場合は血管内脱水が疑われる
  ＊水分inは「飲水量＋輸液量＋代謝水（約300mL）」，水分outでは「尿量＋不感蒸泄（平熱時15mL/kg/日）」＋便（100〜200mL/日）

- "栄養の液体"→食事形態は？コンプライアンスは？→必要エネルギー量（25〜30kcal/kg/日を目安）から栄養摂取の不足分を算出する

- "手のひらが赤い"→カペシタビンによる手足症候群？→早めに，保湿クリームやステロイド外用剤での対症療法を検討する

✓ ここもチェック！

―確認できなかった場合は，医師や看護師に確認しよう！

Check1　アザができ始めた時期は？
Check2　排便・排尿は？
Check3　経腸栄養剤の滴下速度は？
Check4　水・電解質バランスは？
Check5　神経障害性疼痛の強さは？　　　　　　　　など

　　　　　　　　　　　　　　実践！カンファレンス で確認 →

• 食欲不振

処方設計をしてみよう！

➕ 検査値からみえるものは？

(1) 栄養関連
　総タンパク，血清アルブミン，総コレステロール，コリンエステラーゼなどを確認する。

　プレアルブミン，トランスフェリン，レチノール結合蛋白は半減期が短く血漿中濃度に反映されやすいが，臨床で頻回に測ることは少ないので迅速な指標には適さない。一方，血清アルブミンは栄養障害の参考値となるほか，CRPが高値を示す場合は悪液質の判断材料のひとつになる。

参考文献（http://medical.nikkeibp.co.jp/leaf/all/search/cancer/cr/201002/513965_2.html）

(2) 悪心・嘔吐関連
　電解質（特にナトリウム，カルシウム），BS，肝機能，腎機能，CRPなどを確認する。

(3) 凝固・線溶系関連
　ワルファリンカリウム服用中の場合には，PT-INR，プロトロンビン時間などの確認が欠かせない。

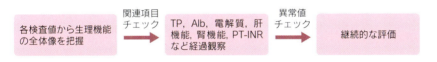

　day5に総タンパク，血清アルブミンが低下傾向にあり，食欲不振も重なって栄養不良が進む可能性がある。また，低ナトリウム血症をきたしており，食欲不振と下痢による影響も否めない。アザの誘発要因は，ワルファリンカリウムとカペシタビン併用によるPT-INR延長も疑う。

➕ 食欲不振に有用性のある薬剤は？

　食欲不振の原因を探索し薬剤選択を検討するが，ステップ1では消化管運動改善作用のあるメトクロプラミド（中枢性作用もあるが錐体外路障害のリスクあり）やドンペリドン（主に末梢性作用であり錐体外路障害のリスク少ない），効果が認められない場合にはステップ2としてステロイド薬に移行または併用する。ベタメタゾンなどのステ

ロイド薬投与には漸減法や漸増法がある。

ベタメタゾン投与例[2]
①漸減法
　4～6mg/日を3～5日間投与，有効であればその後効果のある最少量まで漸減（0.5～4mg/日）する。
②漸増法
　0.5mg/日から開始し，0.5mgずつ4mg/日（目安）まで増量する。
　その他，摂食中枢刺激作用[3]のある六君子湯，咽喉・食道部の違和感や悪心を伴う場合には半夏厚朴湯などを投与することもある。

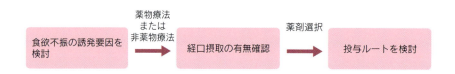

👉**今回のケース**
　メトクロプラミドを簡易懸濁にて追加提案。改善がみられない場合には次ステップとしてステロイド薬の投与設計を行う。六君子湯は血清カリウム値を経過観察しながら継続依頼する。

経腸栄養剤の使い方についてどう考える？
　腸の機能が正常な場合は，バクテリアルトランスロケーション*予防，腸管萎縮予防のため経腸栄養剤などによる栄養補助を考える**(図1)**。

＊バクテリアルトランスロケーション
　腸内細菌叢が変化し腸管粘膜の防御力の破綻，腸管運動障害による腸管細菌の異常増殖により，本来消化管の中にとどまる腸内細菌が粘膜バリアを超えて血流やリンパ流を介して体内に移行して感染を起こす状態を示す。

➕ 経腸栄養剤投与時の注意点は？
(1) 下痢
　経腸栄養剤投与による下痢出現は，注入速度の速さや浸透圧（例：エンシュア・リキッド330mOsm，エネーボ配合経腸用液350mOsm，ツインラインNF配合経腸用液490mOsm）に影響されやすい。その他，偽膜性大腸炎の可能性も疑う。Clostridium difficile (CD) トキシンの有無など主治医への確認が必要である。陽性時は，メトロニダゾール (250mg/回を1日4回または500mg/回を1日3回, 投与期間：10～14日

• 食欲不振

医薬品	半消化態栄養剤 エンシュア・リキッド, ラコール配合経腸溶液 など	消化態栄養剤 ツインライン 配合経腸剤 など	成分栄養剤 エレンタール 配合内用剤 など
消化の必要性			
浸透圧の高さ			
溶解性の良さ			
粘稠性の高さ			
残渣の多さ			
味・香りの良さ			

(大濱修:経腸栄養;実践 静脈栄養と経腸栄養基礎編(島田滋彦,他・編),エルゼビアジャパン,p128,2003を参考に作成)

図1 主な経腸栄養剤の性状

間)などを用いる。

(2) 相互作用

ビタミンKを含有している経腸栄養剤は,ワルファリンカリウムとの薬物相互作用で作用減弱を懸念するが,連日200μg/日[5]の摂取量を超えない限り影響は少ない。

(3) 塩化ナトリウム含有量

経腸栄養剤の塩化ナトリウム含有量は1日必要量よりも少ない組成になっており,血清ナトリウムの検査値確認が欠かせない。塩分制限を必要としない場合は3〜6g/日の塩化ナトリウムの投与が望ましい。

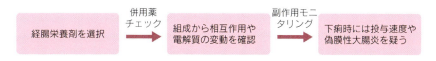

今回のケース

添付文書ではエンシュア・リキッドの滴下速度は100〜150mL/h,初期量は標準量の1/3〜1/2である。持続した下痢を考慮して注入速度を遅め,初期投与速度に近い50mL/hを提案する。偽膜性大腸炎への疑いは主治医に確認をとる。

➕ 下痢を通して脱水を考える

　水様性下痢は，急激に大量の体液を消失させ脱水傾向にする。"脱水"には水分が減少したものと，水分と電解質がともに減少した循環血漿量が低下したものがある[6]。脱水は，どこに（細胞内液，細胞外液など），何が（水分，電解質など），どのくらい不足しているか，全体像を把握する必要がある。脱水評価（検査値）として，バイタルサイン（心拍数増加，血圧低下），血液検査所見（ヘマトクリット値，BUN，Cr，総タンパク），尿量（減少），尿比重（＞1,020）などがある。BUN/Cr比≧20（BUN/Cr 10が正常の目安）では細胞外液量低下を示唆する。

【メモ】
水分摂取量 ＞ 水分排泄量：浮腫（体液量増加）→血液量増加→血圧上昇
水分摂取量 ＜ 水分排泄量：脱水（体液量減少）→血液量減少→血圧低下

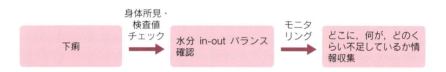

　持続する下痢，尿比重1.025，BUN/Cr比≧20などから脱水を疑う。実際には，問診，身体所見，検査所見などから総合的に検討する。

Side Discussion

➕ 低ナトリウム血症をどうとらえるか？

　低ナトリウム血症の原因（図2）を検討するうえで，血漿浸透圧，尿中ナトリウム濃度，尿浸透圧の情報が欠かせない。

(1) 血漿浸透圧

　血漿浸透圧は，血清ナトリウム，BS，BUNから算出ができ，低ナトリウム血症の浸透圧分類（高張性・等張性・低張性）の情報源になる。
　血漿浸透圧（mOsm/L）＝ Na（mEq/L）×2 ＋ BS（mg/dL）/18 ＋ BUN/2.8

(2) 尿中ナトリウム濃度

　臨床症状や細胞外液量の増減の情報，尿中ナトリウム濃度によって，低ナトリウム血症に至った原因が異なる。

• 食欲不振

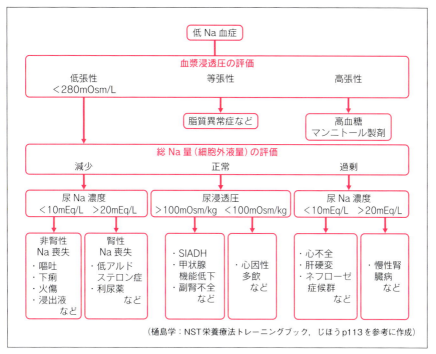

図2 低ナトリウム血症の診断

(3) 尿浸透圧

尿浸透圧は尿比重0.001に対して35mOsm/kg・H₂Oの割合で算出される。
（例：尿比重1.010の場合には350mOsm/kg・H₂O）
尿浸透圧が100mOsm/kg・H₂O以下は多飲による水中毒の可能性が大きい。

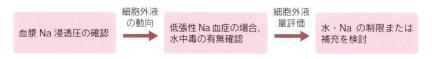

今回のケース

　血漿浸透圧は263mOsm/Lで，低張性の低ナトリウム血症の可能性が高い。栄養不良や嘔吐，下痢を伴い，尿中Na濃度が8mEq/Lで細胞外液が減少しており，生理食塩液による補充を考慮する。実際には体重変化，脈拍数，血圧など身体所見の総合評価を必要とする。

13

◆ 血清ナトリウムの補充は？

血清ナトリウムの補充は，（目標血清ナトリウム値－現在の血清ナトリウム値）× 0.6（女性は 0.5）× 体重であり，尿量の確認を行い 2〜3 日間かけて補正するのが一般的である。

痙攣などを伴う急性期の場合は，3%生理食塩液*による補正を行い，中枢神経症状を回避するため，0.5mEq/L/h[7]にとどめる。

＊3%生理食塩液の調製：生理食塩液 400mL ＋ 10%塩化ナトリウム 120mL

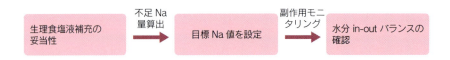

🖐今回のケース　目標の血清ナトリウム値を 135mEq/L に設定。（135 － 124）× 0.5 × 49 ≒ 270mEq を算出し，塩化ナトリウム（17mEq/g）に換算すると 15.9g 不足。つまり，生理食塩液 1L を 2 日間投与（実質 18g 補充）して，次回の血清ナトリウム値の動向をみながら適宜調整する。

【メモ】
生理食塩液と 5%ブドウ糖液では輸液後の分布が異なる。生理食塩液では水分がすべて細胞外液に分布する一方で，5%ブドウ糖液では細胞内外に 2：1 の比で水分が分布するため，細胞外液の補充には適さない。さらに間質と血漿には 3：1 で分布する。心不全など血管内ボリュームを増やしたくない場合や，ADH の分泌が低下する尿崩症の補液としては 5%ブドウ糖液が有効である。
例）
生理食塩液 1,000mL を点滴した場合
細胞外液：1,000mL
血漿：1,000mL × 1/4 ＝ 250mL

ブドウ糖液 1,000mL を点滴した場合
細胞外液：1,000 × 1/3 ≒ 333mL
血漿：(1,000 × 1/3) × 1/4 ≒ 83mL

• 食欲不振

実践！カンファレンス

看護師：Tさん，❶よくアザができるけど，薬の影響あるかしら。ワーファリンでコントロールされているはずなんだけど…。

薬剤師：いつ頃からですか？

☑1

看護師：私が気づいたのは，ケモ後2日目かな。 `day2`

医師：レジメンにカペシタビンが入っていたね。PT－INRは…，4.1か。これじゃ，内出血を起こしても不思議じゃないね。

薬剤師：ワーファリンの減量はいかがです？

医師：そうだね。ᴬ減量して，凝固・線溶系の検査は1ヶ月継続しよう。

看護師：❷1ヶ月も経過フォロー？

薬剤師：添付文書にあるように，出血が薬剤併用中止後1ヶ月以内に発現しているので，観察が必要なんです。

医師：Tさん，ᴮ食欲不振は続いている？　低Na血症もあるからね。Caは落ち着いていると思うけど。臨床所見は？

看護師：水様便が数日前からずーっと続いていますが，精神状態が不安定なことはないですね。ただ，❸食欲不振(grade2)は続いて，その他にはᴰ口唇が乾燥しています。

薬剤師：六君子湯は継続ですよね。食欲不振も続いていますから，胃腸の動きを促進する目的でᶜメトクロプラミドの追加はいかがでしょうか？

医師：入れていたほうがいいね。

看護師：簡易懸濁はできるのかしら？

薬剤師：大丈夫ですよ。それで今の尿の出方はいかがですか？

☑2

看護師：ᴱ下痢が治まってから，尿量はまずまずかな。

医師：血漿浸透圧は263mOsm/Lだったよね。低張性Na血症か，脱水の可能性大だね。看護師さん，腸に負担がかからないように❺経腸栄養剤50mL/hで流してください。漢方薬は継続でね。

☑3

❶出現時期を確認し，薬剤との関連性を検討する

❷医療者間の相互理解のために，エビデンスを紹介する

❸薬剤追加の妥当性を提案する

❹面談中，確認できなかった情報であり，水分in→outバランスを考える

❺経腸栄養剤に含有するNa量の情報提供を行う

[薬剤師] ☑4：先生，ᴱ経腸栄養剤はもともとNa含有量が少ないのですが…。今回，下痢と重なってNaが大量に放出したかもしれませんね。電解質バランスはいかがでしょうか？

[医　師]：水分outが多いね。ᶠ生理食塩液を流してみて経過観察しましょう。炎症所見から考察して，いずれ抗生物質も必要だね。

[看護師]：そういえばTさん，手先がしびれるって言ってたわ。手足症候群があるとも思いませんが。

[医　師]：❻カペシタビンによる影響も考えないとね。

❻出現時期から薬剤との関連性を考える

[薬剤師] ☑5：先生，皮膚症状もそろそろ強くなるのでは？ 保湿クリームとステロイド外用薬使用はいかがでしょうか？ それと，レジメンでオキサリプラチンが含まれていますので，そのしびれも末梢神経障害の可能性も否定できません。看護師さん，いつ頃から症状があったかわかります？

[看護師]：確か…，ケモして私が翌日にバイタルチェックしていたときはすでに違和感があるとのことでしたよ。 day2

[医　師]：そうだね。オキサリプラチンは末梢神経障害の頻度は90％超えていたよね。外用剤と❼プレガバリンを処方しておきましょう。

❼腎機能を確認し，用法・用量を検討する

💡 コミュニケーション・ポイント

- "食欲不振"→発症時期は？期間は？→grade確認する

CTCAE v4.0	Grade 1	Grade 2	Grade 3	Grade 4
食欲不振	食生活の変化を伴わない食欲低下	顕著な体重減少または栄養失調を伴う；静脈内輸液/経管栄養/TPNを要する	生命を脅かす；緊急処置を要する	死亡

「有害事象共通用語規準v4.0日本語訳JCOG版 JCOGホームページ (http://www.jcog.jp)」より引用改変
部分的に省略を行っているため，日本語訳JCOG版の原文を参照のこと（JCOGホームページ http://www.jcog.jp）

- "低ナトリウム血症"→高張性？等張性？低張性？→血漿浸透圧263mOsm/Lから低張性に分類され，尿中ナトリウム濃度などから細胞外液の推移を検討する
- "水様便"→電解質バランスは？飲水は？→栄養補給ルートを確認する

- "脱水"→尿浸透圧は？→尿比重1.025（day5）から，およそ875mOsm/kg・H_2Oが算出され，水中毒は否定的である
- "抗生物質"→ナトリウム含有量は？→ナトリウム含有量が多い抗生物質も意識する（ホスミシンS 14.5mEq/g，カルベニン8.8mEq/g，パンスポリン4.6mEq/gなど）

✅ カンファレンス後に患者に確認しよう！

A アザの消失
B 食欲不振の改善度
C メトクロプラミドの有用性
D 排便・排尿状況
E 経腸栄養剤の滴下速度
F 血清ナトリウム値の動向   など

参考文献

1) Meier R：Prevalence of malnutrition；Basics in clinical nutrition (eds. by Sobotka L, Allison SP, Furst P, Meier R, Pertkiewicz M, Soeters PB, Stanga Z), Prague Galen, pp19-21, 2000
2) 川村三希子，他：消化器症状 食欲の低下；3ステップ実践緩和ケア（木澤義之，他・編），青海社，78-81，2013
3) Fujitsuka N, et al：Selective serotonin reuptake inhibitors modify physiological gastrointestinal motor activities via 5-HT2c receptor and acyl ghrelin. Biol Psychiatry, 65, 748-759, 2009
4) 大濱修：経腸栄養；実践 静脈栄養と経腸栄養基礎編（島田滋彦，他・編），エルゼビアジャパン，128，2003
5) 奥村仙示，他：NST症例におけるワルファリン治療に及ぼす経腸栄養剤のビタミンK含有量の影響の検討．Nutrition Support Journal，10，27-30，2009
6) 奥田俊洋：低ナトリウム血症．レジデントノート 輸液療法パーフェクト（飯野靖彦・編），羊土社，99-104，2009
7) Verbalis JG, et al：Hyponatremia treatment guidelines 2007；expert panel recommendations. Am J Med, 120, S1-21, 2007

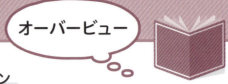

患者とのコミュニケーション

　食欲不振を誘発させる原因は，オープンクエスチョンにより数多くの問題が抽出可能となる。下痢症状を起点とした積極的アプローチは，ロジカル・トータルサポートにつながる。患者心理から考察すると，経腸栄養剤の性質を理解して，時間をかけ服用するのは困難であることは明らかである。結果，連日続く下痢は電解質のバランスを崩すばかりでなく，患者自身が抱く不安を助長させる。栄養管理は多職種連携でサポートしていることを説明し，患者の気持ちを安堵感に変容させたい。満足できる食事に一歩近づけるため，薬剤師はその患者の適量を確認する「ものさし」，コミュニケーションスキルを備える必要がある。

処方設計

　食欲不振では，主症状のほか随伴症状も含め処方設計に取り組む。まず，食欲不振を改善する薬物療法を検討していく。消化管運動改善作用薬，食欲増進を目的としたステロイド薬などを中心として，漢方薬，制吐薬も視野に入れる。次に，副次反応の対策も必要となる。食欲不振の副次反応として下痢や低ナトリウム血症などが出現するため，水分in-outバランスを考慮し，浸透圧や細胞外液の動向を踏まえて補正する血清ナトリウムを算出する。そして，経腸栄養剤の熟知も必須となる。経腸栄養剤の選択や経管投与の場合の滴下速度を勘案し栄養管理に努める。このように，薬物療法の処方設計には，多角的な思考と連鎖する薬学的介入を行う。

医療スタッフとのコミュニケーション

　カンファレンスでは双方が融合するために，新たな問題が浮上し，その解決策を導くための議論の場である。持参薬や投与中の薬剤情報などを整理して，内出血痕，手足症候群，末梢神経障害など，"そういえば"気づきとなるコミュニケーションスキルが情報抽出力に直結していく。食欲不振の誘発因子は多様であるため，他職種との連携が欠かせない。医療スタッフ間の一方的な情報提供では各々の時間的要素が異なるため，相互の情報共有が求められる。そのうえで，情報提供は能動的な提供のみならず，受動的に促される情報収集により新たな展開を可能にする。

倦怠感

がん化学療法中の患者はほぼすべてに全身倦怠感を訴え，病状をハッキリととらえにくい

傾聴Point

- 倦怠感による生活行動の変化をとらえる
- コミュニケーションの中で間接的に倦怠感につながるメッセージがある
- 患者の言葉のトーン・スピード，沈黙のもたらす意味を検証する

倦怠感とは

　倦怠感は，がん治療を受ける患者の多くで認められ，治療後にまで長引くことも少なくない。また，手術と薬物治療など複数の治療を受けると倦怠感がより強くなることから，治療継続を断念することにもなりかねない。

　患者は医療者へ，倦怠感をうまく伝えにくい場合が多いだけでなく，治療がうまくいっていないと誤解することもあるので，傾聴して訴えを判別することが必要である。また，倦怠感は誰しも経験のある自覚症状であるため，"仕方がない"，"いずれ改善する"ととらえられやすいが，がん化学療法施行による倦怠感はひとつの病状であり，言葉で言い表せないほど辛いものと言われている。

こんな言葉に注意！

だるい	きつい	疲れがとれない うつ（235ページ）
外に出たくない うつ（235ページ）	歩くのが遅くなった	話したくない うつ（235ページ）
楽しめない うつ（235ページ）	食欲がない 食欲不振（3ページ）	便秘・下痢になる 排泄障害（89ページ）
眠れない 不眠（217ページ）	やる気がなくなった うつ（235ページ）	むくむ 電解質異常（123ページ）

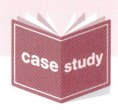

患者情報

Tさん　58歳　男性
身長166cm　体重52kg　体表面積1.57m²

- **現病歴**：局所進行食道がん (Stage Ⅲ)
- **治療段階**：フルオロウラシル (5-FU) ＋シスプラチン (CDDP) ＋放射線照射 (2Gy/日、計60Gy) 療法14日目
- **主　訴**：全身倦怠感、軽度の痛み
- **所　見**：周囲との積極的な会話をしなくなった。食事は一般食から粥食に変更となって3日目。食事量も4割程度であった。口内炎、吐き気や脱毛のほか全身倦怠感について説明を受けていたが、徐々に倦怠感が悪化。痛みが出現し病状が進行していると思い、薬剤師に相談してきた。

検査値

	基準値	day 0	day 10	day 14（面談時）
WBC (×10³/μL)	3.5～9.0	3.8	3.5	2.5 ↓
RBC (×10⁴/μL)	400～550	495	486	470
PLT (×10⁴/μL)	15～35	38	25	11 ↓
Ht (%)	40～50	42	44	41
Neu (%)	40～70	58	55	40
AST (U/L)	10～35	35	38	45 ↑
ALT (U/L)	5～30	10	25	30
ALP (U/L)	100～350	280	255	248
Cr (mg/dL)	0.5～1.0	0.9	1.1	1.2 ↑
BUN (mg/dL)	8～20	15	24	25 ↑
BS (mg/dL)	80～110	108	95	―

• 倦怠感

薬　歴

- 5-FU＋CDDP併用療法（5-FU 1,200mg/m^2 day1〜5，CDDP 120mg/m^2 day1）
- ロキソプロフェンナトリウム錠60mg　3錠　　1日3回　朝昼夕食後
- ミソプロストール錠200μg　3錠　　　　　　1日1回　朝昼夕食後
- センノシド錠12mg　2錠　　　　　　　　　　1日1回　寝る前
- アズノールうがい液　5mL　1本　　　　　　 1日数回うがい

その他：電解質，血糖値，胸部症状，心電図に異常所見は認めず。

時系列で見よう

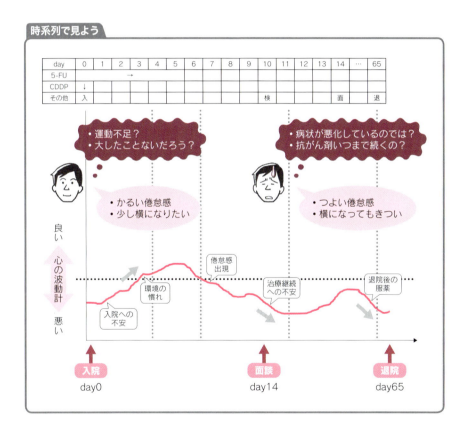

患者と話してみよう！

患者：初めは運動不足で❶体力が落ちたんだろうと思っていたけど，放射線と抗がん剤が始まってね．とくに最近，すぐ疲れるので，ちょっと動くのが億劫だよ．`day14`

薬剤師：それは辛いですね．普段の疲れとは違うのですか？

患者：ええ．トイレに行くとき，それぐらいだったらまだいいん❷だけど…（沈黙）．

薬剤師：…（沈黙），よかったら教えてくれませんか？　なにか，ご不便なことでも…．

患者：入院して❸身体がダメになっているような気がして，どうしてかな？　そこにある湯飲みをつかもうとしてもひと苦労だよ．

薬剤師：苦労されているんですね．いつ頃からでしょうか？

患者：う～ん，4～5日前あたりだね．`day10`

薬剤師：そうでしたら，お茶などの水分も満足に摂れていないんじゃないですか？

患者：あまり摂れていないね．それに，❹便もあまり出ていないよ．もともと，粥食で食べている感じじゃないからね．

薬剤師：そう思われますよね．疲れやすくなった時期から考えて原因のひとつに抗がん剤が考えられますが，放射線療法，粥食になったことのほかに，睡眠不足など様々な要因もあげられます．❺なんともいえない倦怠感とうかがったことがありますが…．

患者：今までに経験したことがない疲れだね，耐え難いね．

薬剤師：❻先生や看護師さんと話して，今の倦怠感が少しでも軽くなるよう対応していきますね．

患者：先生から副作用の話はなんとなく聞いていたけど，こんなに辛いとはね．他にはないんだよね．

薬剤師：他にはとは…，ご不明な点があればお聞かせ願えますか？

患者：いや，いいです．大体わかりました．

薬剤師：はい．また，定期的にうかがいますので，何かありましたらおっしゃってくださいね．お大事に．

---

❶ 時間を有効に使って娯楽（読書，TVなど）を楽しめているか，周囲と話せているか意識する

❷ 患者が沈黙している状況では，時間をつくり相手の気持ちを受け止める

❸ 症状悪化と思い，治療継続に不安を抱く可能性もある

❹ 水分摂取は少量であるが，すぐに便秘と判断せず，食事形態や日常生活ができる状態か検討する

❺ 経験者でないと共感することは難しいが，尋ねることで寄り添う姿勢をもつ

❻ 情報収集が重複にならないためのメッセージであり，医師や看護師にフィードバックする旨を伝える

• 倦怠感

💡 コミュニケーション・ポイント

- "動くのが億劫"→倦怠感？ ADL*は？
  →具体的に「できること」,「できないこと」を確認する

  ＊ADL：Activities of Daily Living 日常生活動作
- "…（沈黙）"→思案中？とまどい？意思表示？→心の奥底を探る
- "湯飲みをつかもうとしてもひと苦労"→末梢神経障害は？水分摂取は？排便状況は？
  →発現時期を確認する
- "4〜5日前"→抗がん剤の影響？→誘発要因の説明を行う
- "わかりました"→心理的背景は？→情報を収集し検証する

本当はわかっていない ⇄ 本当にわかっている

✓ ここもチェック！

―確認できなかった場合は，医師や看護師に確認しよう！

Check1　周囲との会話は？
Check2　感染症は？
Check3　累積照射量のGy数は？
Check4　痛みは強くなっていないか？
Check5　栄養状態は？　　　　　　　　　　　　　　など

実践！カンファレンス で確認 →

スキルアップコラム

倦怠感の患者さんへのコミュニケーション

　がん患者において倦怠感が生じる頻度は30％以上と報告されており[1]，その発生はがん治療，薬物，疼痛，嘔気，嘔吐，栄養不良，抑うつや不安など多因子が影響しています。倦怠感は日常生活の障害となり，QOLの低下を招きます[2]。

　日常困難感への対処として，1.身体症状の苦痛軽減，2.楽しみをみつけ趣味を継続する，3.感情を調整する（自身を肯定し，いたわる）ことのサポートがもとめられます。特に自尊心の低下がみられますが，それでもその患者が家族には必要とされている，といった，他者とのかかわりのなかで自己との折り合いをつけることを意識してもらうことが重要になります[3]。倦怠感への対処は，貧血，不眠，甲状腺機能低下症，といった原因を探ると同時に不安やうつと連動していることを念頭に，患者と家族のこれまでの経験と期待に留意して，医療従事者としてよいパートナーシップを築くこと[4]が大切でしょう。

参考文献

1) Bower JE, Ganz PA, Desmond KA, et al：Fatigue in breast cancer survivors：occurrence. Correlates, and impact on quality of life. J Clin Oncol, 200, 18：743-753
2) 本山美由紀，小野玲，井上順一郎　他「食道癌患者における倦怠感と心理状態およびQOLに関する検討」
　理学療法科学　25(5)：711-715　2010
3) 仲村周子，上里みどり「リンパ浮腫を患った乳がん患者の日常生活困難感とその対処法および自己との折り合い」
　沖縄県立看護大学紀要第11号　No.11 010
4) 谷田憲俊「がん治療における指示療法の重要性　倦怠感，不安，抑うつとその対策」癌と化学療法　33(1) 34-37　2006

処方設計をしてみよう！

■ 検査値からみえるものは？

　全身倦怠感の訴えには，腎機能障害，肝機能障害，低ナトリウム血症，低カリウム血症，甲状腺機能亢進症，甲状腺機能低下症，体重減少傾向などが背景にある。軟便・下痢，動悸などがあれば，甲状腺機能亢進の可能性も考慮する。一方，労作時の息切れ，体重増加や浮腫も伴う場合には心不全の可能性を疑う。

各検査値から生理機能の全体像を把握 →（関連項目チェック）→ 肝機能および腎機能検査，電解質異常などを継続的に整理・確認 →（異常値チェック）→ 検査値の変動期間から急性期か慢性期かを分析

 抗がん剤投与による血算値の減少状況から易感染傾向にあり，肝機能，腎機能も低下傾向であることがわかる。
　➡ ステロイド薬投与の可否を考える。

■ ステロイド薬の長期投与時の易感染についてどうする？

　月単位ステロイド投与の観察でプレドニゾロン40mg/dayを超えると感染症頻度が10％を上回る[1]報告があり，プレドニゾロン20mg/日以上の投与では感染症のリスクは2倍以上になる[2]こともある。一方で，経口コルチコステロイド投与（20mg/日未満）30日以内に敗血症，静脈血栓塞栓症などの有害事象リスクが高まる報告もある。

参考文献
Waljee AK, et al：Short term use of oral corticosteroids and related harms among adults in the United States：population based cohort study, BMJ 2017；357（https://doi.org/10.1136/bmj.j1415（Published 12 April 2017）Cite this as：BMJ 2017；357：j1415）

　そのため，ステロイド薬の投与量および投与期間にもCRP，WBC（好中球など），発熱に注意を要する。

熱やCRPなど経過観察し，炎症所見を確認 →（血算値チェック）→ nadir確認（ステロイド薬使用で時期がずれる可能性あり）→（易感染チェック）→ 血算値，血糖値，熱発，CRP，プロカルシトニンなどを確認

> Day14ではnadir近傍でWBC低下傾向を示すが，ステロイド短期投与の有益性を図り，同時に熱発やCRPを確認する。ただし，ステロイド投与によりCRPは上昇しにくいため，プロカルシトニンで炎症所見を確認する場合もある。
> ➡ステロイド薬の投与方法を考える。
>
> **参考文献**
> Assicot M, Gendrel D, Carsin H, et al：High serum procalcitonin Concentrations in patients with sepsis and infection. Lancet, 341, 515-518, 1993

➕ ステロイド薬の具体的な投与についてどうする？

　経口投与が可能であれば，ベタメタゾンまたはデキサメタゾンが推奨されている。作用発現に数日を要する一方，作用時間が長く，炎症性サイトカインの産生抑制作用による抗炎症作用も強い。さらに鉱質ステロイド作用がないため，血清ナトリウムの貯留はなく水分貯留が少ない**(表1)**[3)]。プレドニゾロンに対するベタメタゾン・デキサメタゾンの効力比はおおよそ4：25であるため，ベタメタゾン・デキサメタゾンの1mgはプレドニゾロンの25/4≒6mgに相当することになる。一方，ベタメタゾンは内服薬と注射薬がほぼ等量換算できるのに対し，デキサメタゾンの内服では注射量の3割増しが必要とされている。3日間投与して評価の目安とする[4)]。

> **点滴静注による漸減療法の一例**
> 投与初日　ベタメタゾン注4mg＋生理食塩液50mL　点滴静注・全開
> 投与2日目および3日目　ベタメタゾン注2mg＋生理食塩液50mL　点滴静注・全開
> 3日目に倦怠感の改善度評価を行い，症状軽快すれば減量もしくは終了する。

気分不良時には胃部への負担回避のため注射投与を推奨 → 血算値チェック → Na貯留のないベタメタゾン注，デキサメタゾン注を推奨 → 易感染チェック → 症状に応じて漸増または漸減療法にて数日間投与後(3日程度)に評価

> 　全身倦怠感が強く食事摂取量も低下していることから，即効性を期待し注射剤の推奨が望ましい。
> ➡ステロイド薬の使い方を確認

表1　プレドニゾロンとベタメタゾンの比較

	プレドニゾロン	ベタメタゾン
作用強度	中程度	強い
作用時間	中程度	長い
発現時間	約1日	数日
副腎の萎縮	少ない	ある
Naの貯留	ある	ない

（中西弘和：月刊薬事，45：2229-2234，2003）

ステロイド薬投与における副作用対策はどう考える？

　ステロイド薬は症状に対し早期に投与開始し，早期に投与終了することが原則である。
　ステロイド投与時に注意すべき副作用は，短期投与では血糖値の上昇である。長期投与の場合，HbA1cを含めた定期的な血糖変動指標となる検査は必要である。この症例のように短期大量投与の場合，基本的に空腹時血糖値のチェックは欠かせない。長期大量投与では，骨粗しょう症やニューモシスチス肺炎などがある。

副作用対策

- 骨粗しょう症の場合　……………　ビスホスホネートなどを予防投与
- ニューモシスチス肺炎の場合　……　ST合剤1錠/日または2錠を週3回内服予防投与
- 胃潰瘍などの病歴をチェック　……　場合によってはPPI併用

　　　　　　　　　　　ST合剤：スルファメトキサゾール・トリメトプリム製剤

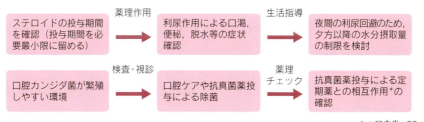

＊：口内炎 p33へ

今回のケース　センノサイド錠を定時服用している場合は排便状況をみながら，口唇乾燥，睡眠の質を確認していく。

Side Discussion

◆ 漢方薬の使い方についてどう考える？

がん患者の倦怠感の軽減には，身体の回復力を補助する目的（補剤）で，当帰，人参，黄耆，地黄などの入った漢方薬をベースに処方を考え，病状ばかりでなくその患者にあった"証"を意識する必要がある**(図1)**。

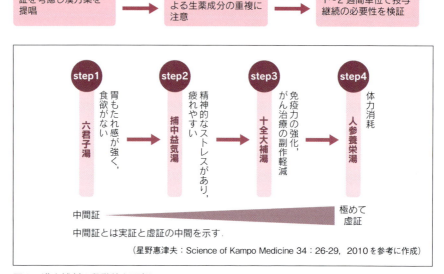

図1　漢方補剤の段階的な選択

> 今回のケース
>
> ステロイド投与中の易感染状況への対応に漢方薬は推奨できる。粒が歯に詰まるなどの散剤に抵抗がある場合には，白湯などに溶解後の服用を提案する。しかし，今回のケースのように食欲増進や即効性を期待，コンプライアンスの難しさの観点などから第二選択薬に位置づけたい。

◆ 漢方薬の注意点は？

副作用では，ごくまれに初期投与時に偽アルドステロン症，低カリウム血症，ミオパチーなどが出現することもあるので経過観察が必要である。甘草1g以上で低カリウム血症の報告があり，特に甘草2.5g/日以上含有する製剤は，低カリウム血症のある患者には禁忌となっている[5]。甘草2.5g/日以上含有している主な漢方薬では半夏瀉

心湯，小青竜湯，人参湯，芍薬甘草湯などがある。

甘草含有による低K血症の有無確認 → 電解質チェック → 服薬による高血圧・尿量減少，顔や手足のむくみ等の症状確認 → 併用チェック → 低K血症による作用増強となるジギタリス製剤併用の有無確認

> **今回のケース**
> 低栄養状態による低カリウム血症の発現も懸念し，電解質を確認しカリウムを多く含む野菜や果物の摂取により，偽アルドステロン症の予防に努める。ただし，心機能や腎機能などの確認が必要である。

実践！カンファレンス

薬剤師：看護師さん，Tさんが結構全身の倦怠感きていますね。

看護師：そうそう，抗がん剤開始になって❶翌日頃からあったみたい。　❶患者面談時と異なる情報の場合もあるため，スタッフ間で共有する

薬剤師：Tさん，抗がん剤開始して4日前と言っていましたよ。
☑1　ⒶADLが急激に低下したのはいつ頃なんですか？ 周囲との会話とはどうなんでしょうね？

看護師：もとから倦怠感はありましたね。grade2まであがったのは，確か4日前。私がTさんのところに伺ったとき，いつもカーテン締め切っているみたいです。

医師：そうなのか。Tさんに倦怠感が出ているんだね。今，❷放射線をあてているので，ステロイドは避けて倦怠感への対応は漢方薬の処方がいいのかな？　❷炎症が出やすく，口腔内乾燥感が強まり，カンジダ菌が生息しやすい環境である

薬剤師：検査値ではWBCが急に下がっているところみると，
☑2, 3, 4　nadirに近いですね。BSや電解質は良好ですから…先生，CRPはいかがでしょうか？ Ⓑ何Gyほどあたっているのですか？ ロキソプロフェンでもカバーできないほど痛みがあるようです。

医師：ロキソプロフェンが効かない！30Gy超えているし，鎮痛薬も見直しましょう。最近，熱は出ていなかったから今回計っていなかったな。明日採血するのでオーダに入れておくよ。

[薬剤師]：そうですね。ステロイドは 易感染 な状況では避けたほうが妥当ですが…。倦怠感が強くなっていますし、C 食欲増進もかねて、感染に気をつけて短期間使用は可能ではないでしょうか。

[看護師]：ただ、Tさん、D 夜眠れない とおっしゃっていましたよ。❸ステロイドは避けたほうが良いのでは？

❸他職種の意見を尊重し、薬学的視点で対応する

[薬剤師]：そうなんですね。それは気づきませんでした。早朝投与にすれば不眠回避に繋がると思いますし、血糖値は大丈夫でしたよね。

[看護師]：確かに飲む時間に工夫をすればいいかも。Tさんの血糖とHbA1cは正常ですね。

[医師]：易感染も心配だけど、全身倦怠感で意欲の低下も困るし、プレドニゾロンの漸減療法で❺しばらく様子みよう。

❺時間的要素は含まれているが、スタッフ間で投与期間の目安を共有する

[薬剤師]：先生、ナトリウム貯留に影響しないベタメタゾンかデキサメタゾンはいかがでしょう。"しばらく"っておおよそ3日後あたりで評価することになりますか？

[医師]：3日後ね。今は、浮腫は起きていないけど、近々電解質の影響も避けたいから、ベタメタゾンでいこう。

[看護師]：先生、ルートはどうしましょう。Tさんはいま内服厳しいと思いますよ。口腔内も❻カンジダができていますし。

❻カンジダ菌が出現。抗真菌薬使用の際には相互作用に注意する

[薬剤師]：てっきり、内服できると思っていました。E 栄養状態 は？
☑5

[看護師]：良くないですよ。口の中も白苔が点々と見えますね。

[薬剤師]：カンジダですか？そうなると、アズノールでうがいしていますが、状況により抗真菌薬を早めに投与する必要かもしれませんね。

[医師]：抗真菌薬ね、検討しなければね。ステロイドは、ルートを点滴で漸減していこう。えーっと、❼先ほど何日ほど投与すれば良いと言ってました？

❼評価日を再確認する

[薬剤師]：注射薬なので即効性はありますが、3日後に評価してみませんか？

コミュニケーション・ポイント

- 抗がん剤開始→全身倦怠感の発症時期？→grade確認する

倦怠感による有害事象共通用語規準（CTCAE ver.4.0）

CTCAE v4.0	Grade 1	Grade 2	Grade 3	Grade 4
倦怠感	だるさ，または元気がない	だるさ，または元気がない。身の回り以外の日常生活動作の制限	—	—

「有害事象共通用語規準v4.0日本語訳JCOG版JCOGホームページ（http://www.jcog.jp）」より引用改変
部分的に省略を行っているため，日本語訳JCOG版の原文を参照のこと（JCOGホームページhttp://www.jcog.jp）

- "易感染"→ステロイド薬による免疫抑制作用・血糖値上昇？→注意点と有用性を確認する
- "夜眠れない"→ステロイド薬の服薬により症状悪化の可能性？
  →投与時期を考慮しスタッフへの理解を求める
- "漸減療法"→薬剤選択？投与ルート？→薬効評価を考慮する

カンファレンス後に患者に確認しよう！

- A　倦怠感の改善度
- B　ADL
- C　食事摂取量
- D　睡眠状況
- E　排便・排尿状況　　　　　　　　　　　　　　　　　など

参考文献

1) 赤真秀人：膠原病と感染症．Medical Practice，15（4），603-605，1998．
2) Stuck AE, Minder CE, Frey FJ：Risk of infectious complications in patients taking glucocorticosteroids, Rev Infect Dis, 11 (6), 954-963, 1989.
3) 中西弘和，吉田三紀，伊藤菜浪ほか：症候コントロール①．薬物アレルギーの防止と早期発見に向けて，月刊薬事，45（13），111-116，2003．
4) 木澤義之，森田達也，新城拓也ほか：倦怠感．3ステップ実践緩和ケア，青海社，東京，82-87，2013．
5) 医薬情報委員会　プレアボイド報告評価小委員会：漢方製剤による低カリウム血症，偽アルドステロン症，日病薬誌，43（9），1171-1173，2007．

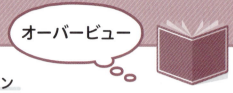

オーバービュー

患者とのコミュニケーション

　患者自身が倦怠感をはっきりと表現できないことが多い。状況により症状悪化と誤解し，治療継続に不安を抱く可能性もある。このような患者では会話をすること自体が億劫になってしまっていることがあるので，無理に話を長引かせない配慮が重要である。したがって，すべての生活状況を薬剤師のみで把握するのは難しい。23ページに示した「ここもチェック！」などを念頭に置き，聞きだすことができなかった項目は医師や看護師から情報収集し，カンファレンスの後にはステロイドの有効性と安全性を確認する必要がある。特にQOLの観点から，ADLの変化や満足のいく食事ができているかは，ベタメタゾンを使用する際に重要なポイントとなる。

処方設計

　検査値だけではなく，患者との会話から読み取れたことを考慮する必要がある。例えば，食事摂取量が落ちている場合には即効性を期待し，注射剤選択が妥当である。また，ステロイド薬を使用する場合には不眠を助長する可能性があるので，患者の睡眠状況を基に考える。さらに，今回のケースでは出てこなかったが，ステロイド薬には血糖上昇作用や利尿作用があるため，血糖値，排便・排尿状況，電解質の変動は見逃せない。

医療スタッフとのコミュニケーション

　ステロイド薬と漢方薬の使い分けについて，易感染，WBC，CRP，睡眠状況等を踏まえて薬剤選択の提案を行う。睡眠状況は看護師が入手しやすい情報である。ステロイド薬の投与時期を検討するが投与以前はどうだったのか，その背景となる医療情報を聞き出す必要がある。一方，ステロイドには免疫機能抑制作用があるため，カンジダ菌が繁殖しやすい環境をつくる。患者と接することが多い医師や看護師に口腔内の状況確認しながら検討を進め，必要な副作用モニタリングや抗真菌薬の選択やその相互作用について積極的に薬学的介入するとよい。

口内炎
口渇によるカンジダ菌の繁殖も考える

傾聴Point
- 食事の摂取不良は口腔内の環境問題も抱えている
- 放射線化学療法は口腔乾燥や口内炎をもたらし,会話もつらい
- 口腔内に白苔が点在する場合は食道カンジダも疑う

口内炎とは

　口内炎は口腔粘膜に生じる炎症(舌炎,歯肉炎,口唇炎を含む)の総称を示す。がん治療に伴う口腔粘膜の炎症は,口腔粘膜炎と称して一般的な口内炎と区別するが,ここでは,口内炎にまとめる。

　がん治療のほか,ストレスなど唾液分泌の低下がもたらす口腔内乾燥は,口内炎の誘発要因になる。口内炎が重症化すると食事摂取に苦痛を伴うばかりでなく,治療継続が困難な状況に陥ることもある。さらには,放射線の照射野が口腔領域に入ると,歯茎や口腔粘膜にダメージをもたらし,義歯の不具合や口腔環境の悪化からカンジダ菌が増殖しやすい。

こんな言葉に注意!

口の中が痛い	口を開けると痛い	歯磨きすると痛い
口唇が乾く	口の中に違和感がある	舌がひりひりする
舌がざらざらする	飲みにくい	むせる
味覚がおかしい 食欲不振(3ページ)	ご飯が美味しくない 食欲不振(3ページ)	気分が悪い 悪心・嘔吐(49ページ)

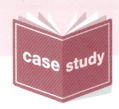

患者情報

Tさん　48歳　男性
身長173cm　体重65kg　体表面積1.78m²

現病歴	：進行性下咽頭がん（Stage IV）
治療段階	：TPF療法1コース終了day8
主訴	：口内炎，味覚異常，痛み
所見	：ティーエスワン配合OD錠100mg/日＋放射線療法（2Gy/回，計72Gy）の施行後，外来へ移行し1年が経過した。その後，切除不能な局所下咽頭がんに進行し，再入院。TPF療法day4に強い全身倦怠感，味覚異常を伴う口内炎が多発し，口の開閉困難で会話するのも厳しい状況だった。Tさんは，医師から治療に関する説明を受け理解していたが，薬剤師が面談すると今の状況にいたたまれなくなっていた。

検査値

	基準値	day 0	day 5	day 8（面談時）
WBC (×10³/μL)	3.5〜9.0	6.5	4.8	2.1 ↓
Neu (%)	40〜70	58	47	40
mono (%)	0〜10	6.1	5.3	1.2
Plt (×10⁴/μL)	15〜35	33	28	15
CRP (mg/dL)	0.1以下	0.2	2.2	3.4 ↑
Na (mEq/L)	135〜145	139	130	121 ↓
K (mEq/L)	3.5〜4.5	3.2	3.2	3.5
AST (U/L)	10〜35	22	25	27
ALT (U/L)	5〜30	15	21	22
Cr (mg/dL)	0.5〜1.0	1.1	1.3	1.5 ↑
BUN (mg/dL)	8〜20	15	24	27 ↑
BS (mg/dL)	80〜110	112	―	94
尿比重	1.005〜1.030	1.009		1.030
尿ケトン体	（−）	（−）	―	（＋）

● 口内炎

薬 歴

- TPF療法（DOC 60mg/m^2 day1，CDDP 70mg/m^2 day4，5-FU 持続600mg/m^2 day1～5）
- 【day1～】メトクロプラミド錠 5mg　　　　　　3錠　　　1日3回　朝昼夕食前
　　　　　　トラマドール塩酸塩カプセル 25mg　3カプセル　1日3回　朝昼夕食後
　　　　　　アズノールうがい液4% 5mL　　　　1本　　　1日数回　含嗽
　　　　　　ピコスルファートナトリウム内用液0.75%　1本　1回10滴　頓用

その他：熱発なし，軽度の倦怠感

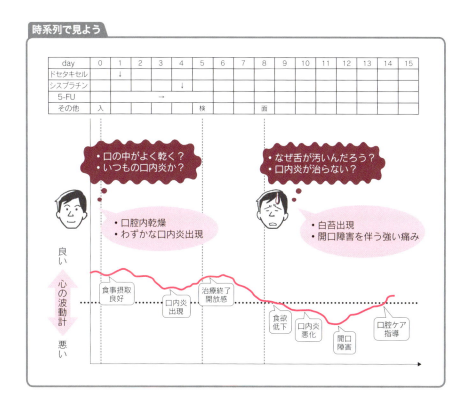

患者と話してみよう！

薬剤師：抗がん剤治療が3日前に終了しましたが，体調はいかがですか？

患者：先生からも説明を受けたつもりですが，❶気分がどうも…。昨日までは点滴にステロイドが入っていて少しは良かったんだけど。3日目から昨日まで下痢が続いていたからね。 `day3〜7`

❶吐き気の訴えから口腔環境や飲水状況を確認する

薬剤師：ご気分が優れないのですね。つらいですね。下痢の方は治まっているとのことですが，口の中や水分はいかがですか？

患者：ええ，水分はそれほど摂れていませんが，下痢は大丈夫です。ただ，日ごとに口の中の乾燥が強くなって口内炎ができたんですよ。❷放射線をしていないのに口内炎がひどくなってきている。

❷前回の放射線化学療法時に出現した副作用(印象)との違いを確認する

薬剤師：抗がん剤でも乾燥感や口内炎ができますから，放射線が加わると口の中のダメージも強くなるようですね。前回，治るのにどの程度時間かかりましたか？

患者：治るのに❸退院して1ヶ月ほどかかりましたよ。味のほうは，わずかにわかるぐらいですかね。何を食べても，砂や泥を食べているような気がして…。

❸口内炎の出現から消失時期に至る一般的な経過を説明する

薬剤師：味がわからないと，食事もつらい日々でしたね。放射線療法では，一般的に治療終了後2週間程度から半年ほどの開きがありますが，味覚が徐々に戻ってくるといわれています。

患者：そんなにかかるんだね。今回は抗がん剤だけなのに。ご飯食べるときもパサパサして，お茶で潤せないと飲み込むのもひと苦労ですよ。それに，3日ほど前から❹舌がざらざらしていて，口の中が荒れてきているような。 `day5`

❹口腔内乾燥や舌苔が厚くなっている可能性もあり，目視で状況を確認する

薬剤師：違和感があるのですね。口の中をみてもよろしいでしょうか？

❺口腔内観察ができない場合は口唇の荒れや歯肉の色調から推察する

患者：❺あまり開けられないんだよ。痛たた…。こんなもので良いかな。ほら，❻白いでしょう。

❻口蓋垂周囲や中咽頭に白苔がみられる場合，食道カンジダも疑う

薬剤師：そ〜っと開けられる範囲で結構ですからね。痛いのに

・口内炎

薬剤師：すみません。喉の奥と舌に白い点々が，口の両側は赤らんで（炎症）いるようですね。

患者：歯磨きのときに，ブラシでゴシゴシ取っていたつもりだけど，何だろうね。気持ち悪い。

薬剤師：そう思われますね。抵抗力が下がってしまって，外から入ってくる菌やもともと口の中にいる菌が繁殖しやすくなるようです。定期的なうがいはいかがでしょうか？

患者：こんな状況でしょう。❼<u>上向いてうがいするのがね</u>…そんなにできないよ。

❼うがいの目的（潤い）や具体的な手技説明を行う

薬剤師：うがいも難しいですよね。口の中を潤すことが大切ですし，もぐもぐして吐き出すだけでも結構ですから。

患者：水を飲むのも苦痛だね。なんだか，治療を受けにきているのに，❽<u>悪くなってきているんじゃないかと不安</u>です。

❽治療に対する不信感や不安を抱いており，寄り添う言葉かけをする

薬剤師：…（沈黙），がん治療を受けられて，そう思われるのも自然かも知れません。口の中の環境は大切ですからね。ブラッシングは，看護師さんや歯科衛生士さんにも相談してみますね。

患者：頼みます。それと，口の中の苔もそうだけど，❾<u>舌のピリピリ感</u>もどうにかしてほしい。

❾口腔カンジダ症も疑う

薬剤師：口の中のケア，それに…，今使っているうがい薬のほかに菌を抑える薬が必要か先生と検討してみますね。

患者：助かります。なんだか<u>だるくて</u>，❿<u>ぼーっとする</u>感じだね。

❿面談最後のひと言に医療情報が潜んでいる

💡 コミュニケーション・ポイント

- "下痢"→脱水？電解質異常？→水分in—outバランスや出現時期を確認する
- "何を食べても，砂や泥を食べているような気がして…"→食欲低下？→改善時期を説明することで目標ができ，不安な気持ちを緩和させる
- "パサパサ"→口腔乾燥？誤嚥の可能性？→誤嚥のリスクが高まるため，含嗽励行を促す（誤嚥性肺炎時は胸部X線で下肺野に浸潤影。クリンダマイシンなどで対応）
- "だるくて，ぼーっとする"→睡眠の質？電解質異常？→情報を収集し検証する

✓ ここもチェック！

―確認できなかった場合は，医師や看護師に確認しよう！

Check1 食事摂取の状況は？
Check2 今の排便の状況は？
Check3 抗真菌薬の妥当性は？
Check4 疼痛コントロールは？
Check5 熱発は？　　　　　　　　　　　　　　　　　　　など

実践！カンファレンス で確認 ➡

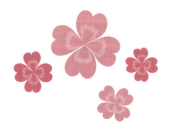

処方設計をしてみよう！

◆ 検査値からみえるものは？

(1) 好中球減少
　一般的にnadirは10〜14日，回復には3〜4週間程度要する．TPF療法では制吐目的のステロイド薬が含まれているため，白血球誘導作用により見かけの白血球が残存してしまい，nadirの予測は単球数の変化率[1]がひとつの目安になる．

　また，好中球には，桿状核球（band：0〜5％）と分葉核球（seg：40〜70％）が存在し，炎症が生じるとbandの割合が上昇する．

(2) 低ナトリウム血症
　体液量の減少に伴う場合は下痢や嘔吐，サードスペースへの移行などが関与し，体液量が正常な場合にはSIADH*や甲状腺機能低下など，体液量の増加を伴う場合には心不全，肝不全，ネフローゼなどが考えられる．

＊SIADH（抗利尿ホルモン不適合分泌症候群）は血漿浸透圧が低下しているにもかかわらず，抗利尿ホルモン分泌（ADH）が不適切に多いか，あるいは腎臓のADHに対する感受性が高まっているために起こり，水分量制限（食事以外の摂取水分を600mL/日以下）が原則である．

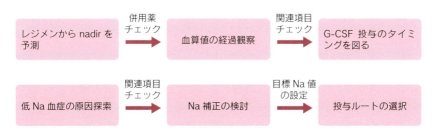

> 今回のケース
> 　単球変化率（day8）の高さは好中球減少の加速が見込まれ，G-CSF適正ガイドラインに従う．また，低ナトリウム血症の原因を検討し，不足した血清ナトリウム量を算出する．
> ➡不足した血清ナトリウム（mEq）
> 　＝（目標血清ナトリウム値－現在の血清ナトリウム値）×体内総水分量
> 　体内総水分量＝0.6（女性は0.5）×体重

◨ 口内炎ってどのくらいできるの？

　口内炎は抗がん剤を受けているがん患者の40〜70％に発現する。出現しやすい抗がん剤は、フルオロウラシル（5-FU）、カペシタビン、メトトレキサートなどがあげられる。5-FUを含むレジメンは、grade3以上の出現頻度が15％を超え、TPFではgrade3以上が43％を示す[2]。スニチニブ、エベロリムスなどの分子標的薬では50％を超えるが、grade1、2の軽微なものが主である[3]。出現時期は投与後2〜10日前後が多く、カペシタビンのように30〜60日ほどを要するものもある。口腔粘膜は再生能力の高い組織であり、1〜2週間が再生の目安である。

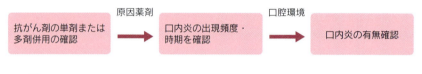

　　　TPF療法は口内炎が高頻度に出現するため、予防、疼痛、感染への対策を講じる。

◨ 口内炎の具体的な対応についてどうする？

　予防、疼痛、感染を中心に検討する。

(1) 予防

　口腔内炎症にはアズノールうがい液4％などを用いる。また、院内製剤のアズノール・グリセリンスプレー**(表1)**は臥床中に使用可能で、携帯にも便利である。

　アロプリノール含嗽液はフリーラジカル中和作用がある。5-FUの投与の際、アロプリノールが5-FUのリン酸化を阻害し、その抗腫瘍効果を減弱させる可能性がある。調製方法は、アロプリノール500mgにCMC-Na 5gを加え混合し、精製水（加水全量500mL）を加え攪拌均質にする[4]。

> **【メモ】**
> - 口腔内冷却法（クライオセラピー）[5]は、抗がん剤の移行性の遅延に期待される。
> - イルソグラジンマレイン酸塩内服（4mg/日：適応外）は口腔粘膜のギャップ結合の強化作用から口内炎の予防効果があり[6,7]、照射に伴う口内炎にも有用性を認める[8]。

(2) 疼痛

　照射野に喉頭咽頭部エリアが含まれる場合は、線量25Gy近傍で口内炎が増悪しや

口内炎

表1 アズノール・グリセリンスプレー

組　成	用　量
アズノール®うがい液4%	5〜6滴
局方グリセリン液	10mL
精製水	適量（全量　50mL）

使用期限は調製後4日としているが，施設ごとの設定が望ましい

（髙瀬久光：放射線治療とカンジダ菌の関係．臨床が変わる緩和ケアのちょっとしたコツ．（森田達也，新城拓也，林ゑり子・編），青海社，pp174-176，2010より）

すく[10]，早期から積極的にWHO3段階除痛ラダーに従い除痛を図る。疼痛評価のなかで骨転移からくる神経麻痺を併発時には，痛覚障害を起こし適切な判断が難しいこともあり，生活スタイルの改善度を目的としたアセスメントが求められる。

(3) 感染

口腔常在菌であるカンジダ菌は，免疫力低下から日和見感染を起こす。同定には，スワブ法（簡易法）などにより真菌培養検査を行うが，実際には視診で確認し，臨床所見と合わせて総合的な判断で抗真菌薬を投与することも少なくない。

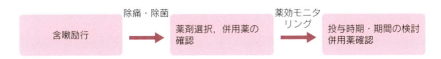

> **今回のケース**　アズノールうがい液4％による含嗽に加え，アズノール・グリセリンスプレーを提案する。除痛には腎機能低下を考慮してトラマドール増量またはオキシコドンを推奨。口腔環境は悪化しており白苔が認められ，抗真菌薬導入も視野に入れる。

Side Discussion
■抗真菌薬の選択と注意点とは？

抗真菌薬の特徴を考慮して薬剤選択を行う**(表2)**。薬物相互作用では，イトラコナゾール，ミコナゾールが選択的にCYP3A4を阻害するため併用薬（禁忌：トリアゾラム，シンバスタチン，アゼルニジピンなど）に注意喚起する。

表2 口腔カンジダ症に用いる抗真菌薬比較

薬剤名	イトラコナゾール （イトリゾール内用液1%）	ミコナゾール （フロリードゲル経口用2%）	アムホテリシンB （ファンギゾンシロップ）
薬価概算	2,176円（20mL/日）	1,928円（20g/日）	214円（4mL/日）
用法・用量	1日1回　20mL/日 空腹時に数秒間含み内服	1日4回　2.5〜5g/回 毎食後・就寝前に口腔内に塗布後嚥下	1日2〜4回　0.5〜1mL/回 毎食後・就寝前に経口投与
特徴	・消化管より吸収され局所/全身作用 ・服用回数が少ない	・局所作用 ・携帯に便利	・局所作用 ・安価である

薬価：2016年4月現在

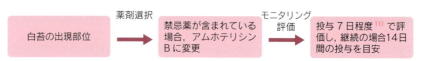

中咽頭での白苔点在から食道カンジダも懸念し、全身作用のあるイトラコナゾールを提案するが、薬液の刺激性からミコナゾールを第二選択薬として備える。

局所麻酔薬およびステロイド薬の注意点は？

リドカイン塩酸塩などの局所麻酔薬は除痛に適しているが、味覚鈍麻や咽頭反射の閾値上昇による誤嚥に注意する。ステロイド軟膏（口腔用）は唾液でコーティングする薬剤特性から口腔内の乾燥が進み、カンジダ菌繁殖に好条件となりやすく、漫然と使用しない。

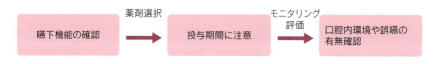

誤嚥の可能性が高いため、一時的な局所麻酔薬の使用にとどめる。また、ステロイド軟膏（口腔用）は多発性の口内炎に対応困難であり、口腔環境の悪化を誘発させやすく連用しない。

● 口内炎

実践！カンファレンス

薬剤師：Tさん、口内炎がつらそうですよ。食事はいかがでしょうか？ ☑1

医師：抗がん剤の投与時期から考えると、<u>A口内炎ができても不思議じゃないね。</u>❶昨日、回診時に口内炎は大したことないと聞いたよ。

❶ 医療者間で情報収集のタイミングが異なることに留意する

看護師：抗がん剤を使用していますから、<u>Bいまひとつ食事は進まないようですね。味覚低下も仕方ないですよね。</u>

医師：前回の放射線療法の影響も重なって口内炎は長引くのは当然だし、倦怠感や不眠の訴えはよく経験するけどね。❷TPFも口内炎出現リスク高いんだよね、薬剤師さん。

❷ 口内炎の情報提供を行い、その時期や随伴症状など他職種から情報収集を行う

薬剤師：はい。TPF療法は5-FUを含有していますから高頻度ですね。看護師さん、口内炎の訴えはいつ頃から。この分だと便秘？ ☑2

看護師：確か…、抗がん剤が始まって3日目あたりですね。今はgrade3です。❸Cお通じは2、3日おきに少量かな。 day3

❸ 食事摂取量が少量であると、咀嚼運動の減少から自浄作用の低下、舌苔が発症しやすい

薬剤師：やはり、食べる量も関連しているんですね。あまり食べられないとすると…、Tさんの口の中を観察したんですが、白苔が出現していました。先生、抗真菌薬はいかがでしょうか？ ☑3

医師：抵抗力も落ちているし、日和見感染を考慮すればカンジダ菌の繁殖もおかしくないね。看護師さん、口腔ケアの方はどうかな？　すぐにでも❹抗真菌薬を使おう。

看護師：わかりました。Tさんの<u>D白苔なかなか除去しにくいですね。</u>歯科衛生士さんにも相談してみますね。先生、指示お願いします。

❹ 薬物相互作用に注意する

薬剤師：抗真菌薬は併用禁忌も多いのでその都度確認しますが、追加処方の際にはおっしゃってくださいね。

医師：そうだったね。ところで、<u>E口内炎の痛みには</u>、❺NSAIDs*でいきたいと思うけど。 ☑4

❺ 抗がん剤による腎への負担も考慮する

NSAIDs：非ステロイド性抗炎症薬

薬剤師：腎機能が低下しているようですね。腎への負担も加味

43

[医師]：してトラマドールの増量かレスキュー薬はいかがでしょうか？

[医師]：そうだね。早く除痛するレスキュー薬，最近使えるようになった❻フェンタニル製剤の舌下錠かバッカル錠で処方出しておくよ。

[薬剤師]：先生，フェンタニル製剤の即効薬使用の際は定時薬が必須ですので，単独であれば腎への負担も考慮してオキシコドンのレスキュー薬となりますが…。

[医師]：えっ～，そうなの。良い薬が出た時には色々注意が必要だね。ところで，発熱は？ ❼好中球減少を注意しなければ…。

☑5

[薬剤師]：好中球は減少傾向ですが，単球の減少率が高いようですね。

[医師]：明らかに減っているね。好中球減少だよ。さらにひどくなる可能性があるかも。G-CSFの準備も考える時期だね。

[看護師]：熱発はなさそうです。ただ，❽Naが低い以外，他覚所見はありません。

[医師]：Na補正も必要か，ケトン体，尿比重も高いし細胞外液が不足しているね。SIADHは否定的。それで，薬剤師さん，Naはどの程度で補正をかけたらいいと思う？目標値は135mEqです。

[薬剤師]：不足Na量(mEq)ですが…。体内水分量は"体重×60%"から，"65kg×60%"で39L。つまり，"(135 − 121)×39 = 546mEq不足"となりますね。塩化ナトリウムに換算すると1gが17mEqだから"546/17"で32g。先生，水分制限はいかがですか？

[医師]：Tさんはないよ。それじゃ，❾3日間かけて調整しよう。

[薬剤師]：はい。生理食塩液1L/日×3日分で27g，残りを経口から3g×2日間として必要量より上回りますが，維持量も加味してそれでいかがでしょうか？

[看護師]：その量だったら，服用できると思います。

❻適正使用を再確認する

❼白血球分画の動向を検討する

❽他職種も意識していた情報である

❾投与ルートの提案を行う

コミュニケーション・ポイント

- "口内炎"→口内炎の発症時期は？→有害事象grade（口腔粘膜炎）の確認を行う
- "味覚低下"→食欲不振？口腔内乾燥？→気分不良，排便状況などの確認を行う
- "レスキュー薬"→薬剤選択？→レスキュー薬の製剤学的特徴をつかむ（表3）
- "Naが低い"→薬剤性（メジャートランキライザー，三環系抗うつ薬，SSRI，抗けいれん薬など）？脱水？SIADH？浮腫？→血漿浸透圧，尿中Na濃度，尿浸透圧などから原因を検討する

CTCAE v4.0	Grade 1	Grade 2	Grade 3	Grade 4
口腔粘膜炎	症状がない；または軽度の症状がある；治療を要さない	中等度の疼痛；経口摂取に支障がない；食事の変更を要する	高度の疼痛；経口摂取に支障がある	生命を脅かす；緊急処置を要する

「有害事象共通用語規準v4.0日本語訳JCOG版 JCOGホームページ（http://www.jcog.jp）」より引用改変
部分的に省略を行っているため，日本語訳JCOG版の原文を参照のこと（JCOGホームページhttp://www.jcog.jp）

表3 レスキュー薬の製剤間比較ポイント

	経口SAO製剤	ROO製剤
患者選択	中等度以上のがん疼痛を有する患者	強オピオイドの持続性疼痛が適切に管理されている患者
定時投与	・オピオイドナイーブに使用可 ・初回レスキュー可能	必須
1回投与量	1日量の1/6または10〜20%相当量	最低規格量から開始
追加投与	繰り返し可	30分以降に同一用量までの本剤1回のみ
投与間隔	1時間ごと（あくまで推奨）	舌下錠：2時間以上 バッカル錠：4時間以上 （追加投与分は含まず）
投与回数	上限なし	1日4回まで
1回最大使用量	上限なし	フェンタニルとして800μgまで

SAO：short-acting opioid：オプソ内服液・オキノーム散
ROO：rapid-onset opioid：アブストラル舌下錠，イーフェンバッカル錠
（髙瀬久光：がん疼痛とオピオイド実践で使える投与設計と患者応対のスキル—がん疼痛に対するオピオイドの患者指導および薬学的管理の実践．薬局，5，103-111，2015より）

✓ カンファレンス後に患者に確認しよう！

A 口内炎の改善度
B 食事摂取量
C 排便状況
D 白苔の消失
E 痛みの程度   など

参考文献

1) 川嵜英二, 他：レトロスペクティブ調査によるパクリタキセルとカルボプラチンの併用化学療法における好中球減少時の回復指標としての単球分画の臨床的意義の検討. 44：770-772, 2008
2) Sonis ST, et al：Perspectives on cancer therapy-induced mucosal injury；pathogenesis, measurement, epidemiology, and consequences for patients. Cancer, 100：1995-2025, 2004
3) Boers-Doets CB, et al：Oral adverse events associated with tyrosine kinase and mammalian target of rapamycin inhibitors in renal cell carcinoma：a structured literature review. Oncologist, 17, 135-144, 2012
4) 日本病院薬剤師会 監修：病院薬局製剤事例集, 薬事日報社, pp93, 2013
5) Mahood DJ, et al：Inhibition of fluorouracil-induced stomatitis by oral cryotherapy. J Clin Oncol, 9, 449-452, 1991
6) Moss RW. Integr Cancer Ther, 6, 281-292, 2007
7) Borek C. Dietary antioxidants and human cancer. Integr Cancer Ther, 3, 333-341, 2004
8) Takase H, et al：Irsogladine maleate reduces radiotherapy or chemoradiotherapy oral mucositis in patients with head and neck cancer. Jpn J Pharm Palliat Care Sci, 7, 71-76, 2014
9) 髙瀬久光：放射線治療とカンジダ菌の関係. 臨床が変わる緩和ケアのちょっとしたコツ.（森田達也, 新城拓也, 林ゑり子 編）, 青海社, pp174-176, 2010
10) Takase H, et al：Advantage of early induction of opioid to control pain induced by irradiation in head and neck cancer patients. Auris Nasus Larynx, 38, 495-500, 2011
11) 山口英世, 他：口腔カンジダ症に対するitraconazole内用液とカプセル薬による治療効果の比較. 日本化学療法学会雑誌, 54, 18-31, 2006
12) 髙瀬久光：がん疼痛とオピオイド実践で使える投与設計と患者応対のスキル─がん疼痛に対するオピオイドの患者指導および薬学的管理の実践. 薬局, 5, 103-111, 2015

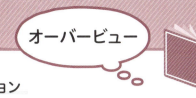

患者とのコミュニケーション

がん治療中の口内炎は高頻度で発現する。口内炎が重症化すると、開口困難により日常会話さえ苦痛を感じることもある。口内炎は、医療者から"仕方がないもの"と扱われやすい臨床症状であるが、口腔粘膜へのダメージも大きく治療継続に影響しやすい。

面談ではコミュニケーションの時間配分を意識し、随伴症状に対する症状緩和も含め治療完遂に寄与していく。口内炎が出現した際には、口腔内乾燥や口腔感染に至るまで症状を多角的に捉え、緩和的サポートの充実を図る必要がある。口内炎と同様に、がん治療で頻発する味覚低下は、患者QOLの低下をもたらすため、共感的姿勢が求められる。

処方設計

口内炎の機序は、粘膜表皮細胞の皮膚落屑または炎症性サイトカインにより潰瘍形成しやすい環境となる（1次反応）ことによる。あるいは、免疫力低下、放射線照射による唾液分泌障害などをもたらし、口腔感染に移行する（2次反応）ことを踏まえ、口腔環境を整える方法として、予防（含嗽）、疼痛（鎮痛薬）、感染（抗真菌薬）など多様なアプローチを必要とする。口内炎による痛みから食事摂取量が少量となり、咀嚼運動の低下による唾液分泌量の減少（自浄作用の低下）によって口腔カンジダ菌が繁殖しやすくなる。特にアゾール系の抗真菌薬はCYP3A4を阻害するため薬物相互作用に注意し、投与時期、投与期間を配慮した継続的な評価を実施する。

医療スタッフとのコミュニケーション

患者面談の時期はスタッフ間で異なるため、症状や身体の変化について情報共有が欠かせない。つまり、カンファレンスは症状を単発的な情報"点"で判断せず、継続的な情報"線"での共有の場が求められる。看護師による口内炎の情報提供を通じて、食事摂取量や随伴症状である排便や飲水チェックなど新たなプロファイルを集積していく。結果、医療スタッフとのコミュニケーションでは、"口内炎"をキーワードとしながら、口腔カンジダから電解質異常にまで話題が展開している。薬剤師は、新規薬剤の追加による薬物相互作用の確認や除痛、血清ナトリウム補正に寄与し、コンプライアンス・アドヒアランス向上にむけたコミュニケーションスキルを備える必要がある。

悪心・嘔吐

悪心・嘔吐の原因は複雑かつ多様である

傾聴Point

- 悪心・嘔吐は患者のQOLを著しく低下させることを意識して会話する
- いつから症状が出現しているか，1日の回数を確認する
- 症状出現に食事摂取や排泄が関連しているか，出現タイミングを確認する

悪心・嘔吐とは

　悪心・嘔吐は，がん治療を受ける患者の多くで認められ，治療後にまで長引くこともある。また，一度経験すると，その後のがん治療へも悪影響を及ぼし，治療拒否につながりかねない。悪心・嘔吐は，がん治療中の患者が最も辛いとされる症状の一つである。重要なことは，その悪心・嘔吐への予防・対策が最大限なされているかどうかである。しかし，十分に予防・対策を講じても，悪心・嘔吐が生じることもある。その際は，悪心・嘔吐がいつから出現しているか，発現するタイミングはいつなのか，患者から情報を上手く引き出し，悪心・嘔吐への対処をさまざまな手を尽くしてとるべきである。一方，悪心・嘔吐対策は，薬物療法だけにとらわれず，好きな音楽を聴いたり，読書をするなどの気分転換の方法を提案するなど非薬物療法の視点を持つことも大切である。

こんな言葉に注意！

食べられない 食欲不振（3ページ）	ムカムカする 倦怠感（19ページ）	話したくない
聞きたくない	お腹がはる	うがいをしたくない 口内炎（33ページ）
薬が飲めない	じっと横になりたい	ふらつく
やる気が出ない うつ（235ページ）	電解質異常がある 電解質異常（123ページ）	便が出ていない 排泄障害（89ページ）

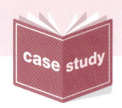

患者情報

Uさん　27歳　女性
身長156cm　体重46kg　体表面積1.42m²

現病歴	：子宮頸がん（Stage ⅠB）
治療段階	：がん化学放射線療法（weekly シスプラチン（CDDP）＋放射線療法（1.8Gy/回，計45Gy））1コース終了
主訴	：右臀部から大腿後面にかけての疼痛，悪心，排便困難
所見	：広汎子宮全摘術，センチネルリンパ節生検，右骨盤リンパ節郭清施行される．術後病理は頚部間質浸潤1/2以上，脈管侵襲（＋），リンパ節転移は（－）だった．術後追加治療は行わず経過観察となる．その後，右臀部から大腿後面に疼痛が出現し，造影CTにて仙骨右前面腫瘤増大の所見あり，再発の診断となる．化学療法・放射線治療同時併用療法目的にて当院入院となる．薬剤師は，疼痛・悪心への対応のため面談となった．

検査値

	基準値	day 0	day 3	day 6（面談時）
WBC（×10³/μL）	3.5〜9.0	14.0	26.1	19.6 ↑
Neu（%）	40〜70	85	94.9	90.1 ↑
mono（%）	0〜10	4.3	3.0	4.4
Plt（×10⁴/μL）	15〜35	38.4	42.3	38.4 ↑
CRP（mg/dL）	0.1以下	7.4	5.7	6.5 ↑
Na（mEq/L）	135〜145	137	134	130 ↓
K（mEq/L）	3.5〜4.5	4.0	4.2	4.1
AST（U/L）	10〜35	12	31	45 ↑
ALT（U/L）	5〜30	8	35	44 ↑
Cr（mg/dL）	0.4〜0.8	0.7	0.4	0.5
BUN（mg/dL）	8〜20	6	5	9

● 悪心・嘔吐

薬　歴
- 化学放射線療法［weekly CDDP 40mg/m^2 day1,8,15 ＋ 放射線療法（1.8Gy/回，計45Gy）］

【day1〜】
- アズノールうがい液4％5mL　　1本　　1日数回　　うがい

【day3〜】
- プロクロルペラジン錠5mg　　　3錠　　1日3回　　朝昼夕食後
- オキシコドン錠5mg　　　　　　2錠　　1日2回　　10時，22時
- オキシコドン散2.5mg　　　　　　　　1包/回　　疼痛時

【day5〜】
- 酸化マグネシウム錠250mg　　　3錠　　1日3回　　朝昼夕食後

その他：熱発なし，尿混濁なし，アクティブな感染巣なし

時系列で見よう

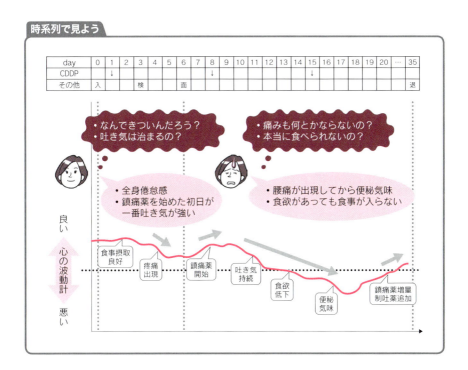

51

患者と話してみよう！

薬剤師：放射線と抗がん剤による治療が開始となっていますが，吐き気はいかがですか？　ずっとムカムカしていますか？

患者：腰痛が出てきて，夜も1時間おきに目が覚めるようになって，麻薬（オキシコンチン）が始まりました。3日前のその❶痛み止めが始まってから吐き気が出始めて…。ずっとじゃないです。痛みも何とかしてほしいけど，吐き気も何とかしてほしいです。それで食事も入らなくて，便も出なくて…。 day3〜6

薬剤師：吐き気も痛みもですね。吐き気止めは飲まれていますか？　気分の悪さはとくに点滴のときでしょうか？

患者：ええ…，1日3回飲んでいます。吐き気止めを飲むといいのですが…点滴のときはそうでもなかったんですけど，朝方の吐き気がひどいです。それと痛みがつらいです。

薬剤師：そうですか…。1時間おきに目が覚めるのはつらいですね。腰痛を和らげるようにオキシコンチンが始まっていますが，痛みの方はいかがですか？

患者：痛み止めが始まって少しはいいけど，❷まだ痛いです。

薬剤師：もっと痛みが和らいだ方がいいですよね。急な痛みに使う痛み止めをレスキュー薬といいますが，1日に何回ぐらい使っていますか？　それに…，痛み止めが始まってから吐き気が出ていますので，吐き気も楽にならないといけませんね…。

患者：レスキューというんですね。レスキューは1日に2〜3回使っています。レスキューを使うと痛みはよくなるけど，また痛くなります。❸吐き気は変わらずあります。吐いたりはないですけど…。

薬剤師：今の痛みの状況から1日2回飲んでいるオキシコンチンを増やすこともお薦めしますが，吐き気はオキシコンチンを開始したときや増量したときに起こりやすいといわれています。それで，どんなときにつらくなりますか？

患者：❹吐き気は動いたときに起こりやすいです。痛みも何とかしてほしいので，痛み止めを増やしてみたいです。

❶悪心がオキシコドンによる影響か，抗がん剤によるものか出現時期から検証する

❷痛みの動向の手掛かりとなるレスキュー薬が上手く使えているか確認する

❸オピオイドによる悪心は開始時や増量時に起こりやすいことを説明し，誘発要因を探る

❹悪心の出現時期をはかり，体動時の悪心から薬剤選択（抗ヒスタミン薬など）を検討する

• 悪心・嘔吐

[薬剤師]：痛み止めを増やして様子をみること，先生に相談してみますね。まずは吐き気は動いたときに起こりやすいということですので，その場合に効きやすい吐き気止めを試してみませんか？
[患　者]：そうなんですね。よろしくお願いします。
[薬剤師]：痛みと吐き気の程度，お薬の効果もお聞かせくださいね。あと❺便はいかがですか？ 痛み止めにより便秘が起こりやすくなるので定期的な排便が大切になります。大腸の刺激を促す便秘薬は必要でしょうか？ day6
[患　者]：便は硬いし，すっきりしないので，便秘薬もお願いできれば助かります。
[薬剤師]：定期的に伺いますので，また様子を教えてください。何かありましたら遠慮なくおっしゃってくださいね。

❺悪心の誘発要因であることを伝え，排便状況を尋ねる

💡 コミュニケーション・ポイント

- "吐き気"→オピオイドの影響は？抗がん剤の影響は？→誘発要因が同時期になることもあり発現時期を確認していくが，オピオイド開始時期と抗がん剤開始時期が重なった場合は，より制吐対策に配慮する
- "痛み"→痛みは強くなっていないか？→誘発要因を吟味し，オピオイドの効果を確認する
- "食事も入らなくて"→悪心の影響は？→排便状況を確認し，味覚障害の有無も確認する
- "レスキュー"→痛みの出現時期は？鎮痛効果は？→痛みの動向やオピオイドに反応する痛みなのか，速効性製剤の効果，使用回数を確認する（レスキューの使用回数に応じて，ベース薬の増量も検討する）
- "便は硬いし，すっきりしない"→食事形態は？便秘は？下痢は？→情報を収集し，腸管蠕動促進薬も含め緩下剤を検討する

✓ ここもチェック！

―確認できなかった場合は，医師や看護師に確認しよう！

Check1　食事摂取の状況は？
Check2　全身状態は？
Check3　貧血は？
Check4　脳転移は？
Check5　電解質異常は？
Check6　今の排便状況は？　　　　　　　　　　　　　　　　　　　　など

実践！カンファレンス で確認 ➡

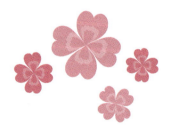

• 悪心・嘔吐

処方設計をしてみよう！

■ 悪心・嘔吐はどこからくるの？

オピオイドによる悪心・嘔吐は，オピオイドがchemoreceptor trigger zone (CTZ) に豊富に発現しているμ受容体を刺激することにより起こる（図1）。活性化されたμ受容体がこの部位でのドパミン遊離を引き起こし，ドパミンD_2受容体が活性化され，その結果，嘔吐中枢（vomiting center；VC）が刺激されることによる。また，前庭器に発現しているμ受容体を刺激することによりヒスタミン遊離が起き，遊離されたヒスタミンがCTZおよびVCを刺激することでも起こる。さらには，消化管において，消化管蠕動運動が抑制され胃内容物の停滞が起こることにより，求心性にシグナルが伝わりCTZおよびVCが刺激されることでも起こる。

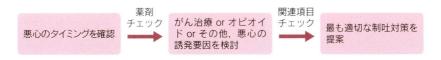

プロクロルペラジンの服用により改善傾向にあることから，悪心の機序はドパミンD_2受容体が活性化によって生じ，加えて，体動時の悪心出現から前庭器への刺激も影響していると推察する。

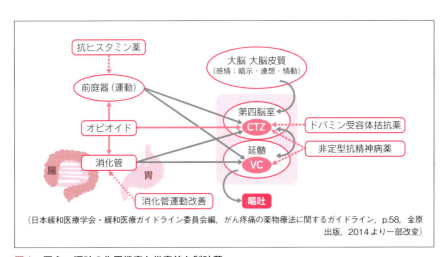

図1　悪心・嘔吐の作用機序と代表的な制吐薬

■ 悪心にどう対応する？

化学療法やオピオイド開始と悪心出現タイミングの時間経過を確認し，悪心の原因を究明する．化学療法や放射線による悪心・嘔吐の可能性が高ければ，化学療法や放射線療法に関するガイドライン[2]に沿った治療を行う．また，オピオイドによる悪心・嘔吐の可能性が高ければ，がん性疼痛の薬物療法に関するガイドライン[1]やがん緩和ケアガイドブック[3]に準じた治療を行う**(表1)**．

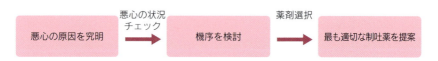

表1 制吐薬の分類と代表的な薬剤

主な作用部位	薬剤名	剤形	1回投与量
CTZ （ドパミン受容体拮抗薬）	プロクロルペラジン	錠	5mg
		注	5mg
	ハロペリドール	錠	0.75mg
		注	2.5〜10mg
前庭器 （抗ヒスタミン薬）	ジフェンヒドラミン/ジプロフィリン	錠	40mg/26mg*
		注	2.5〜5mg
	クロルフェニラミンマレイン酸塩	錠	2mg
		注	5mg
消化管 （消化管運動亢進薬）	メトクロプラミド	錠	5〜10mg
		注	10mg
	ドンペリドン	錠	5〜10mg
		坐薬	60mg
CTZ・VCなど （非定型抗精神病薬）	オランザピン	錠	2.5mg
	リスペリドン	錠	0.5mg
		液	0.5mg
	クエチアピン	錠	25mg
		細粒	25mg

＊トラベルミンとして
（日本緩和医療学会・緩和医療ガイドライン委員会編，がん疼痛の薬物療法に関するガイドライン，p.58，金原出版，2014より引用）

• 悪心・嘔吐

> 今回のケース　オピオイド開始日に強い悪心が出現していることからオキシコドンの起因性が高い。実際，プロクロルペラジン錠の服用により改善傾向にあった。悪心は数日以内に耐性ができ，今後改善していくものと思われる。一方で，午前中の悪心が一番ひどいとの訴えがあり，プロクロルペラジン錠の服用間隔（夕食後服用から朝食後服用まで）の長さを勘案して，薬物動態の観点から8時間おきに服用する方法を提案する。また体動時の悪心に対し，抗ヒスタミン薬（ジフェンヒドラミンなど）の追加も検討し，加えて緩下薬の服用状況を聴取する。

➕ その他に考えられる悪心の原因は？

オピオイド以外の原因として，化学療法による悪心や便秘をはじめ，高カルシウム血症，低ナトリウム血症，消化管閉塞，貧血，脳転移，腎障害，胃潰瘍，胆のう炎，脳梗塞，血糖異常，CO_2ナルコーシス，甲状腺機能亢進症などが潜んでいることがある。オピオイド以外の原因も意識した原因究明を行う。

悪心をもたらす病変をリストアップ → 【関連項目チェック】 数々の病変リストから除外しながらの原因へのアプローチ → 【原因究明】 最も適切な制吐対策を提案

> 今回のケース　便秘傾向があり，便の性状，蠕動運動の程度を医師や看護師に確認する。化学放射線療法施行中であり，今後，放射線による下痢症状出現の可能性も考慮した上で，酸化マグネシウム増量やセンノシドやピコスルファートナトリウムなどの大腸刺激性下剤である便秘薬の使用を検討する。また，その他の検討すべき要因として，脳転移の有無，腸閉塞合併の有無，血清カルシウム値，Hb値，血清ナトリウム値，腎機能値などを確認し，抗がん剤やオピオイド以外の要因も検討する。

➕ 抗がん剤による悪心の可能性は？

悪心の原因として，化学療法による影響も常に考慮しなければならない。抗がん剤は，催吐性リスクごとに分類され**(表2)**，催吐性リスクに応じた予防・対策を講じる必要がある。実際には，適切な予防・対策を講じても悪心・嘔吐を発現するケースにしばしば遭遇する。その場合，化学療法や放射線療法に対するガイドラインに沿った標準的な対処法を行う。

表2　注射抗がん薬の催吐性リスク分類

催吐リスク	薬剤名	
高度 （＞90％）	シクロホスファミド（≧1,500mg/m²） シスプラチン ストレプトゾシン ダカルバジン	ドキソルビシン（A）/エピルビシン（E） ＋シクロホスファミド（C）：AC/EC療法 carmustine（＞250mg/m²） mechlorethamine
中等度 （30〜90％）	アザシチジン アクチノマイシンD アムルビシン イダルビシン イホスファミド イリノテカン インターフェロン-α（≧1,000万IU/m²） インターロイキン-2（＞1,200万〜1,500万IU/m²） エノシタビン エピルビシン オキサリプラチン カルボプラチン クロファラビン 三酸化ヒ素	シクロホスファミド（＜1,500mg/m²） シタラビン（＞200mg/m²） ダウノルビシン テモゾロミド ドキソルビシン ネダプラチン ピラルビシン ブスルファン ベンダムスチン ミリプラチン メトトレキサート（≧250mg/m²） メルファラン（≧50mg/m²） amifostine（≧300mg/m²） carmustine（≦250mg/m²）
軽度 （10〜30％）	インターフェロン-α（5〜10million IU/m²） インターロイキン-2（≦12million IU/m²） エトポシド エリブリン カバジタキセル ゲムシタビン シタラビン（100〜200mg/m²） ドキソルビシン　リポソーム ドセタキセル トラスツズマブ　エムタンシン ニムスチン ノギテカン パクリタキセル パクリタキセル　アルブミン懸濁型 フルオロウラシル	ブレンツキシマブ ペメトレキセド ペントスタチン マイトマイシンC ミトキサントロン メトトレキサート（50〜250mg/m²） ラニムスチン amifostine（≦300mg） carfilzomib floxuridine ixabepilone omacetaxine pralatrexate romidepsin ziv-aflibercept
最小度 （＜10％）	L-アスパラギナーゼ アレムツズマブ イピリムマブ インターフェロン-α（≦5millian IU/m²） オファツムマブ クラドリビン ゲムツズマブオゾガマイシン シタラビン（＜100mg/m²） セツキシマブ テムシロリムス トラスツズマブ ニボルマブ ネララビン パニツムマブ ビノレルビン ビンクリスチン ビンデシン ビンブラスチン	フルダラビン ブレオマイシン ペグインターフェロン ベバシズマブ ペプロマイシン ペルツズマブ ボルテゾミブ メトトレキサート（≦50mg/m²） ラムシルマブ リツキシマブ decitabine denileukin diftitox obinutuzumab pegaspargase pembrolizumab siltuximab valrubicin vincristine（liposomal）

英語表記は本邦未承認薬
（一般社団法人日本癌治療学会編, 制吐薬適正使用ガイドライン2015年10月（第2版）, p28-29, 金原出版, 2015）

• 悪心・嘔吐

抗がん剤による悪心の可能性を検討 → レジメンチェック → 抗がん剤の催吐リスクと出現タイミング → 因果関係の妥当性 → 抗がん剤の催吐リスクと出現リスクに応じた薬剤を提案

シスプラチンは高度催吐リスクに分類される抗がん剤である。出現タイミングからオピオイドによる悪心の可能性が高いが，シスプラチン起因性の場合，中枢性嘔吐・末梢性嘔吐のどちらにも作用するメトクロプラミドに代表される末梢性ドパミンD_2受容体拮抗薬を提案する。

➕ 悪心のうえに，痛みを訴えてきたらどう対応する？

患者が服用後の効果を実感しているか，継続使用が妥当か判断するために鎮痛効果の客観的な評価を行う。また，オピオイド開始後より悪心を認めている場合，本剤の増量や，オピオイドスイッチングを検討する上で，オピオイドを服用したくないという気持ちにつながっていないか，内面性を察する。

疼痛の性状，疼痛の出現タイミングを聴取 → 関連項目チェック → オピオイドのリスクとベネフィットを評価 → 継続可能チェック → オピオイド継続の妥当性を検討

悪心が出現したものの，オキシコドン開始後に鎮痛効果を実感していること，服用継続に関して患者に希望を確認した。オピオイドによる悪心は開始時と増量時に起こりやすい。右臀部から下腿後面の疼痛は神経障害性疼痛が混在していることを考慮すると，オキシコドンの増量は見送り，現行量の継続も一案である。その上で，プレガバリンなどの神経障害性疼痛への薬剤使用を検討する。

Side Discussion

➕ 食欲不振に対してどう対応する？

がん治療中は食欲不振になりやすい。患者の中には，食事ができないことに不安を抱いたり，完食できない罪悪感から自らを責めたり，落ち込むことがある。医療者は患者の不安軽減に努める。また家族への協力も必要不可欠で，食事の工夫に関して情報提供を行う。

薬物療法では，経口摂取量に応じて経腸栄養や経管栄養，経静脈栄養を考慮する。

食欲不振の程度を確認 → 食事形態チェック → 原因を探る（がん治療・排便状況・電解質など） → 関連項目チェック → 口腔環境・嚥下状況を確認し、対処法を提案

　食欲不振の原因として，化学放射線療法による味覚障害や口内炎，オキシコドンによる悪心，その他，腰痛や便秘による影響が強い。治療中は悪心，疼痛，便秘への対策を講じることが大前提である。その上で，化学放射線療法時に比較的食べやすい食べ物や，食事形態に関して栄養士と連携する。"のどごしのよいもの"，"冷たいもの"，"酸味のあるもの"，"味付けの濃いもの" などが比較的患者に好まれる。プリン・茶碗蒸し・豆腐・山いも・野菜ジュース・カレーライス・麺類など食べやすいものを提案する。

■ 肝機能障害の原因は？

化学療法中に肝機能障害を起こす患者も少なくない。肝機能障害の初期では，自覚症状を認めることは稀であるが，程度がひどくなると黄疸や全身倦怠感などを引き起こす。

また肝酵素の上昇は肝機能障害以外に，心筋梗塞や甲状腺機能亢進症でもみられることがある。採血検査を行うことで定期的に経過観察を行う必要がある。薬剤性肝機能障害の原因となっている薬剤は何か，薬歴確認を実施する必要がある。対処法として薬剤性肝機能障害時は，原因薬剤の減量もしくは中止を検討する。さらに，肝庇護薬も検討する。

肝機能障害の程度を確認 → 薬歴チェック → 原因を探る（がん治療・オピオイドなど） → 症状チェック → 黄疸，倦怠感などを確認し，肝庇護薬を検討

　化学療法後，day3に肝機能障害が出現している。シスプラチンは肝機能障害への影響は少ない薬剤である。制吐薬として用いているステロイド薬やアプレピタント，オキシコドンによる肝機能障害の可能性を念頭におき，今後の経過を注意深く観察する。day6に肝機能は増悪しているため，ウルソデオキシコール酸や強力ミノファーゲンシー静注（100mL/日限度）などの肝庇護薬などの使用も検討する。

• 悪心・嘔吐

実践！カンファレンス

薬剤師：先生，Uさんの吐き気と疼痛に関してご相談です。ⓐ吐き気についていかが思われますか？

医　師：吐き気は，オキシコドンの投与時期から考えると，それが影響しているんじゃないかと思っているけど？抗がん剤じゃないよね。鎮痛薬は，効いているみたいだしね。❶吐き気は大したことないって聞いたよ。

看護師：いや，日中は少し良くなっているみたいですが，朝方の吐き気がひどいみたいですよ。いまひとつ食事も進まないようです。味覚低下も仕方ないですよね。

医　師：オピオイドによる悪心は耐性ができるので，そのまま経過観察でもいいかな，薬剤師さん。

薬剤師：そうですね。❷シス（CDDP）が高度催吐性リスクに分類されるので，抗がん剤による悪心の可能性もありますが，出現時期からオキシコドンの可能性が高いでしょうね。オキシコドン開始時よりは，悪心は改善していますが，朝方の吐き気があるそうです。また，❸体動時の吐き気も認めているようです。看護師さん，ⓑ食事摂取量はどのくらいですか？

☑1

看護師：そうそう。体動時の吐き気があるって言ってました。あと食事量は確か…化学放射線療法が始まって低下を認め，❹2〜3割の摂取量です。電子カルテで確認します…そうですね，間違いありません。今の悪心はgrade2だと思います。

医　師：grade2の悪心か。❺朝方がひどいという日内変動があるんだね。僕が聞いたときは遠慮して言わなかったんだね。

薬剤師：プロクロルペラジンは夕方服用から朝食後服用までの時間が長く，午前中の効果が弱いかもしれません。朝方の悪心を改善する目的で，プロクロルペラジンを等間隔，つまり8時間おきに服用してはどうでしょうか？

医　師：良い案だね。そうしてみよう。❻悪心に対して，それだけでいいかな？

❶各スタッフの情報収集時期が異なるため，情報共有が必要である

❷レジメンに含まれる薬剤の発現リスクを紹介する

❸悪心出現のタイミングを確認

❹制吐薬の投与時間を検討

❺悪心の時期から薬物動態を考慮した用法を見直し

❻悪心の発生要因から抗ヒスタミン薬の妥当性を説明

61

[薬剤師]：体動時には，抗ヒスタミン薬のジフェンヒドラミンが効果を認めるといわれています。1日1回眠前服用はいかがでしょうか？

[看護師]：❼眠気が強く出ないのかな？　Uさん，全身状態があまり良くないし歩行時の転倒が気になります。

❼充実した服薬指導のチャンス

[医師]：痛みをとることと，副作用の眠気のどっちを気にするかだね。眠気が強ければ中止すればいいし，試してもいいんじゃないかな。

[薬剤師]：眠気の副作用については，私からも患者に説明します。

[医師]：それでは試してみましょう。

[看護師]：❽悪心は脳転移や電解質異常からくることもありますが，脳転移や電解質異常はないんですよね？

❽他職種も意識していた情報であり，確認したかった項目を追加で尋ねる。その際，オーダが"漏れていた"と指摘するような表現は避ける

[薬剤師]：先生，貧血とかないですよね。Hb値が見当たらなかったので…ふらつきの訴えはありませんよね？

[医師]：もともと，その傾向はないと思うよ。ただ，今度，検査オーダの中に入れておくね。それと画像検査所見から，脳転移は認めず，採血結果から電解質異常もないね。

[看護師]：腰痛を認めていますが，❾腰痛にはどう対処しますか？

❾患者面談で収集したオピオイドの有用性および追加薬剤の必要性を提案する

[薬剤師]：腰痛はオキシコドンを開始してから少し改善しているようです。オキシコドンは効果を認めていることから継続し，増量も検討していきましょう。現在の右臀部から下腿後面の疼痛は，神経障害性疼痛と思われることから，まずはプレガバリンを開始してはどうでしょうか？

[医師]：プレガバリン開始してみようか？　臀部から下腿後面の疼痛は気になっていたところだよ…。❿レスキューは何回ぐらい使っている？

❿オピオイドの反応性を確認する

[薬剤師]：今は，1日2〜3回です。

[看護師]：はい。今は，1日2〜3回です。プレガバリン服用時の注意点は何ですか？

[薬剤師]：プレガバリンの起こりやすい副作用は浮動性めまい，傾眠，浮腫です。腎機能は大丈夫でしたよね。

[看護師]：腎機能は大丈夫ですよ。副作用に注意して観察しますね。

[医師]：まずは，効果を見ながら調節していきましょう。ほかに何かあったかな。

薬剤師: ⁶便秘も認めているようです。オキシコドンによる便秘は，耐性を生じないので便秘にも注意する必要があります。ᴴ便も硬いようですが，酸化マグネシウムは定期的に飲んでいますか？

☑6

看護師: 1日3回，1回1錠ずつ飲んでいます。内服薬確認しています。⓫蠕動運動が弱いようでした。便も少し硬いようです。

⓫イレウスを懸念する

医師: じゃ，⓬センノシドを処方しときましょう。オピオイドによる便秘に対して，酸化マグネシウムの用量はどのくらいがよかったかな？ 薬剤師さんの出したエビデンスがあったよね？

⓬機械的な追加薬剤を避け，既存の薬剤が十分量使用されているか確認する

薬剤師: はい，薬剤師主導の多施設共同研究を行っています。その報告[4]によると，酸化マグネシウムの用量は1日1,000mg以上を推奨しています。

看護師: 先生，酸化マグネシウムは増量しますか？

医師: そうだね。便も硬いようだし，そうしましょう。

看護師: わかりました。排便状況を確認しておきます。先生，⓭薬剤変更が多いので，しっかり指示簿に記載お願いします。

⓭薬の整理，適正使用の再確認を促す

薬剤師: 私のほうでも薬剤を確認しますね。レスキュー回数に応じて，オキシコドンの用量も調節していきたいので，疼痛出現時は，レスキューの服用を促し，回数を教えてください。あと食事がなかなか入らないみたいなので，栄養士さんに相談できますか？

看護師: そうですね。栄養士さんにUさんのところに行ってもらえるよう頼んでおきます。

薬剤師: NSAIDsが投与されていないのは，⓮シスプラチンによる腎障害を考慮して腎機能障害を生じる可能性のあるNSAIDsの使用を避けているのですか？

⓮がん化学療法による腎への負担を考慮し，NSAIDsの薬剤選択に注意喚起する

医師: その通り。あとオキシコドンで痛みも改善していたからね。

薬剤師: 疼痛の改善状況を見ながら，NSAIDsの使用は検討していきたいですね。

医師: そうだね。また相談させてね。

💡 コミュニケーション・ポイント

- "吐き気"→オキシコドンの副作用は？→排便状況，食事摂取量の確認を行う
- "吐き気"→抗がん剤の影響は？→有害事象gradeの確認を行う
- "吐き気"→脳転移や電解質異常は？→画像，検査値の確認を行う
- "痛み"→部位や性状は？→原因を探る
- "レスキュー薬"→突出痛は？→使用回数やオキシコドンの効果，患者が理解し上手く使えているか確認する
- "NSAIDsが投与されていない"→理由は？→腎機能確認，消化器症状，血液学的検査，疼痛確認などを行う

CTCAE v4.0	Grade 1	Grade 2	Grade 3	Grade 4
悪心	摂食習慣に影響のない食欲低下	顕著な体重減少，脱水または栄養失調を伴わない経口摂取量の減少	カロリーや水分の経口摂取が不十分；経管栄養/TPN/入院を要する	―
嘔吐	24時間に1～2エピソードの嘔吐(5分以上間隔が開いたものをそれぞれ1エピソードとする)	24時間に3～5エピソードの嘔吐(5分以上間隔が開いたものをそれぞれ1エピソードとする)	24時間に6エピソード以上の嘔吐(5分以上間隔が開いたものをそれぞれ1エピソードとする)；TPNまたは入院を要する	生命を脅かす；緊急処置を要する

「有害事象共通用語規準v4.0日本語訳JCOG版JCOGホームページ (http://www.jcog.jp)」より引用改変
部分的に省略を行っているため，日本語訳JCOG版の原文を参照のこと(JCOGホームページhttp://www.jcog.jp)

✓ カンファレンス後に患者に確認しよう！

A 悪心の改善度
B 食事摂取量
C ふらつきの有無
D 疼痛の改善度
E レスキューの使用回数
F 腎機能
G 排便状況
H 便の性状   など

参考文献

1) 日本緩和医療学会・緩和医療ガイドライン委員会編,がん疼痛の薬物療法に関するガイドライン,金原出版株式会社,2014.
2) 日本癌治療学会編,制吐薬適正使用ガイドライン,金原出版株式会社,2010.
3) 日本医師会監修,がん緩和ケアガイドブック,青海社,2008.
4) Ishihara M, Ikesue H, Matsunaga H：A multi-institutional study analyzing effect of prophylactic medication for prevention of opioid-induced gastrointestinal dysfunction. Clin J Pain. 28(5), 373-81, 2012.

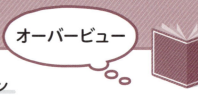

患者とのコミュニケーション

　悪心・嘔吐は患者のQOLを著しく低下させることを意識して，患者の心情を十分理解する姿勢が求められる。その上で，必要な情報を収集し，患者とのコミュニケーションを展開させる必要がある。患者との会話の中に，適切な対処法を講じるヒントが多く隠されている。また，現在服用中の薬剤に関しても服薬タイミングの工夫ができないか再考を検討する。患者の真の想いを聴取できるよう，日頃から患者と密接にコミュニケーションをとり，信頼関係を構築する必要がある。

処方設計

　オキシコドン開始後に悪心が出現していることから，オピオイドによる悪心の可能性が高いと考え，悪心の程度，出現タイミングを把握し，対症療法を提案する。また，薬物療法だけではなく，気分転換となる音楽，映画鑑賞，散歩，咳嗽などさまざまなアプローチが必要になる。さらに，高Ca血症や，低Na血症の有無，脳転移などの所見も確認が必要となる。一方，オピオイドによる悪心は，耐性ができることを患者に説明し，安心感を持っていただくことも重要である。

医療スタッフとのコミュニケーション

　医師，看護師，薬剤師などの医療スタッフと患者の面談時期は同時期でないため，自身が収集した情報が他者の収集した情報と異なる可能性があることを常に念頭におく必要がある。そのため，スタッフ間で，コミュニケーションを密にとり，患者の訴えを総合的に判断した上で，適切な介入を模索することが重要である。個々の患者に応じた極め細やかなマネジメントには，患者との信頼関係構築のみならず，医療スタッフ間での信頼関係構築も必須となる。

神経障害性疼痛
がん疼痛には神経障害性疼痛が潜んでいる

傾聴Point
- いつから症状が出現しているか，増強するタイミングを聴取する
- どのような疼痛なのか，痛みの性状を知る
- 患者のADLが著しく低下していないか生活への影響度を確認する

神経障害性疼痛とは

　がん治療中の患者に発生する神経障害性疼痛は，治療後まで長引くことがある。疼痛の原因はさまざまであり，例えば，がん自体による痛みのほか，がん治療に伴う痛みや免疫力低下による帯状疱疹から疼痛を認める場合もある。

　疼痛は，ボタンがかけづらい，家事や裁縫がしづらいなど日常生活へ影響することも多く，患者のADLは著しく低下する。さらに，神経障害性疼痛は膀胱・直腸障害の恐れもあり，排尿困難・尿失禁・便秘・便失禁といった排泄障害を伴い，人としての尊厳の喪失感につながる可能性をもつ。神経障害性疼痛がいつ頃から出現しているか，発現するタイミングはいつなのか，患者から情報を上手く引き出し，難治性の神経障害性疼痛に関して，手を尽くして改善を試みるべきである。

こんな言葉に注意！

ズキズキする	ピリピリする	腹爪の間が痛い
痺れる	コップが持ちにくい	ボタンがかけづらい
箸でつかめない	歩きにくい	つまづきやすい
しゃべりにくい	尿が出づらい 排泄障害（89ページ）	便秘が続く 排泄障害（89ページ）

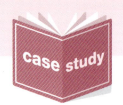

患者情報

Uさん　47歳　女性
身長153cm　体重51kg　体表面積1.56m²

現病歴	：卵巣がん（StageⅣ）
治療段階	：TC療法1コース終了
主訴	：両上肢の脱力感，腹部膨満感，全身倦怠感
所見	：便秘と下腹部膨満感が出現，エコーにて卵巣がんが疑われ，腹水穿刺施行し精査の結果，卵巣がん（StageⅣ，肝転移，骨転移，多発リンパ節転移，腹膜播種）と診断される。胸水に対して，胸腔穿刺，トロッカーを挿入し，TC療法開始となる。TC療法2コース目開始後より両上肢の脱力感を訴えられ，薬剤師は，上肢脱力感・腹部膨満感・全身倦怠感への対応のため面談となった。

検査値

	基準値	day 1	day 5	day 7（面談時）
WBC（×10³/μL）	3.5〜9.0	8.8	4.4	2.5 ↓
Neu（%）	40〜70	68	79.0	52.5
mono（%）	0〜10	10	1.0	15.0 ↑
Plt（×10⁴/μL）	15〜35	12.8	20.4	7.6 ↓
CRP（mg/dL）	0.1以下	9.7	4.5	7.2 ↑
Na（mEq/L）	135〜145	135	133	131 ↓
K（mEq/L）	3.5〜4.5	4.4	4.8	5.9 ↑
AST（U/L）	10〜35	16	33	14
ALT（U/L）	5〜30	6	17	9
Cr（mg/dL）	0.4〜0.8	0.41	0.37	0.3 ↓
BUN（mg/dL）	8〜20	8	7	8
BS（mg/dL）	80〜110	117	132	120 ↑

薬歴

- TC療法：パクリタキセル（PTX）175mg/m²　day1
　　　　　カルボプラチン（CBDCA）AUC6　day1

• 神経障害性疼痛

【入院前】

- アトルバスタチン錠5mg　　　　　　1錠　1日1回　朝食後

day1〜
- アズノールうがい液4％5mL　　　　1本　1日数回　うがい
- フロセミド錠40mg　　　　　　　　1錠　1日1回　朝食後

day3〜
- ロキソプロフェンナトリウム錠60mg　3錠　1日3回　朝昼夕食後
- オキシコドン錠5mg　　　　　　　　4錠　1日2回　10時, 22時
- オキシコドン細粒2.5mg　　　　　　1包　疼痛時
- スピロノラクトン錠25mg　　　　　　1錠　1日1回　朝食後

day5〜
- プレガバリン錠25mg　　　　　　　　4錠　1日2回　朝夕食後

その他：高脂血症の既往あり。夜間は痛みで目が覚める。食事が摂れない。発熱なし。

時系列で見よう

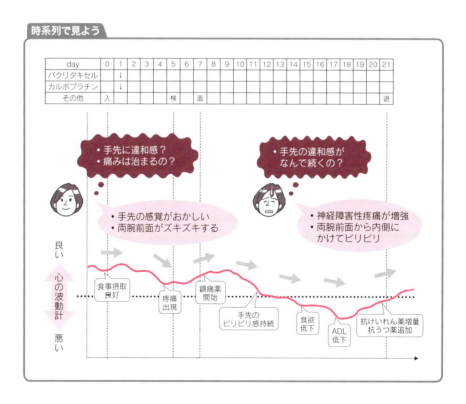

患者と話してみよう！

薬剤師	：抗がん剤による2回目の治療が開始となっていますが，手先のピリピリする感じはいかがですか？
患　者	：2回目の抗がん剤が始まってから，手先がピリピリして，❶痺れも痛みもひどくなってる。身の置き所がないというかダルイです。それで食事も入らなくて…味も変で，思った味がしません。day5～7
薬剤師	：痛み止めのプレガバリン飲み始めて，少しは症状が和らいでいますか？
患　者	：❷ほんの少し和らぎました。❸麻薬の粉薬（オキシコドン）は，痛いときに飲んでも全然効かないから飲んでないです。今もピリピリするし，ズキズキしたりビリビリしたりします。
薬剤師	：少しは緩和されたのでしょうか？　どの辺りがピリピリやズキズキしますか？　痛みが起こりやすいタイミングがありますか？
患　者	：手先がピリピリして，両腕がズキズキ，腕の内側にかけてビリビリします。❹ずっと痛いです。痺れもあります。何とかしてほしいです。
薬剤師	：いつも痛みや痺れがあるんですね。それはつらいですよね。痛みや痺れで，日常生活上，困っていることはありますか？　例えば，ボタンがかけづらいとか，箸が持ちにくいとか…。
患　者	：コップが持ちにくいです。ボタンもかけづらい時があります。今まで普通にできていたことができないのは，辛いです。携帯電話のボタン操作もやりづらいです。だから友達にメールも送れなかったりします。❺最近，歩きづらかったり，つまづきやすいと感じるときもあります。
薬剤師	：日常生活に支障が出ると，生活が困りますよね。
患　者	：日常生活はとても困っています。❻このピリピリ感がなくなってくれれば，だいぶ違うのですが…。
薬剤師	：痛みや痺れが和らぐように，1日2回飲んでいるプレガバリンの増量が効果的かもしれません。また，痛みの性

❶ 神経障害性疼痛に効果的な鎮痛補助薬の反応を確認する

❷ 現状の満足度を図る

❸ 痛みの性質を推し量る

❹ 具体例を提示して，痛みと痺れの程度を確認する

❺ 症状悪化によるQOLの変化を確認する

❻ コンプライアンス，アドヒアランス向上のための情報提供を行う

●神経障害性疼痛

状から，うつに使う別の薬で期待がもてる場合もあります。❼お薬が増えるのに抵抗はありますか？

患者：痛みや痺れに効くかもしれないなら，試してみたいです。プレガバリンは今も飲んでるから，❽1回の飲む量が増えるだけですよね？　そのうつの薬も使ってみたいです。

薬剤師：飲む量に抵抗があると増やしたり追加したりしにくいですが，良かったです。では，先生に薬剤のことについて相談してみますね。飲んでいるプレガバリンで，眠気やむくみ，めまいなどが起きることがありますが，今は特に症状に変わりはないでしょうか？

患者：そうなんですね。❾眠気や，むくみ，めまいは起きてないです。

薬剤師：副作用が出ていないようでよかったです。先生と検討しようとしているうつの薬は，アミトリプチリンという薬ですが，副作用として，口が渇きやすかったり，便秘，眠気が起こることがあります。効果を見ながら試してみてはいかがでしょうか？　オキシコドンも便秘が起こりやすいですが，今，お通じはどうでしょうか？

患者：そうなんですね。❿便秘はないのですが，もともと便秘がちです。

薬剤師：お薬が出ましたら，便秘，眠気などの副作用が起こっていないか教えてください。また，疼痛と痺れの程度，薬剤の効果を伺わせてください。

患者：⓫痛みと痺れの改善を期待して飲みます。よろしくお願いします。

薬剤師：定期的に伺いますので，また様子を教えてください。何かありましたら遠慮なくおっしゃってくださいね。ほかに困っていることや気になっていることはありますか？

患者：疲れているせいなのか，少し筋肉痛があって。尿もいつもより少ないのが気になっています。⓬色も褐色のような尿なんです。

薬剤師：気になりますね。心臓がドキドキすることはないですか？

患者：心臓がドキドキしたりすることはないです。

薬剤師：アトルバスタチンっていうお薬の影響かもしれないので，先生に相談してみますね。またお伺いしますね。

❼増量する案を提示し，その反応を確認する

❽薬剤の錠数や種類が増えることでの副次反応を確認する

❾新規に予定する抗うつ薬の副作用を説明する

⓫経過観察し，薬剤評価の説明をする

⓬横紋筋融解症も疑い，心臓への負担も考慮する

71

コミュニケーション・ポイント

- "手先がピリピリ"→神経障害性疼痛？→発現タイミングを確認し，鎮痛補助薬をベースに検討する
- "痺れ"→抗がん剤の影響？がん性疼痛が原因？→出現時期から原因を探る
- "痛み"→痛みの増強は？→性状，誘発要因を吟味し，プレガバリンの効果・副作用を確認する
- "食事も入らない"→抗がん剤の影響？疼痛の影響？便秘？→排便状況を確認し，味覚障害の有無も確認する
- "コップが持ちにくい"，"携帯電話のボタン操作もしづらい"→日常生活への影響は？→情報を収集し，オピオイドのみで対応可能かを吟味し，難しい場合は鎮痛補助薬の併用も検討する
- "筋肉痛"，"尿も褐色"→アトルバスタチンによる影響？→横紋筋融解症も否定できず，クレアチニンキナーゼ（CK），腎機能を確認する
- "尿もいつもより少ない"→抗がん剤による影響？横紋筋融解症？→腎機能を確認する

✓ ここもチェック！

―確認できなかった場合は，医師や看護師に確認しよう！
Check1　食事摂取の状況は？
Check2　全身状態は？
Check3　骨転移増大は？
Check4　腎機能は？
Check5　今の排便状況は？　　　　　　　　　　　　　　　　　　　など

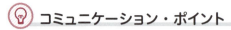 で確認 →

• 神経障害性疼痛

処方設計をしてみよう！

🔹 疼痛にどう対応する？

　神経障害性疼痛はオピオイドが効きにくい。オピオイドによる鎮痛が得られない場合は疼痛の原因を考え，オピオイドに加え，抗うつ薬，抗けいれん薬などの鎮痛補助薬を用いる。抗けいれん薬は，"電撃痛"，"痺れる"，"焼けるような"と表現される疼痛に効果的で，抗うつ薬は，"持続的で焼けるような"，"締め付けられるような"，"びりびりする"，"電気が走る"と表現される疼痛に効果的である。また，副腎皮質ホルモンである糖質ステロイドは，強力な抗炎症作用と抗浮腫作用により炎症性疼痛の軽減に有用である。一方，オピオイドを増量しても，眠気が強くなるばかりで痛みがとれない場合もまた鎮痛補助薬が選択肢となる。

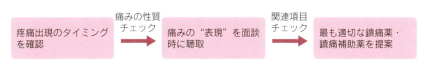

> 　TC療法で使用されるパクリタキセルに特徴的な副作用が，末梢神経障害である。神経障害性疼痛が，化学療法開始後から出現している一方で，骨転移があることから，がん性疼痛であることも考慮する。骨転移の場所，神経支配領域の確認を行い，医師・看護師の見解を確認する。その上で，患者の手先がピリピリ，両腕がズキズキ，腕の内側にかけてビリビリするという痛みに効果的な抗けいれん薬，抗うつ薬などを処方提案する。

🔹 痺れに対してどう対応する？

　がん化学療法施行中に痺れを訴える患者は少なくない。痺れに対して早期に対処し，化学療法を継続できるような副作用マネジメントが重要となる。末梢神経障害が起こりやすい抗がん剤に，白金錯体製剤，ビンカアルカロイド製剤，タキサン系製剤などが挙げられる（表1）。特に末梢神経障害が起こりやすいこれらの抗がん剤を使用する際は，末梢神経障害の副作用モニタリングを行う。

表1　末梢神経障害が起こりやすい抗がん剤

分類	薬剤名	神経障害の種類
白金製剤	シスプラチン	感覚
	カルボプラチン	
	オキサリプラチン	
ビンカアルカロイド	ビンクリスチン	感覚運動
	ビンデシン	
	ビンブラスチン	
	ビノレルビン	
タキサン系	パクリタキセル	
	ドセタキセル	
プロテアソーム阻害剤	ボルテゾミブ	感覚

(Joyce H. Kim, Basic science and clinical management of painful and non-painful chemotherapy-related neuropathy, Gynecologic Oncology, 453-459, 2015 より)

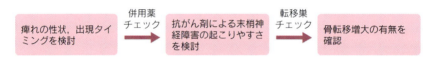

痺れの性状，出現タイミングを検討 → 併用薬チェック → 抗がん剤による末梢神経障害の起こりやすさを検討 → 転移巣チェック → 骨転移増大の有無を確認

今回のケース

疼痛と痺れを明確に分けることは難しく，いずれの場合も基本的には疼痛への対応を行う。TC療法施行中であること，卵巣がん原発の肝転移，骨転移，多発リンパ節転移，腹膜播種を認めていることから，痺れの原因はTC療法の副作用，もしくは骨転移による神経障害性疼痛が考えられる。原因がどちらであるかを判別するために，痺れが化学療法開始後から出現しているかを聴取する。また，骨転移の場所，神経支配領域を確認し，骨転移増大の有無を医師に確認する。

神経障害性疼痛に有効な薬は？

鎮痛補助薬には，抗けいれん薬，抗うつ薬，抗不整脈薬，ステロイド，GABA作動薬，NMDA受容体拮抗薬などがある(**表2**)。鎮痛補助薬の使用に関して，疼痛の性状だけではなく，患者背景を考慮した上で総合的に薬剤選択を行っていく必要がある。例えば，化学療法施行中や，腹膜播種などを合併している患者におけるステロイド使用は，感染リスクを助長させることが懸念される。使用においては，効果と副作用を勘案しながら薬剤選択を行う必要がある。患者が訴える"痺れ"には，手足の可動域に不便さを感じる場合や感覚鈍麻の場合もあるため，より具体的な状況確認が必要である。

• 神経障害性疼痛

表2 主な鎮痛補助薬の分類

薬効分類		成分名	用法・用量		備考(主な副作用)
抗うつ薬	TCA	アミトリプチリン アモキサピン ノルトリプチリン	開始量： 10mg/日 PO (就寝前)	維持量： 10〜75mg/日 PO 1〜3日ごとに副作用がなければ20mg→30mg→50mgと増量	眠気，口渇，便秘，排尿障害，霧視など
	SNRI	デュロキセチン	開始量： 20mg/日 PO (朝食後)	維持量： 40〜60mg/日 PO 7日ごとに増量	悪心(開始初期に多い)，食欲不振，頭痛，不眠，不安，興奮など
	SSRI	パロキセチン	開始量：20mg (高齢者は10mg)/日 PO		
		フルボキサミン	開始量：25mg/日 PO		
抗けいれん薬		プレガバリン	開始量： 50mg〜150mg/日 PO (就寝前または分2)	維持量： 300〜600mg/日 PO 3〜7日ごとに増量	眠気，ふらつき，めまい，末梢性浮腫など
		ガバペンチン	開始量： 200mg/日 PO (就寝前)	維持量： 2,400mg/日 PO 1〜3日ごとに眠気のない範囲で，400mg(分2)→600mg(分2)…と増量	眠気，ふらつき，めまい，末梢性浮腫など
		バルプロ酸	開始量： 200mg/日 PO (就寝前)	維持量： 400〜1,200mg/日 PO	眠気，悪心，肝機能障害，高アンモニア血症など
		フェニトイン	維持量：150〜300mg/日 PO (分3)		眠気，運動失調，悪心，肝障害，皮膚症状など
		クロナゼパム	開始量： 0.5mg/日 PO (就寝前)	維持量： 1〜2mg/日 PO 1〜3日ごとに眠気のない範囲で，1mg→1.5mg就寝前まで増量	ふらつき，眠気，めまい，運動失調など
抗不整脈薬		メキシレチン	開始量： 150mg/日 PO (分3)	維持量： 300mg/日 PO (分3)	悪心，食欲不振，腹痛，胃腸障害など
		リドカイン	開始量： 5mg/kg/日 CIV，CSC	維持量： 5〜20mg/kg/日 CIV，CSC 1〜3日ごとに副作用のない範囲で10mg→15mg→20mg/kg/日まで増量	不整脈，耳鳴，興奮，けいれん，無感覚など
NMDA受容体拮抗薬		ケタミン	開始量： 0.5〜1mg/kg/日 CIV，CSC	維持量： 100〜300mg/日 CIV，CSC 1日毎に0.5〜1mg/kgずつ精神症状を観察しながら増量	眠気，ふらつき，めまい，悪夢，悪心，せん妄，けいれん(脳圧亢進)など

(次ページへ続く)

表2 主な鎮痛補助薬の分類（続き）

薬効分類	成分名	用法・用量		備考（主な副作用）
中枢性筋弛緩薬	バクロフェン	開始量： 10〜15mg/日 PO （分2〜3）	維持量： 15〜30mg/日 PO （分2〜3）	眠気，頭痛，倦怠感，意識障害など
コルチコステロイド	ベタメタゾン デキサメタゾン	①漸減法 　開始量：4〜8mg/日（分1〜2：夕方以降の投与を避ける） 　維持量：0.5〜4mg/日 ②漸増法 　開始量：0.5mg/日 　維持量：4mg/日		高血糖，骨粗しょう症，消化性潰瘍，易感染性など
ベンゾジアゼピン系抗不安薬	ジアゼパム	2〜10mg/回，1日3〜4回		ふらつき，眠気，運動失調など
Bone-modifying agents (BMA)	ゾレドロン酸	4mgを15分以上かけてDIV，3〜4週ごと		顎骨壊死，急性腎不全，うっ血性心不全，発熱，関節痛など
	デノスマブ	120mgをSC，4週に1回		低カルシウム血症，顎骨壊死，顎骨骨髄炎など
その他	オクトレオチド	0.2〜0.3mg/日 CSCまたはCS（0.1mg×3回）		注射部位の硬結・発赤・刺激感など
	ブチルスコポラミン	開始量：10〜20mg/日 CSC，CIV		心悸亢進，口渇，眼の調節障害など

PO：経口，CIV：持続静注，SC：皮下注，CSC：持続皮下注，DIV：点滴静注，TCA：三環系抗うつ薬，SNRI：セロトニン・ノルアドレナリン再取り込み阻害薬，SSRI：選択的セロトニン再取り込み阻害薬（日本緩和医療学会・緩和医療ガイドライン委員会編，がん疼痛の薬物療法に関するガイドライン，p.79，金原出版，2014より転載）

神経障害性疼痛の性質を聴取 → 併用薬チェック → 薬剤選択し，追加or切替の妥当性 → 合併症チェック → 鎮痛補助薬の有効性と副作用の経過観察

　TC療法中であること，卵巣がん，骨転移があること，"びりびりする"，"ピリピリする"と訴えていることから，侵害受容性疼痛に加えて神経障害性疼痛が混在している可能性が高い。この神経障害性疼痛では評価方法も多様で，アセスメント・スクリーニングにのひとつにDN-4評価（Bouhassira D, et al：Comparison of pain syndrmoes associated with nervous or somatic lesins and development of a new neuropathic pain diagnostic questionnaire (DN4), Pain114, 29-36, 2005）がある。神経障害性疼痛に効果的な鎮痛補助薬を選択する。鎮痛補助薬のうち，腹膜播種を認めていることからステロイドの積極的な使用は避け，プレガバリンなどの抗けいれん薬が効果的だと考えられる。腎機能を確認の上，医師へプレガバリンを処方提案する。

プレガバリンの腎機能に応じた薬用量

Ccr (nL/min)	1日投与量	初期用量	維持量	最高投与量
≧60	150～600mg	1回75mg 1日2回	1回150mg 1日2回	1回300mg 1日2回
≧30 - <60	75～300mg	1回25mg 1日3回 または 1回75mg 1日1回	1回50mg 1日3回 または 1回75mg 1日2回	1回100mg 1日3回 または 1回150mg 1日2回
≧15 - <30	25～150mg	1回25mg 1日1回 もしくは2回 または 1回50mg 1日1回	1回75mg 1日1回	1回75mg 1日2回 または 1回150mg 1日1回

(添付文書（2017年）一部抜粋)

神経障害性疼痛は薬原性のほかになにがあるの？

神経障害性疼痛の原因として、薬原性やがん性疼痛のほか、脳血管障害や糖尿病性神経障害、栄養障害による神経障害、放射線照射後神経障害、高カリウム血症、アルコール性神経障害、帯状疱疹後神経痛などの可能性もある。検査値より高血糖が持続していないか確認し、脳梗塞や脳出血、栄養状態や、放射線照射歴、アルコールの過剰摂取、帯状疱疹などの有無確認が欠かせない。神経障害性疼痛に類似した訴えを持つ手足症候群では出現部位が限定され、"チクチク"、"ヒリヒリ"などの皮膚症状が特徴的で、抗がん剤（カペシタビン、ソラフェニブなど）投与後1～2週間で出現する。

原因を探索（薬原性、がん性疼痛など） 検査・画像チェック → 脳血管障害・糖尿病などの既往確認 関連項目チェック → 痺れの部位・進行度確認

今回のケース

頭部CT検査で、脳血管障害の所見がなく、血糖値も正常であることから、今回の痺れの原因が脳血管障害や糖尿病性神経障害による可能性は低い。また、放射線照射歴がなく、帯状疱疹、栄養障害、アルコールの過剰摂取は否定的で、TC療法や高カリウム血症による末梢神経障害や、がんによる神経障害性疼痛が原因として考えられる。薬物療法として、神経障害性疼痛薬物療法ガイドライン[3]を参考に痺れに効果的な薬剤を検討し、抗けいれん薬を処方提案する。

➕ 薬物療法で注意するところは？

　神経障害性疼痛に使用される薬剤は適応外使用が多く，効果，副作用の両面から使用選択を行い，相互作用について確認を要する。例えば，抗うつ薬のパロキセチンは，乳がん治療薬のタモキシフェンと併用注意である。その機序は，パロキセチンが肝臓の薬物代謝酵素CYP2D6を阻害することにより，タモキシフェンの活性代謝物の血中濃度が減少し，タモキシフェンの作用が減弱する可能性があることに基づく。パロキセチンとタモキシフェン併用により乳がんによる死亡リスクが増加するとの報告[4]もある。

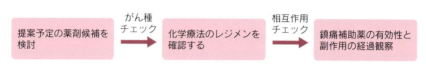

　ここまで述べてきたように抗けいれん薬が効果的だと考えられる。患者は卵巣がん治療中であり，パクリタキセルとカルボプラチンの併用療法施行中である。これらの抗がん剤とプレガバリンの相互作用は特に問題ない。プレガバリン開始後は，眠気，浮腫，めまいの副作用に注意しながら効果判定を行い，用量調節を行う。

➕ 検査値から見えるものは？

(1) 血小板減少

　血小板減少がみられる。Pltが15万/μL未満では出血リスクが高まるため，臨床症状（紫斑，点状出血，皮下出血など）を確認する必要がある。その際，内在性として消化管出血を意識して，便色観察に留意する。上部消化管出血の場合は黒色便でバイタルサインは不安定な場合が多く，下部消化管出血の場合では赤黒色便で，バイタルサインは比較的安定している。

(2) 高カリウム血症

　高カリウム血症が認められる。血清カリウムの上昇は，生肉，野菜，果物などの過剰摂取のほか，インスリン低下やβ₂受容体遮断薬等の影響も考えられる。その機序としてインスリンはカリウムの細胞内への移動を促進するため，インスリンの低下は細胞内のナトリウムと細胞外カリウムの交換を低下させる。β₂受容体遮断薬ではβ₂作動薬が血清カリウムの細胞内への取り込みを促進するため，その受容体に拮抗することで高カリウム血症が生じやすい。その他の血清カリウムを上昇する誘発要因として，横紋筋融解症では臨床症状のほか，正常上限の10倍[5]以上のCK上昇，ミオグロビン

• 神経障害性疼痛

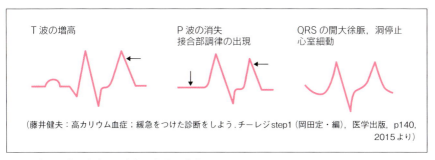

(藤井健夫：高カリウム血症；緩急をつけた診断をしよう．チーレジstep1（岡田定・編），医学出版，p140，2015より)

図1　高カリウム血症にみられる心電図変化

値上昇の確認を行う．また，NSAIDs投与によるアルドステロン作用の低下もその誘発要因になる．アルドステロンとの関係性が疑わしい場合，Transtubular K gradient (TTKG)を算出する．TTKGは高カリウム血症ではTTKG7～10を推移し，TTKG＜7であれば腎でのカリウム排泄不足，アルダクトン不足を示唆する．尿浸透圧＞血漿浸透圧の条件の下で，TTKGは成立する．

TTKG＝（尿中カリウム濃度×血漿浸透圧）/（血清カリウム濃度×尿浸透圧）

　ただし，TTKGを提唱したHalpeninは，2011年に内髄質集合管において大量の尿素が再吸収することを突き止め，TTKG論を推奨しない論文を発表した（文献）．
文献：Kamel KS, Halperin ML. Intrarenal urea recycling leads to a higher rate of renal excretion of potassium：an hypothesis with clinical implications. Curr Opin Nephrol Hypertens. 2011：20(5)：547-54

　血清カリウムが軽度上昇（5～6mEq/L）の場合，体内からカリウムを取り除くことを目的として，利尿薬（フロセミド40～80mg静注）やポリスチレンスルホン酸ナトリウム（またはカルシウム），生理食塩液などを用いる．中等度（6～7mEq/L）になると，細胞内にカリウムをシフトさせる目的としてGI療法（50％ブドウ糖50mL＋レギュラーインスリン10単位15～30分かけて静注）や炭酸水素ナトリウム（50mEqを5分かけて静注）などを用いるが，高度（7mEq/L以上）になると，心筋細胞膜へのカリウムの影響を減らす目的で10％塩化カルシウム（5～10mLを2～5分で静注）などが加わる[6]．高カリウム血症では心電図モニター**（図1）**やカリウム再検査を念頭におく．

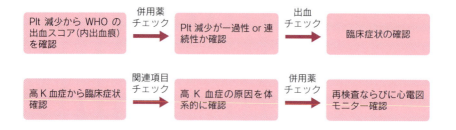

> 今回のケース
>
> 　Pltが7.6万/μLを示しており，出血リスクは高まるが臨床症状はなかった。原因として，TC療法による骨髄抑制の可能性が高く一過性と考えられるが，継続して経過観察する。
> 　高カリウム血症は，スピロノラクトンによるカリウム保持作用が誘発されたと考えられるため，スピロノラクトンの中止を提案する。並行して，ロキソプロフェンナトリウムによるアルドステロン作用の低下や，アトルバスタチンによる横紋筋融解症などの起因性を探る。筋肉痛，褐色尿，尿量低下などの臨床症状から"横紋筋融解症"の可能性は否定できず，これらの薬剤の中止も視野に入れる。また，アルドステロンとの関係性を吟味し，CKの検査値オーダを提案する。

【メモ】

細胞外液のpHと血清カリウム値の関係は次のとおりである。

血液pH	7.10	7.20	7.30	7.40	7.50	体内総K欠乏量
血清K値	5.5	5.0	4.5	4.0	3.5	0mEq
血清K値	5.0	4.5	4.0	3.5	3.0	100mEq
血清K値	4.5	4.0	3.5	3.0	2.5	200mEq
血清K値	4.0	3.5	3.0	2.5	2.0	400mEq

(今井裕一：水・電解質異常を克服する！酸塩基平衡，水・電解質が好きになる，羊土社(東京) 2016, P123)

pHが0.1低下すると血清カリウム値は0.5mEq/L上昇する。

Side Discussion

食欲不振にどう対応する？

　がん治療中に食欲不振となる患者は非常に多い。抗がん剤による味覚障害に伴う食欲不振，倦怠感，悪心・嘔吐などによる食欲不振のほか，抗がん剤の副作用である末梢神経障害により箸が持ちづらい，お茶碗がうまく口に運べないなどの物理的な要因から食欲不振につながっている可能性もある。家族への協力も必要不可欠で，食事の工

● 神経障害性疼痛

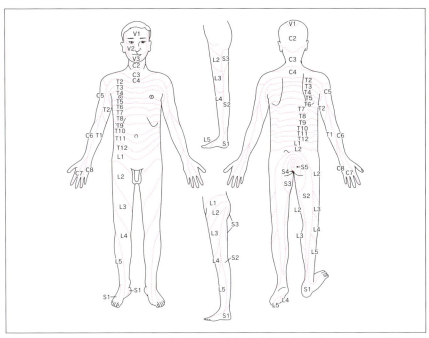

(日本緩和医療学会・緩和医療ガイドライン委員会編，がん疼痛の薬物療法に関するガイドライン2014年版，p30，金原出版，2014)

図2 デルマトーム

夫に関して情報提供することが必要である。

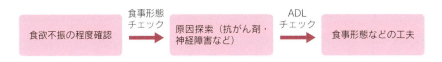

> 食欲不振の原因のひとつに味覚障害や末梢神経障害，ADL低下による影響が考えられる。疼痛，痺れへの対処法を講じることが大前提であり，その上で，比較的食べやすい食べ物や，食事形態，スプーンで食べられるものなどに関して栄養士と連携する。

◘ 神経障害性疼痛の部位を説明するには？

　皮膚の表面はデルマトームと呼ばれる特定の領域に分けられる。脊髄根は対になっていて，各対の1つずつが体の右側と左側に対応する。7個の頸椎には8対の感覚神経

根があり，12個の胸椎，5個の腰椎，5個の仙椎のそれぞれに1対の脊髄神経根がある**(図2)**。

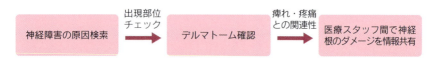

TC療法2コース目開始後より，神経障害性疼痛が出現していること，両上肢の神経支配領域である頸椎C-6,7,8領域には骨転移の所見が認められないことから，パクリタセキルによる末梢神経障害の可能性が高い。一方，最近，歩きづらい，つまづきやすくなったという訴えから，両下肢の神経障害は，パクリタセキルによる末梢神経障害の他，腰椎の第6-7領域への骨転移による神経障害性疼痛の可能性も完全には否定できない。

● 神経障害性疼痛

実践！カンファレンス

薬剤師：先生，Uさんの疼痛と痺れに関してご相談です。

医　師：疼痛と痺れがひどく出ているね。TC療法開始後から出てきているのと，画像上は，骨転移の場所は変わってないから，TC療法による影響だと思っています。❶鎮痛薬は効いているみたいだね。

看護師：いや，❷プレガバリンを飲み始めてから少しは良くなっているみたいですが，オキシコドンは効きが悪いみたいですよ。

薬剤師：Ⓐプレガバリンの効果は実感されていますよね？

医　師：そうか，❸プレガバリンを増量した方がいいかな，薬剤師さん。

薬剤師：プレガバリンの効果を実感されているので，増量がいいかと思います。オキシコドンは神経障害への有用性の報告もありますので，継続をお勧めします。またビリビリと表現される持続痛もあるため，アミトリプチリンも効果的かと思います。Ⓑ看護師さん，食事摂取量はどのくらいですか？

看護師：確か…疼痛・痺れをひどく訴え始めてからコップが持ちづらいなどの影響が出ています。いまひとつ食事も進まないようです。摂取量が落ちていて，電子カルテ上でも2〜3割の摂取量です。

医　師：コップが持ちづらいって，どの程度？

看護師：身の回りの❹日常生活動作の制限だから…，grade3ですかね？

医　師：grade3だね。早く対応した方がいいね。プレガバリン増量とアミトリプチリン開始してみるか。同時に開始でいいかな？

薬剤師：理想はそれぞれ段階的に開始された方が，後で検証しやすいのですが…。コップだけではなく，携帯電話のボタン操作がしづらいなどの日常生活に支障が出ており，ご本人の苦痛も大きいと思いますので，同時開始でいかがでしょうか？

❶各スタッフの情報収集時期が異なるため，情報共有が必要である

❷疼痛・痺れの状況から薬剤選択の妥当性を説明し，他職種から情報を引き出し展開させる

❸プレガバリン増量とともに，オピオイド継続の妥当性や他剤併用の可能性を確認する

❹日常生活への影響を確認する

83

医　師	：そうだね。そうしてみましょう。
看護師	：お薬の飲む数が増えますが，❺ご本人に抵抗はないでしょうか？

❺薬剤併用による抵抗感，患者希望を確認する

薬剤師	：ご本人に確認したところ，抵抗はなさそうでした。むしろ両方とも試したいといわれています。眠気の副作用がありますが，Uさんの全身状態はいかがですか？
☑2

看護師	：眠気ですか…Uさんの全身状態は悪くはないですが，❻夜間トイレ時の転倒に気をつけるように説明します。

❻他職種も意識していた情報であり，"転倒"というキーワードから積極的な薬学的介入を担う

薬剤師	：その点については，私のほうから説明させてくださいね。
医　師	：そうしてください。
看護師	：疼痛，痺れは骨転移からくることもありますが，骨転移は変わってないんですよね？
☑3

医　師	：画像検査所見から，骨転移増大は認めず，採血結果上も腫瘍マーカーに変わりはないね。オキシコドンはそのままの量でいいかな？
薬剤師	：オキシコドンの効果の実感に乏しく，レスキューも全然使用されていないので，オキシコドンはそのままの量でよいと思われます。
医　師	：そうだね。プレガバリンの用量は，1日150mgへ増量でいいかな。腎機能が少し悪くなってきているから…といっても❼腎機能eGFRで75ぐらいあるけどね。
☑4

❼プレガバリン服用中の副作用出現についての情報共有を行う

薬剤師	：その腎機能であれば，プレガバリン150mg/日への増量で問題ないかと思います。ⓒ眠気，めまい，むくみなどの副作用もないですよね？
医　師	：副作用はないね。プレガバリンはそのままの量で続けることにします。あと，オキシコンチンはレスキューの回数によって，調節していきます。アミトリプチリンは1日10mg開始でいい？
薬剤師	：はい，問題ないと思います。眠気の副作用があるのでアミトリプチリンは寝る前開始がいいかと思います。
看護師	：❽便秘が起きやすい状況ですよね？

❽オキシコドンに起因性があるが，タイトレーション中であれば，下剤で調整

薬剤師	：オキシコドンも飲んでいますし，アミトリプチリンは便秘が起こりやすいので排便状況の確認をお願いします。ⓓ今は，便秘はないですよね？
☑5

看護師：はい，便秘はないです。便秘以外に気をつけることは何ですか？

薬剤師：プレガバリンの起こりやすい [9]副作用は浮動性めまい，傾眠，浮腫で，[E]アミトリプチリンの起こりやすい副作用は口渇，眠気，便秘です。

[9]副作用情報を共有

看護師：めまい，眠気，浮腫，口渇，便秘に注意して観察しますね。

医師：まずは，効果を見ながら調節していきましょう。[10]他に何かあったかな。

[10]QOLをベースに検討

薬剤師：あと食事がなかなか入らないみたいなので，栄養士さんに相談できますか？

看護師：そうですね。栄養士さんにUさんのところに行ってもらえるよう頼みます。

薬剤師：あと，先生。Uさん，[11]高K血症もあるようですね。アトルバスタチン，スピロノラクトン，ロキソプロフェンナトリウムの併用もひとつの要因と考えられますが…症状から横紋筋融解症ってことも考えられませんか？検査値は？

[11]患者面談で得た情報（検査値）をディスカッションの対象にする

医師：CKのオーダも必要だね。看護師さん，尿はどう？

看護師：ええ，尿はやや少なめですね。

薬剤師：先生から前に教えてもらったTTKGでアルドステロンとの因果関係をアプローチできるのでしょうか？

医師：よく覚えていたね。血漿浸透圧は計算できるから，あとは尿浸透圧と尿カリウム濃度を調べておくよ。確かに高いけど，胸部の自覚症状もなく心電図異常なし。偽性高カリウム血症*の可能性もあるけど，起因薬剤のスタチンはいったん中止して，対策を練りましょう。

薬剤師：ひとまずK保持性のスピロノラクトンの中止も可能でしょうか？

医師：そうだった。漏れていたよ。いったん中止してみるよ。

＊偽性高カリウム血症は溶血や白血球，赤血球，血小板増多している病態でみられる。また，採血手技により高カリウム血症でないにもかかわらず，血液検査上で血清カリウム値が上昇することもある。

💡 コミュニケーション・ポイント

- "疼痛・痺れ"→抗がん剤の副作用？→日常生活への影響を確認する
- "疼痛・痺れ"→抗がん剤開始のせい？→有害事象のgrade確認する
- "疼痛・痺れ"→部位や性状は？→原因を探る
- "レスキュー"→突出痛は？→使用回数から痛みの経過やオキシコドンの効果を確認する
- "褐色尿""横紋筋融解症"→服用薬は？→現在内服薬の副作用や相互作用を確認する
- "尿はやや少なめ"→腎機能は？現在内服薬の影響？→化学療法開始後の経過日数，内服薬の副作用を確認する

✅ カンファレンス後に患者に確認しよう！

A 疼痛・痺れの改善度
B 食事摂取量
C 眠気，めまい，浮腫出現の有無
D 排便状況
E 口渇の有無   など

📚 参考文献

1) Joyce H. Kim, Basic science and clinical management of painful and non-painful chemotherapy-related neuropathy, Gynecologic Oncology, 453-459, 2015
2) 日本緩和医療学会・緩和医療ガイドライン委員会編，がん疼痛の薬物療法に関するガイドライン，金原出版社，2014.
3) 日本ペインクリニック学会神経障害性疼痛薬物療法ガイドライン作成ワーキンググループ編，神経障害性疼痛薬物療法ガイドライン，真興交易医書出版部，2011
4) Kelly CM, Juurlink DN, Gomes T, et al. Selective serotonic reuptake inhibitors and breast cancer mortality in women receiving tamoxifen：a population based cohort study. British Medical Journal.；340 (1-8), 2010
5) Pasternak RC, Smith SC, Bairey-Merz CN, et al：ACC/AHA/NHLBI clinical advisory on the use and safety of statins. J. Am. Col. Cardiology, 40, 567-572, 2002
6) AHA心肺蘇生法ガイドライン2005関連資料，第10部(1) http://circ.ahajournals.org/content/112/24_suppl/IV-133.full
7) 藤井健夫：高カリウム血症；緩急をつけた診断をしよう．チーレジstep1(岡田定・編)，医学出版，pp140，2015
8) 日本緩和医療薬学会編，緩和医療薬学，南江堂，2013

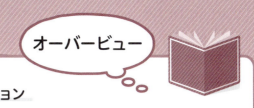

患者とのコミュニケーション

患者へ的確な質問を投げかけ，患者から幅広情報を引き出すことが重要となる。具体的には，疼痛，痺れの有無，程度，発現時期など聴取する必要がある。その際，患者は遠慮しているかもしれないことを常に考慮し，話しかけやすい雰囲気作りを行う。さらに，神経障害性疼痛は難渋するケースもある。日頃から患者と密にコミュニケーションをとり，薬物療法の効果の実感に乏しくとも，日常生活上のこれまでできなかったことができるようになっていないかを患者とともに確認し合う姿勢が求められる。

処方設計

TC療法開始後，疼痛・痺れが出現している。骨転移増大の有無などの所見も確認し，脳血管障害や糖尿病性神経障害，栄養障害，帯状疱疹などの可能性を念頭に，医療スタッフとディスカッションを行いながら，これらの要因を除外する。その際，疼痛・痺れの程度，出現タイミングを把握し，患者の処方提案を行う。また，薬物療法だけではなく，冷却や温める，マッサージ等さまざまなアプローチが提案できないか検討する。

医療スタッフとのコミュニケーション

神経障害性疼痛の要因は多種多様であり，抗がん剤や，がん性疼痛以外の要因も検討する必要がある。さまざまな要因を一つひとつ除外するためにも，医療スタッフと密接に情報交換を行うことが必要不可欠である。また，患者の元を頻回に訪室し，薬剤師としてできることがないか常に模索するとともに，いつでも医療スタッフからの相談に応じることができるよう患者情報や医薬品情報の収集を行う必要がある。

排泄障害

排泄障害では特に患者の希望を尊重し検討する

傾聴Point

- 患者の尊厳を傷付けないことを念頭に置き，腸の動き，膀胱や尿道の機能について考慮する
- 脳卒中や糖尿病等の既往歴を確認し，症状の出現時期を把握する
- 抗がん剤やオピオイド等の薬剤性との関連を検討する

排泄障害とは

　排泄障害は，がん治療を受ける患者で高頻度に出現し，治療後まで長引くこともある。原因はさまざまで，例えば，がん自体による排泄障害のほか，手術・放射線治療や，抗がん剤・オピオイドなどの併用薬によって引き起こされる。また，加齢や入院による生活環境，食生活の変化，精神的な影響なども考慮しなければならない。さらに，排泄障害は，脳卒中や糖尿病などの神経障害による影響も受ける可能性がある。

　排泄障害は，便秘・便失禁・排尿困難・尿失禁といった症状を伴い，人としての尊厳の喪失感につながりやすく，患者から情報を上手く引き出し，改善を試みるべきである。

こんな言葉に注意！

便が硬い	便が出ない	残便感がある
下痢である	頻尿である	残尿感がある
尿が出ない	血糖が高い	手がしびれる 神経障害性疼痛（67ページ）
ムカムカする 倦怠感（19ページ）	お腹が痛い	お腹が張る

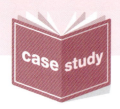

患者情報

Uさん　71歳　男性
身長167.1cm，体重53.5kg，体表面積1.59m²

現病歴：膵頭部がん（Stage ⅣA）
治療段階：腹腔鏡下低位前方切除術後，XELOX療法（術後補助化学療法）を半年間施行
主　訴：下痢が止まらない
所　見：2型糖尿病にて加療していたが，治療開始7年後より血糖コントロールが悪化。翌年のCTにて膵頭部がんの境界型と診断された。化学療法施行の後に手術の方針となり，内科にてGEM＋nab-PTX療法を5コース施行された。化学療法による腫瘍縮小効果を認め，手術施行された。手術後は，術後化学療法としてティーエスワンが開始となる。薬剤師は，ティーエスワン開始に伴う服薬指導のために面談となった。

既往歴：2型糖尿病，悪性リンパ腫（R-CHOP療法で寛解）

検査値

	基準値	day 0（面談時）		day 7
WBC（×10³/μL）	3.5〜9.0	2.5	↓	1.8
Neu（%）	40〜70	47.9		46.6
mono（%）	0〜10	10.7	↑	5.9
Plt（×10⁴/μL）	15〜35	12.4	↓	12.9
CRP（mg/dL）	0.1以下	0.4	↑	―
Na（mEq/L）	135〜145	138		―
K（mEq/L）	3.5〜4.5	4.1		―
AST（U/L）	10〜35	21		28
ALT（U/L）	5〜30	12		23
Cr（mg/dL）	0.5〜1.0	0.7		―
BUN（mg/dL）	8〜20	10		9

● 排泄障害

薬　歴

- ティーエスワンカプセル25mg　4Cap　　　　1日2回　朝夕食後
  （100mg/day，2投1休にて半年間継続予定）
- パンクレリパーゼカプセル150mg　6Cap　　　1日3回　朝昼夕食後
- ロペラミド塩酸塩カプセル1mg　2Cap　　　　1日2回　朝夕食後
- アセトアミノフェン錠200mg　2錠　　　　　腹痛時
- ランタス注ソロスター　8単位　　　　　　　1日1回　寝る前

そ の 他：熱発なし，尿混濁なし，アクティブな感染focusなし

時系列で見よう

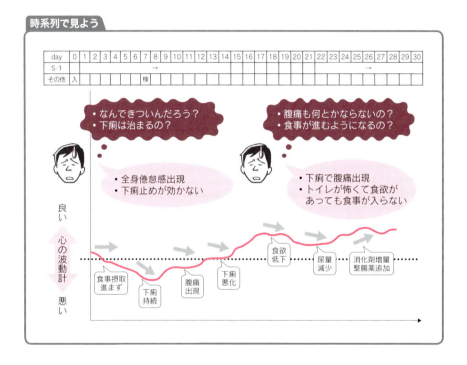

患者と話してみよう！

薬剤師：今日から飲み薬の抗がん剤が開始ですね。手術後に下痢が起こる方がおられますが，お通じはいかがですか？

患者：膵臓がんの手術後から，ずっと下痢が続いていて…。それでお腹も痛いです。下痢止め（ロペラミド）は効かないので，あんまり飲んでいません。お腹の痛み止め…❶カロナールを飲んで，少しは楽です。それと❶下痢が怖くて食事がなかなか進みません。 `day0`

薬剤師：下痢と腹痛は辛いですね。カロナールは効果があるようですね。痛いときだけ飲まれていますか？ 恐怖が先行して食事も摂りにくいのですね。リパクレオンは定期的に飲まれていますか？

患者：はい。カロナールは痛いときだけ飲んでいます。❷リパクレオンもきちんと飲んでいます。❸今日から始まるお薬は下痢が起こりやすいのですか？

薬剤師：はい，今日から飲み始めていただく抗がん剤はティーエスワンといって，下痢や口内炎，骨髄抑制などが起こりやすいお薬です。下痢による腹痛を和らげるためにカロナールがあります。痛いときは遠慮せずカロナールを飲んでくださいね。

患者：はい。飲んでみますね。❹下痢止めは全く効かないのですが，どうしたらいいですか？

薬剤師：ロペミンは定期的に飲まれていますか？ 下痢が続くと外出もなかなかできず，大変ですよね。今日から始まるティーエスワンもその原因になりやすいですが，ひとまずロペミンを定期的に服用してみましょう。また，リパクレオンは量を増やすことをお奨めしますがいかがでしょう？ さらに，整腸薬（ミヤBM錠）の併用も試してみませんか？

患者：ロペミンは今飲んだり飲まなかったりです。リパクレオンは飲みづらいってこともないので，増やしてみたいです。あと整腸薬ですか？ 少しでも良くなれば…ありがたいので，試してみます。錠剤が希望です。❺どうい

---

❶ 不安払拭のために共感的表現（反復）を用いる

❷ 医薬品名を正確に言える応答は，コンプライアンスの高さがうかがえる

❸ 不安や恐怖感を引き起こしている"下痢"に対して，対処方法を説明することで治療意欲低下を防ぐ

❹ "全く効かない"と完全否定しているが，下痢止めの使い方，上手く使えているか再確認し，併用薬追加が可能である旨を紹介する

❺ 積極的な尋ね方は傾聴する姿勢を示すため，情報提供を展開していく

・排泄障害

　　　　う飲み方ですか？
薬剤師：1日3回，1回1錠ずつ飲んでみてください。定期的に様子をお伺いしますので，ティーエスワン開始後のお通じの状況を教えてくださいね。また刺激の強い食べ物や脂っこい食べ物は避け，ゆっくりとお風呂につかるのもいいかもしれません。
患者：わかりました。膵臓がんの手術をする前は❻便秘がちだったのに。下痢がこんなに大変だとは思いませんでした。このティーエスワンが始まることで，❻下痢がもっとひどくならなければいいですが…。
薬剤師：手術をする前は便秘がちだったのですね。いつ頃から便秘でしたか？　いまは食事もなかなか進まないと言われていましたが，水分は摂れていますか？
患者：今は下痢が心配で…，便秘は抗がん剤治療中がひどかったです。
薬剤師：そうでしたか。便秘は注射薬の抗がん剤（オキサリプラチン）や糖尿病が原因となった可能性もありますね。腸の神経を一部麻痺させ便秘をもたらすことがあるようです。
患者：なるほど。生活習慣も改めないといけないですね。今は水分もあまり摂れていませんし，❼尿の量も少なめかな。
薬剤師：下痢から脱水にならないように，しっかりと水分を摂取するように心がけてみてください。OS−1のようなミネラルが入ったドリンクもお奨めです。

❻オキサリプラチン投与や糖尿病による神経障害が起因性であることも考慮し，出現時期とその期間を確認する

❼水分補給の具体的な方策を提案する。また，水分のIN-OUTバランスの確認と同時に，原因を探る

💡 コミュニケーション・ポイント

- "ずっと下痢が続いて"→既往歴は？手術の影響は？抗がん剤の影響は？→糖尿病では，末梢神経障害などを来し，便秘と下痢を繰り返す可能性があるため，出現時期を確認する（下痢症状軽減につながるよう主治医と話し合う）
- "お腹も痛い"→強くなっていないか？→誘発要因を吟味し，鎮痛薬効果を評価する
- "食事がなかなか進みません"→食事形態は？食事量は？下痢出現のタイミングは？→情報を収集し，整腸薬も含め止瀉薬を検討する。また，経口摂取の少なさから腸管の動きを意識する
- "下痢がこんなに大変だとは思いませんでした"→脱水の有無は？電解質への影響は？

→下痢の回数や量を確認し，激しい下痢症状の場合は中止も検討し，補液などの処置を行う
- "水分もあまり摂れていません"→脱水の有無は？電解質への影響は？腎障害は？
→IN−OUTバランスを確認し，必要に応じて電解質補充や補液などの処置を行う

✅ ここもチェック！

―確認できなかった場合は，医師や看護師に確認しよう！

Check1　下痢の回数は？
Check2　食事摂取量は？
Check3　全身状態は？
Check4　脱水は？
Check5　電解質異常は？
Check6　血糖値は？　　　　　　　　　　　　　　　　　　　　など

実践！カンファレンス で確認 ➡

• 排泄障害

処方設計をしてみよう!

■ 下痢の原因は?

　膵臓がんの手術後は，消化酵素不足による食後の消化不良やリンパ節郭清や神経叢切除による頑固な下痢を生じることがあり，食事のたびに2～3回の排便がみられることもある。食事摂取量減少，体重減少や尿量減少に注意し，輸液等による水分補給も考慮する。さらに，膵臓はインスリンのみならず，グルカゴンの分泌も行っているため，膵臓を切除すると低血糖状態にもなりやすい。

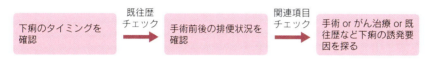

　便秘傾向から膵臓がんの手術後より下痢が出現していることにより，手術後の合併症の可能性があると推察される。さらに，手術後は抗菌薬の予防投与が施行されているため，抗菌薬による起因性も否定できない。

■ その他に考えられる下痢の原因は?

　感染症，放射線治療，糖尿病による胆汁酸吸収不良や糖尿病による自律神経障害に伴う下痢のほか，甲状腺機能異常，炎症性腸疾患，食事摂取内容，経管経腸栄養に伴って下痢が生じることもある。さらに，抗菌薬や甘味料のソルビトール継続服用に伴う浸透圧性下痢などが潜んでいることもあり，誘発要因がさまざまである。

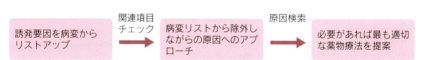

　感染症，炎症性腸疾患や甲状腺機能異常の有無などを医師や看護師に確認する。手術後であること，今後，ティーエスワン開始に伴う下痢症状増悪の可能性も考慮した上で，ケイ酸アルミニウムやタンニン酸アルブミン，リン酸コデインなどの止瀉薬の使用を検討しておく。その他の検討すべき要因として，抗菌薬投与の有無，ソルビトール含有製剤の有無，経腸栄養剤使用の有無などが挙げられる。また，もともと便秘傾向だった患者のため，緩下薬の継続服用の有無を確認する必要がある。

➕ 下痢にどう対応する？[1]

　膵臓がんの手術に伴う膵機能低下による脂肪性下痢には，消化酵素薬や整腸薬，ヒスタミンH_2受容体拮抗薬の投与を検討する。一般的に，消化酵素は酸性下で活性低下を来すため，ヒスタミンH_2受容体拮抗薬は消化酵素の効果を高める目的で使用される。重篤な下痢の場合は，腸蠕動抑制作用のあるアヘンチンキなどが用いられることもある。原因に応じた薬剤選択を行う（表1）。

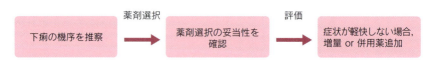

> **今回のケース**
> 　手術後より下痢を生じていることから，膵臓摘出による膵機能低下が誘発させた可能性も高い。従来，パンクレアチン（アミラーゼ，リパーゼ，プロテアーゼ製剤）が大量投与されてきたが，現在は，パンクレアチンの7～8倍の効果を有する高力価製剤であるパンクレリパーゼが使用される。1日1,800mgまで増量可能であるため，増量の提案も視野に入れる。また整腸作用の観点から，ミヤBM錠の併用追加も考慮する。

➕ 尿量減少時にどのように考える？[1]

　進行がん患者では尿流出路の閉塞を認めなくても，排尿筋力障害により乏尿や無尿を呈することがある。特に，神経障害の影響や，衰弱に伴う排尿筋力低下，各種薬剤

表1　一般的な止瀉薬

種類	一般名	商品名	用法・用量
吸着薬	ケイ酸アルミニウム	ケイ酸アルミニウム	1日3～10gを3～4回に分割経口
収斂薬	タンニン酸アルブミン	タンナルビン	1日3～4gを3～4回に分割経口
	次硝酸ビスマス	次硝酸ビスマス	1日2gを2～3回に分割経口
殺菌薬	ベルベリン	フェロベリン	1日6錠を3回に分割経口
腸管運動抑制薬	ロペラミド	ロペミン	1日1～2mgを1～2回に分割経口
	コデインリン酸塩	コデインリン酸塩	1日6gを3回に分割経口
	アヘンチンキ	アヘンチンキ	1日1.5mLを3回に分割経口
乳酸菌製剤	ラクトミン製剤	ビオスリー	1日1.5～3gを3回に分割経口
	ビフィズス菌	ラックビー	1日3～6gを3回に分割経口
	耐性乳酸菌	ビオフェルミンR	1日3gを3回に分割経口
漢方製剤	半夏瀉心湯	半夏瀉心湯	1日7.5gを2～3回に分割

による影響で乏尿が出現しやすい。

　尿量減少では水分IN−OUTバランスなどを考慮し，水分補給や電解質補正を検討する。また，頻尿・過活動膀胱，閉塞症状や蓄尿症状等の排尿障害における主な治療薬を**表2**に示す。

　さらに，乏尿・無尿に至る尿排泄量の低下では腎臓（腎前性，腎性，腎後性）障害による場合もあり，病態は複合的な要因が多い。特に急性腎障害との診断がつけば，腎後性→腎前性→腎性の順に確認していく。

(1) 腎後性

　エコー像で水腎症がある場合や，膀胱内に尿の貯留を認める場合には腎後性の可能性が高い。

(2) 腎前性

　腎後性が除外された後，腎前性と腎性の鑑別に移行する。腎前性と腎性の鑑別として，fractional excretion of Na (FENa) がある。これは，糸球体でろ過されたナトリウムのうち，どの程度尿細管で再吸収されているかの指標である。例えば，FENaが0.5％の場合，ろ過されたナトリウムの99.5％が再吸収されているということを意味する。利尿薬を使用している場合には，FEUNが指標[2]として妥当である。

表2　主な排尿障害治療（経口薬）

作用	一般名	商品名	用法・用量
頻尿・過活動膀胱治療薬	コハク酸ソリフェナシン	ベシケア	1日1回5mg，1日10mgまで
	イミダフェナシン	ウリトス ステーブラ	1回0.1mg，1日2回，1日0.4mgまで
	オキシブチニン塩酸塩	ポラキス	1日2〜3mg，1日3回
	プロピベリン塩酸塩	バップフォー	1日1回20mg，1日2回まで
	ミラベグロン	ベタニス	1日1回50mg
排尿障害治療薬	タムスロシン塩酸塩	ハルナール	1日1回0.2mg
	ナフトピジル	フリバス	1日1回25mg，1日75mgまで
	シロドシン	ユリーフ	1回4mg，1日2回
	デュタステリド	アボルブ	1日1回0.5mg
	タダラフィル	ザルティア	1日1回5mg

腎前性腎不全と腎性腎不全の鑑別

	腎前性腎不全	腎性腎不全
FENa	<0.1〜1%	>1%
FEUN	<35%	50〜65%

(3) 腎性

がんに関連して免疫学的に糸球体腎炎が起き，腎不全やネフローゼ症候群となることがある。血尿があれば腎炎症候群，蛋白尿であればネフローゼ症候群を疑う。特に脱水症，腎機能低下の基礎疾患，糖尿病，骨髄腫のある患者で起こりやすい。薬剤による腎障害は，腎機能低下の基礎疾患，高齢，衰弱した状態の患者に起こりやすい。

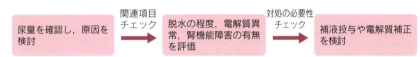

> 下痢の影響で食事摂取量低下を来し，水分摂取量低下を認めていると思われる。水分摂取の重要性を説明し，飲水を促す。今回は，腎機能も正常範囲で電解質異常も認めない。補液が必要な段階ではないと判断するが，水分IN-OUT量を考え，脱水や電解質異常を認めていれば補液投与や電解質補正を検討する。

Side Discussion
■ 便秘が発現したらどう対応する？[1]

緩和ケア領域では便秘の頻度が高く，個人の生活様式や食習慣にも大きく関連する。そのため，患者自らが排便状況を観察し，生活習慣を改善するための患者教育も大切である。緩下薬や大腸刺激性下剤の過量服用によって，腸管の痙攣を引き起こし排便困難となることもある。また，過量により下痢便が続くと，腸内容が全くないのに常時便意を感じるようになるため，十分考慮しながら下剤の調整が必要である。

誘発要因を病変からリストアップ → 関連項目チェック → 病変リストから除外しながらの原因へのアプローチ → 薬剤選択 → 便の性状を確認し，投与期間を考慮しながら下剤を検討

・排泄障害

> 下痢への対処薬が奏功したのち，便秘を生じる可能性がある。便秘への対処として，緩下薬を投与されることが多い。また，オピオイドの便秘予防として酸化マグネシウムが使用されるが，その投与量は1日1,000mg以上を推奨する報告もある[4]。一方で，酸化マグネシウム服用で「高マグネシウム血症」を発症し，重篤に至った報告がある[5]ため，定期的に血清マグネシウム値を測定し，高マグネシウム血症予防に努める必要がある。

糖尿病で便秘症状と下痢症状を繰り返す場合，どう調整する？

　糖尿病の原因となる神経障害を改善するための血糖コントロールが重要になるが，ストレスがもたらす過敏性腸症候群にも注意する必要がある。便性が水様性であれば酸化マグネシウムのような塩類下剤の減量を行い，整腸薬を併用する。硬便の場合には大腸刺激薬を減量し塩類下剤を適宜増量する。改善がみられなければ，モサプリドなどの消化管運動調整薬を併用する。大腸刺激薬では，薬用量の広いピコスルファートナトリウムがセンノシドより使いやすい。頑固な宿便の場合には，パンテノール注またはジノプロスト注の点滴が有効な場合もある。

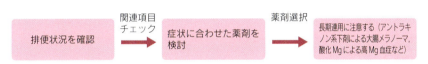

> 慢性的な便秘から転じて下痢症状を呈しているため，緩下剤は必要としない。薬物療法では，便秘と下痢では相反する薬効を示すが，腸の環境を整える整腸薬をベースに選択薬剤を検討する。

イレウスの場合，どうするの？

　イレウスが起こると，腸内容物が動かない状況で腸蠕動が起こるので疝痛が発生する。閉塞部位が胃・十二指腸の場合には制吐薬，ステロイド薬（ベタメタゾンまたはデキサメタゾン）の静脈内投与（4〜8mg）が行われる。メトクロプラミド，ドンペリドンなどの制吐薬は，腸運動を刺激して疝痛や穿孔を引き起こすことがあるので注意を要する。オクトレオチドは持続皮下注（300〜600μg/日）で進行末期がん患者のイレウスにおける悪心・嘔吐，下痢を緩和する作用がある[6,7]。

実践！カンファレンス

薬剤師：先生，Uさんの[A]下痢はどうですか？

医師：下痢は，時期から考えると，膵臓の手術による影響だと思います。手術後に下痢になる人多いし。ロペミンを出してるよ。

看護師：いや，ロペミン飲んでも全然良くならないみたいですよ。いまひとつ食事も進まないようです。

医師：しばらくしたら❶下痢も軽くなる人が多いよ。そのまま経過観察でもいいかな，薬剤師さん。

薬剤師：☑1 ロペミンも効果がなく，食事摂取も進んでいないことと，今日からティーエスワン開始であることを考えると，できる対処を試みた方がいいと思います。また，水分摂取量も減り，尿量減少も認めているようです。看護師さん，下痢の回数はどのくらいですか？

看護師：❷1日3回ぐらい下痢しています。

薬剤師：☑2 grade1 ですね。NaやKは正常ですね。[B]食事摂取量はどのくらいなのでしょう？

看護師：食事量は，❸5割ぐらいの摂取量のようです。

薬剤師：パンクレリパーゼは1日900mg服用中ですが，1日1,800mgまで増量可能ですので，1日3カプセルからひとまず1日6カプセルへ増量はどうでしょうか？

医師：脱水を防ぐために，早めの対応が必要だね。増量してみましょう。❹下痢に対して，それだけでいいかな？

薬剤師：整腸薬の併用はいかがでしょうか？ また，消化酵素は酸性下で活性が低下しますので，プロトンポンプ阻害薬かヒスタミンH₂受容体拮抗薬併用はいかがでしょうか？

看護師：☑3 粉薬は飲みづらいって言われていましたので，錠剤がいいかと思います。Uさん，全身状態がいいので，下痢が早く良くなるといいですね。

医師：せっかくだから，少しでもQOLを改善したいね。錠剤の整腸薬は何かな？ プロトンポンプ阻害薬はランソプラゾールでいいかな？

---

❶ 先々の消化器症状を考慮し，情報収集に努める

❷ 電解質バランスを考慮し，排便回数の多さと食事量との関係性を図る

❸ 下痢症状が残存しているため，パンクレリパーゼの増量も視野に入れる

❹ 増量とともに，薬剤選択肢を交え，併用薬を紹介する

・排泄障害

薬剤師：錠剤の整腸薬はミヤBM錠やビオスリー錠があります。
医師：それでは❺パンクレリパーゼとミヤBM，❻ランソプラゾール開始で試してみましょう。
薬剤師：肝機能は，検査値から，え〜っと大丈夫ですね。下痢による脱水や電解質異常はないんでしょうか？
☑ 4, 5
医師：その傾向はまだないと思うよ。採血結果から電解質異常もないね。
看護師：腹痛を認めていますが，❼腹痛にはどう対処しますか？
薬剤師：ᴰ腹痛はカロナールで改善するようです。カロナールは効果を認めていることから継続でいいかもしれません。
医師：カロナールはどうしようか？　ところで今のパンクレリパーゼはきちんと飲んでいるんだよね。
薬剤師：はい。きちんと服用できています。一度に薬剤を始めると効果がわかりにくくなりますから，カロナールはそのままで，まずは下痢への対処からはじめませんか？
医師：ん〜そうだね。カロナールは継続して，段階的に薬剤を検討しよう。あと…，血糖値は低血糖になりがちだったのでインスリン量を調節中だけど，ここのところ落ち着いているかな？
☑ 6
看護師：はい。❽食前の血糖値が，120〜130ぐらいで推移しています。
薬剤師：血糖値もよさそうですね。ᴰ腎機能は大丈夫でしたよね。
看護師：腎機能は大丈夫ですよ。引き続き血糖値の観察をしていきますね。
医師：まずは，効果を見ながら調節していきましょう。他に何かあったかな。
看護師：食事があまり入らないようなので，栄養士さんにUさんのところに行ってもらえるよう頼んでおきます。水分摂取量も少ないようですが…。
薬剤師：ᴱ水分摂取量はどのくらいですか？
医師：❾IN，OUTバランスが崩れていたら補液も必要だけど…。今のところよさそう。
薬剤師：今日からティーエスワンも開始となることですし，下痢の改善状況を見ながら，補液の使用は検討していきたいですね。

❺薬剤評価ができるように機械的な追加は避ける
❻肝代謝型であり，肝機能チェックを行う

❼除痛についてカロナール服用の妥当性を提示する

❽下痢症状のほか，尿流出に関連する医療情報を入手する

❾次の対策を常に意識する

101

💡 コミュニケーション・ポイント

- "下痢"→手術影響は？抗がん剤の影響は？→gradeをチェックし，下痢の回数，食事摂取量の確認を行う
- "飲んでも全然良くならない"→ロペラミドの妥当性は？→原因を探り，術後の下痢に適する薬剤選択を提案する
- "腹痛"→程度は？薬剤効果は？→肝機能・腎機能を確認し，現行薬剤（アセトアミノフェン）の継続もしくは新規薬剤選択の妥当性を吟味する

CTCAE v4.0	Grade 1	Grade 2	Grade 3	Grade 4
下痢	ベースラインと比べて＜4回/日の排便回数増加；ベースラインと比べて人工肛門からの排泄量が軽度に増加	ベースラインと比べて4-6回/日の排便回数増加；ベースラインと比べて人工肛門からの排泄量が中等度増加	ベースラインと比べて7回/日以上の排便回数増加；便失禁；入院を要する；ベースラインと比べて人工肛門からの排泄量が高度に増加；身の回りの日常生活動作の制限	生命を脅かす；緊急処置を要する
尿量減少	―	―	乏尿（8時間で＜80mL）	無尿（24時間で＜240mL）

「有害事象共通用語規準v4.0日本語訳JCOG版JCOGホームページ（http://www.jcog.jp）」より引用改変
部分的に省略を行っているため，日本語訳JCOG版の原文を参照のこと（JCOGホームページhttp://www.jcog.jp）

✓ カンファレンス後に患者に確認しよう！

A 下痢の改善度
B 食事摂取量
C 腹痛の改善度
D 腎機能
E 尿量   など

参考文献

1) 日本緩和医療学会・専門家をめざす人のための緩和医療学，南江堂，2014.
2) Carvounis CP, Nisar S, Guro-Razuman S：Significance of the fractional excretion of urea in the differential diagnosis of acute renal failure. Kidney Int 62, 2223-2229, 2002.
3) 津川友介：急性腎障害の診かた，岡田定（編）デキレジstep1，医学出版，172，2014
4) Ishihara M, Ikesue H, Matsunaga H：A multi-institutional study analyzing effect of prophylactic medication for prevention of opioid-induced gastrointestinal dysfunction. Clin J Pain. 28 (5), 373-81, 2012.
5) 酸化マグネシウム（医療用）の「使用上の注意」の改訂について，酸化マグネシウムを含有する瀉下薬（一般用）の「使用上の注意」の改訂について（2015年10月20日，PMDA）
6) 加賀谷肇，阿部恵江，的場元弘（監修）：緩和ケアにおける便秘の理解と緩和ケア．がん疼痛・症状緩和に関する多施設共同臨床研究会（SCORE-G），初版，18頁，株式会社インターサイエンス社，東京，2006
7) 武田文和，石垣靖子（監修）：誰でもできる緩和医療．（林章敏編），初版，54-64頁，医学書院，東京，2006

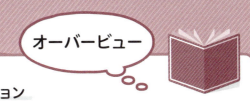

患者とのコミュニケーション

　下痢は患者のQOLを著しく低下させることを意識し，対応に関して患者の希望を尊重する姿勢が求められる．その上で，必要な情報を収集し，患者とのコミュニケーションを展開させる必要がある．患者との会話の中に，適切な対処法を講じるヒントが多く隠されている．また，現在服用中の薬剤に関して使用方法，増量の検討ができないか再考する．排泄障害は人としての尊厳の喪失感につながるため，患者の心情に十分配慮した上で，真の想いを聴取できるよう，日頃から患者と密接にコミュニケーションをとり，信頼関係を構築する必要がある．

処方設計

　手術後に下痢が出現していることから手術による下痢の可能性が高いと考え，下痢の程度，回数を把握し，対症療法を提案する．薬剤評価ができるように，当該薬の増量の妥当性を考慮し，次の段階で併用薬を検討する．下痢症状は，非薬物療法として，刺激の強いものや脂分の多い食べ物は避ける，腹部を温める，お風呂にゆっくりつかるなどさまざまなアプローチの提案も試みるべきである．さらに，電解質異常や，脱水の有無などの所見も確認が必要となる．一方，手術による下痢は，耐性ができることが多いことを患者に説明し，安心感を持ってもらうことも重要である．

医療スタッフとのコミュニケーション

　下痢に対し医師は症状緩和をめざし，処方薬ロペラミドにより，その後の経過観察の重要性を唱えている．実際には，その期待した効果もなく器質的要因も重なって，QOL低下の兆しが表出している．職種間で得た医療情報を補完し合い，共通認識を持つ必要があるため，スタッフ間でのコミュニケーションが欠かせない．さらに，患者の病状から次につながる臨床推論が可能になる．

皮疹

分子標的治療薬による特異的な皮膚障害が増えている

傾聴Point

- 患者の訴えに耳を傾け，皮膚症状を確認し，初期症状をとらえる
- 予防的治療およびスキンケアの状況を把握する
- 皮膚症状の日常生活への影響を把握する

皮疹とは

　従来の抗がん剤による皮膚障害は，その細胞毒性の結果引き起こされる脱毛や色素沈着，日光過敏症などが多かったが，近年は分子標的治療薬の登場で，ざ瘡様皮疹，皮膚乾燥，爪囲炎，手足症候群など特異的な皮膚障害が多くなった。

　分子標的治療薬に伴う皮膚障害は生命を直接脅かすものではないが，日常生活に大きく支障を来す。また，EGFR阻害薬による皮膚障害は，臨床効果と相関するという報告もあり[1〜3]，皮膚障害が理由となって治療が中止されることのないよう，早期に発見し皮膚症状をコントロールしてQOLを確保しながら治療を継続することが重要である。

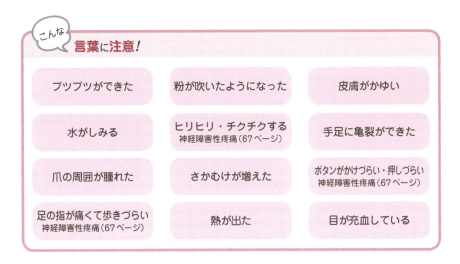

こんな言葉に注意！

ブツブツができた	粉が吹いたようになった	皮膚がかゆい
水がしみる	ヒリヒリ・チクチクする 神経障害性疼痛（67ページ）	手足に亀裂ができた
爪の周囲が腫れた	さかむけが増えた	ボタンがかけづらい・押しづらい 神経障害性疼痛（67ページ）
足の指が痛くて歩きづらい 神経障害性疼痛（67ページ）	熱が出た	目が充血している

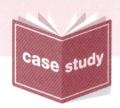

患者情報

Sさん　60歳　男性
身長165cm　体重51kg　体表面積1.55m²

現 病 歴	：頭頸部がん（Stage IV）
治療段階	：フルオロウラシル（5-FU）＋シスプラチン（CDDP）＋セツキシマブ療法 day15
主　　訴	：湿疹（かゆみ，痛み），脱毛，倦怠感
所　　見	：2コース目のがん化学療法のために入院。day3あたりから顔面にざ瘡様皮疹が出現し，day10あたりから症状が悪化した。抗生物質（ミノマイシン）の内服と保湿剤（ヘパリン類似物質軟膏）を塗布し様子を見ていたが，次第に掻痒感が出現し，接触時に痛みを伴ってきた。現在は，洗顔時もしみるので，石けんを使わずシャワーのぬるま湯で洗い流す程度しかできない状態とのことで薬剤師に相談してきた。
その他	：血小板減少，皮膚乾燥，口内炎

検査値

	基準値	day0	day8	day15（面談時）
WBC（×10³/μL）	3.5〜9.0	6.12	5.7	6.0
RBC（×10⁴/μL）	400〜550	423	411	381　↓
Plt（×10⁴/μL）	15〜35	20.3	11.4	5.2　↓
Hb（g/dL）	14〜18	14.2	13.6	12.5　↓
Ht（%）	40〜50	40.9	38.2	36.4　↓
Neu（%）	40〜70	87.7	81.9	85.0　↑
AST（U/L）	10〜35	32	25	22
ALT（U/L）	5〜30	31	31	24
Cr（mg/dL）	0.5〜1.0	0.79	1.14	0.97
BUN（mg/dL）	8〜20	12.5	17.0	19.7
CRP（mg/dL）	0.1以下	0.34	6.86	―

• 皮疹

薬　歴

- 5-FU ＋ CDDP ＋セツキシマブ療法
- 5-FU 1,000mg/m² day1〜4
- CDDP 100mg/m² day1
- セツキシマブ 400mg/m² day1，250mg/m² day8，15

【継続中】

- ミノサイクリン塩酸塩カプセル100mg　　2カプセル　1日2回　朝夕食後
- ランソプラゾールOD錠15mg分1　　　　1錠　　　　1日1回　夕食後
- ロキソプロフェンナトリウム錠60mg　　1錠　　　　疼痛時
- ヘパリン類似物質軟膏0.3％ 25g　　　　3本　　　　1日2回　塗布
- アズノールうがい液4％ 5mL　　　　　1本　　　　1日数回　うがい

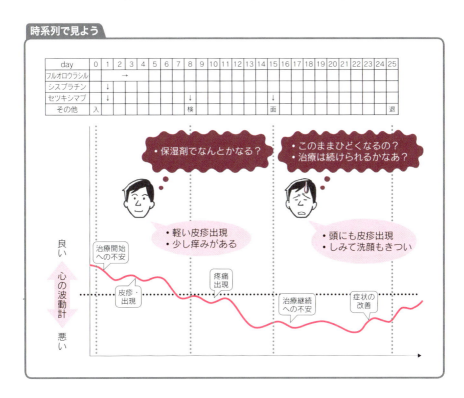

107

患者と話してみよう！

患者：①顔の湿疹が痛がゆくてね。day15
薬剤師：それはお困りですね。少し見せていただいてもよろしいですか？
患者：ええ…。
薬剤師：なるほど。②かゆみがあって，顔を洗うときもしみるんですね。
患者：そう。初めは軽い湿疹だったんだけどね。治療を始めて③10日後くらいからひどくなってきた。かゆいし，触ると痛いんだよね…。あ，それから頭にも同じようなブツブツが出てきたよ。day10
薬剤師：頭の方はいつからですか？
患者：昨日気づいたよ。まだ痛みとかはないけどね。day14
薬剤師：おそらく今の治療の影響だと考えられますが，いま何か，ご自分で対処されていることはありますか？
患者：外を出歩くときは日焼け止めを塗って，それから風呂上がりには以前もらった④保湿剤を塗っているよ。この治療で肌が荒れると言われてね。でもあまり変わらないなあ…。しみるから顔は石けんを使わずに水かぬるま湯ですすぐだけだよ，困ったね…。このままじゃ…⑤（沈黙）。
薬剤師：…（沈黙），今の症状がお辛いんですね。
患者：そうだね…。ま〜これがもっと酷くなって⑥治療が続けられなくなるのが心配で。
薬剤師：…（沈黙）治療が続けられなくなるのが心配なんですね。⑦先生や看護師さんにも話して，今の症状を少しでも和らげられるように対応していきますね。
患者：ええ，是非よろしくお願いします。
薬剤師：他に症状のある場所はありませんか？ 手足の指や爪の辺りは大丈夫ですか？
患者：胸の辺りにも少しブツブツがあります。指先が少しカサついているけど大したことはないね。
薬剤師：なるほど。皮膚の症状については，入浴や手洗いの後など，今後も保湿剤を塗って保湿を続けてくださいね。

①症状を確認し，grade評価に役立てる

②症状を確認するとともに，患者の言葉を繰り返すことで共感を示す

③症状と発現時期を確認し，治療との関連性を評価する

④以前の処方内容と同一のものか薬歴を確認し，治療方法の妥当性を評価する

⑤患者が沈黙している状況では，時間をつくり相手の気持ちを受け止める

⑥治療継続に対する不安を抱いており，寄り添う言葉かけが大切である

⑦情報収集が重複しないためのメッセージ。医師や看護師にフィードバックする旨を伝える

　　　　清潔に保つことも大切なので，石けんやシャンプーは弱酸性で香料や保存料が入っていないものを使われるとよいと思いますよ。
患　者：そういえば，**❽さっき看護師さんが刺激の少ない石けんをあとで紹介してくれると言っていました。**
薬剤師：そうですか。皮膚症状の悪化を防ぐために，ご自分で日常生活の中でできるスキンケアがあるので，看護師さんと打ち合わせて説明してもらいますね。
患　者：そうしてもらえると助かります。
薬剤師：飲み薬などは問題なく飲めていますか？
患　者：はい。**❾副作用の予防といわれて抗生剤（ミノサイクリン）も飲んでいます。**
薬剤師：わかりました。吐き気やめまいなど，**❿他に気がかりなことはありませんか？** お薬や症状以外のことでもいいですよ。
患　者：そうですね…特にありません。
薬剤師：そうですか。わかりました。それではまたお伺いしますね。

❽ 他職種の介入についての情報。介入が重複しないよう情報を共有する

❾ 内服目的について患者の理解度を推察するとともに，ミノサイクリンの副作用（吐き気やめまいなど）状況を確認する

❿ 常に患者のその他の気がかりにも配慮する

💡 コミュニケーション・ポイント

- "顔を洗うときもしみる"→QOLは？心理面への影響は？→会話やADLなど継続的な評価が必要である
- "石けんを使わずに水かぬるま湯ですすぐだけ"→清潔さが確保できていない？→一般的にEGFR阻害薬によるざ瘡様皮疹は無菌性であるが，清潔さが保たれない場合，細菌や真菌による2次感染に注意する
- "指先が少しカサついている"→皮膚乾燥は？爪囲炎は？→スキンケアおよび症状観察の継続が必要である
- "口内炎がある"→原因は？重症皮膚障害は？→抗がん剤治療での口内炎発生のリスク，重篤な皮膚障害との関連を確認する

ここもチェック！

―確認できなかった場合は，医師や看護師に確認しよう！

Check1 治療開始時の状況
Check2 スキンケアや服薬状況の客観的な評価
Check3 前回治療時の様子
Check4 他の重篤な皮膚障害の可能性　　　　　　　　　　　　など

実践！カンファレンス で確認 ➡

・皮疹

処方設計をしてみよう！

◘ 皮膚症状から何を考えるか？

EGFR阻害薬では，ざ瘡様皮疹，脂漏性皮膚炎，乾皮症，爪囲炎，皮膚掻痒症などの皮膚障害が高頻度に発現し，頭部，顔面，胸部，背部，腕などに好発する**(図1)**[4]。

ざ瘡様皮疹は毛孔に一致した無菌性の紅色丘疹，黄色調の膿疱で皮膚障害の中でも特に頻度が高く，セツキシマブ投与から3週間以内[5]に認められることが多い。セツキシマブの治療効果は皮膚症状と相関しているといわれており[1〜3]，副作用の早期発見に努め，適切な支持療法**(図2)**を行うことで重症化を防ぎ，なるべく中止・減量することなく継続することが重要である。セツキシマブ投与中に重度（grade3以上）の皮膚障害が生じた場合には，用量調節することが推奨されているため，重症度の評価が必要である。また，発熱（38℃以上），粘膜症状（結膜充血など），多発する紅斑を伴う場合は，スティーブンス・ジョンソン症候群[6]や中毒性表皮壊死症[7]などの重症薬疹を疑い皮膚科および眼科専門医に紹介すべきである。

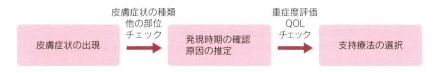

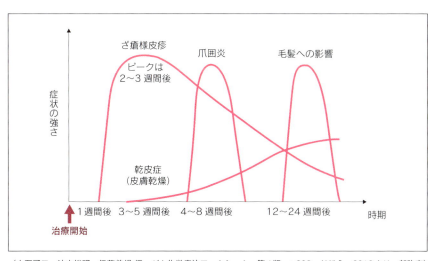

（大石了三，池末裕明，伊藤善規 編，がん化学療法ワークシート 第4版，p.308，じほう，2012より一部改変）

図1 EGFR阻害薬による皮膚障害の発現時期

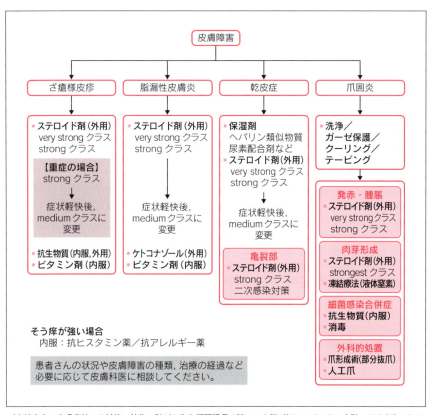

(山﨑直也：皮膚毒性への対策，特集　肺がん生存期間延長の謎 - いま何が起こっている，内科，103 (2)，318，2009 を転載)

図2　代表的な皮膚障害と症状マネジメント

> 皮膚症状の観察および発現時期からEGFR阻害薬によるざ瘡様皮疹と考えられた．症状の範囲は広くはないが（grade2程度），掻痒感と疼痛を伴っておりQOLが低下している．現在の対処法は保湿剤の塗布と抗生物質（ミノサイクリン）の内服であり，ざ瘡様皮疹の治療の中心となるステロイド外用剤の使用を検討する．

■ ステロイド外用剤の使い方は？

　セツキシマブなどのEGFR阻害薬によるざ瘡様皮疹は一般的に無菌性であることが多く，初期段階よりステロイド外用剤を用いた治療が中心となる．ステロイド外用剤

は作用強度により，strongest，very strong，strong，medium，weakに分類され，使用する部位により吸収の割合が大きく異なるため，部位ごとに作用強度を使い分ける**(表1)**。また，症状や部位ごとに適した剤形を選択することも重要である**(表2)**。塗布量は，軟膏やクリームはチューブから，大人の人差し指の第一関節の長さくらい（1FTU*）を出した場合，大人の手のひら2枚くらいの広さの患部に使用するのが一般的である。ローションの場合，1FTUは1円玉大に相当する。

＊1FTU（フィンガーチップユニット）＝約0.5g

表1　部位ごとのステロイド外用剤の作用強度の選択

患部	顔面	頭皮	体幹・四肢
作用強度	medium以下	medium以上	strong以上

＊本表は目安であり，実際には重症度，年齢なども考慮して決定する。

表2　外用剤の剤形と特徴

剤形	長所	短所
軟膏（主にワセリン）	刺激性が少なく，皮膚保護作用がある。皮膚乾燥が強い場合に有用。	べたつく。洗い落としにくい。
クリーム（O/W型）	浸透性が大。べたつきが少なく顔面など使用感が良い。洗い落としやすい。	軟膏より刺激性が大。滲出性の患部には不適。
ローション（溶液型）	使用感が良い。頭髪部などに使用しやすい。	流れやすく，使用量が多くなりやすい。軟膏・クリームより刺激性が大。

ステロイド外用剤の処方例

- ロコイドクリーム5g　　　　　　　1本　　1日2～3回　　塗布（顔に）
- リンデロンV軟膏5g　　　　　　　 1本　　1日2～3回　　塗布（体に）
- リンデロンVGローション10mL　　1本　　1日2～3回　　塗布（頭に）

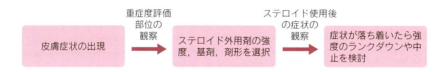

> ざ瘡様皮疹の患部は，顔面，胸部，頭部であり，顔面の患部は滲出性で接触時に疼痛を伴っていることから，顔面にはmedium（短期間であればstrongも検討）で基剤は刺激の少ない軟膏，胸部にはstrongの軟膏，頭部にはローション（medium以上）を選択する。

ステロイド外用剤の副作用は？

　ステロイド外用剤は，症状，部位を勘案して強さと基剤の種類を決定する。このように適切に使用すれば，副腎皮質機能低下，糖尿病，満月様顔貌などのステロイドの全身投与で見られるような全身的有害事象は起こりにくいとされている[8, 11]。有害事象の大部分は，ステロイドざ瘡，ステロイド潮紅，皮膚萎縮，多毛，皮膚の易感染性の亢進などの局所的有害事象であり，ほとんどの場合は休薬により改善する。しかしながら，特に複数のステロイド外用剤を開始する際は，患者が混乱し使用方法を誤ることがないように，使用方法（投与部位ごとの薬剤の使い分け，使用回数，使用量）について十分に説明を行う必要がある。

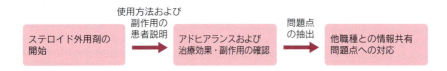

> 副作用の説明を行うとともに，患部ごとに異なる薬剤を使用するので，投与部位ごとの薬剤の使い分け，用法・用量についても十分に説明する。開始後も継続的にアドヒアランスおよび患部の観察を行い，治療効果と副作用発現の有無を評価する。

Side Discussion

皮膚障害は予防できるの？

　分子標的薬による皮膚障害の予防は，EGFR阻害薬の抗腫瘍効果を最大限に引き出すために非常に重要である。参考となる知見として，転移性大腸がんにおけるパニツムマブ治療時の皮膚障害に対する予防的治療と対症的治療を比較した海外の臨床試験（STEPP試験）[9]がある。予防的治療群は，①保湿剤を顔・手・足・首・背中・胸部に毎日起床時に塗布，②日焼け止めを外出時に塗布，③ステロイド外用薬（1％ヒドロコルチゾンクリーム）を顔・手・足・首・背中・胸部に毎日就寝時に塗布，④抗生剤（ド

キシサイクリン100mg) を1日2回内服，これらすべてを治療開始前日から6週目まで継続した。一方，対症的治療群は，皮膚障害の発現時に担当医の判断で対症療法を開始した。パニツムマブ投与後6週間におけるgrade2以上の皮膚障害の発現を両群で比較したところ，有意に予防的治療において皮膚障害が減少した。また，両群間でパニツムマブの治療効果（奏効率および無増悪生存期間）に差は見られなかった。さらに，同様の試験結果は日本人の患者を対象とした臨床試験（J-STEPP試験）[10]でも報告されている。なお，ざ瘡様皮疹に対し使用されるドキシサイクリンやミノサイクリンは抗炎症作用を期待して使用される。

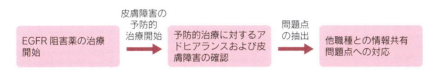

> 予防的治療として，保湿剤と抗生物質（ミノサイクリン）を使用しているが，ステロイド外用剤の使用状況については不明である。薬歴を確認するとともに，医師，看護師に確認する。

❷ 日常生活におけるスキンケアは？

　分子標的薬による皮膚症状のコントロールにおいては，内服薬や外用薬の使用に加えて，日常生活におけるスキンケアが重要である。皮膚障害の予防と対処のためのスキンケアの基本は，「清潔の保持」，「保湿」，「物理的・化学的刺激の回避」である**（表3）**。スキンケアなど患者のセルフケアを支援する部分では看護師の役割も大きいところではあるが，薬剤師もスキンケアの理解を深め，患者の理解度や実践状況を把握し，他職種間で情報を共有したうえで積極的に支援を行うべきであると考える。

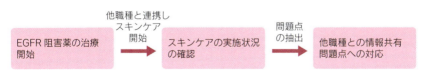

> すでに看護師から低刺激性の石けんについて説明を行う予定となっており，その他のスキンケアについての説明状況などについても情報共有を行う。また，スキンケアについて患者の実施状況を継続的に確認し支援する。

表3 皮膚障害予防のための基本的スキンケアのポイント

清潔の保持	**毎日洗浄すること**
	1. 表面を流水で洗い流す 2. 皮膚に刺激の少ない，弱酸性の石鹸をよく泡立てて洗う 留意点） ● 泡で包み込むようにして表面の汚れを除去できればよい。強くこする必要はない ● 柔らかいタオルやスポンジでよく泡立てて洗浄する。硬いナイロン製のタオルなどで強くこすることで，かえって必要な皮脂膜や角質まで除去したり，皮膚を損傷したりする場合がある 3. 洗剤分はしっかりと洗い流す 4. 水分はタオルやガーゼで押さえ拭きをする
保湿	**必要以上に皮脂を落とさない**
	1. 入浴やシャワーなどで湯を使用する際は，37℃程度のぬるめの湯を使用する 2. 長時間の入浴は避ける（湯船につかるのは20分以内程度とする） 3. 柔らかいタオルやスポンジでやさしく洗浄する。強くこすりすぎない
	洗浄後の皮膚に軟膏を塗布して保湿する
	1. アルコールの含まれない低刺激の保湿剤を用いる 2. 食事や排泄のために手洗いすると，手は乾燥してしまうため，手洗い後には必ず保湿剤を塗布する 3. 入浴後の保湿剤の塗布は，できるだけ早く（10～15分以内）皮膚が湿っているうちに行う 軟膏の例） 　親水軟膏：水溶性。塗布する際の伸びが悪い場合がある 　白色ワセリン：油性。塗布後のべたつき感が不快な場合がある 　親水ワセリン軟膏：上記2剤の混合
物理的・化学的刺激の回避	**圧迫や損傷を避ける**
	1. 皮膚を圧迫したりぶつけたりして傷つけない 2. 皮膚をやさしく保護する ● ゆるめの手袋や靴下を着用する ● 損傷部位の保護の場合は，非固着性ガーゼを使用する ● 低刺激のテープを使用する（粘着力は弱い） 3. 爪を保護する ● 爪のカットの工夫（爪切りよりも爪用やすりで長さを整える，深爪しない，角をおとすなど） ● 二枚爪の保護（マニキュアや水絆創膏，密閉しないテーピング保護） ● 爪と皮膚の境目のくぼみも開いて洗浄する ● きつい靴や靴下の締めつけを避ける
	薬剤の影響やpHの相違による皮膚への刺激を少なくする
	1. アルコール分の含まれる薬剤や軟膏類は可能な限り控える 2. おむつ着用中の場合，皮膚がアルカリ性の排泄物にさらされる時間を少なくするために，排泄後は速やかに処理する

〔森 文子（濱口恵子，本山清美 編）：ベスト・プラクティスコレクションがん化学療法ケアガイド改訂版，中山書店，199，2012より転載〕

• 皮疹

実践！カンファレンス

薬剤師1：Sさんですが，顔のざ瘡様皮疹がしみて<u>A洗顔もできない</u>と困っておられるようですね。セツキシマブの治療を開始して10日後くらいからとおっしゃっていましたが…。今回の治療は2コース目のようですが，開始時の様子はどうでしたか？

看護師：そうですね。前回の治療でもgrade2くらいのざ瘡様皮疹が出ていましたが，今回の治療が始まるときには，❶ほとんど回復されていましたよ。

❶開始時の状況から症状の推移および今回の治療との関連性を考察する

薬剤師2：そうですか。患者さんにお聞きしましたが，低刺激性の石けんについて紹介される予定なのですね。その他の<u>スキンケア</u>についてはどうですか？

看護師：清潔を保つことも必要なので，低刺激性の石けんを紹介して，よく泡立てて使ってもらうようにお話ししようと思っています。1コース目のときも保湿のことや皮膚への刺激を避ける方法などについて説明したのですが，❷細かい点について再度お話しして確認しようと思っています。

❷看護師による説明後，患者が十分に理解できているかを確認する。また，看護師に薬剤師もスキンケアに対する積極的な関わりを持つことをアピールする

薬剤師：そうですか，お願いします。こちらでも患者さんの<u>Bスキンケア</u>について気づいたことがあれば看護師さんにもお伝えしますね。それから，普段からお薬の内服状況などは問題ないですか？

看護師：ええ。❸お薬も毎回しっかり飲まれているし，保湿剤もちゃんと使っていらっしゃいます。最近，顔のざ瘡様皮疹のせいか少し❹イライラされている気がします。

❸客観的なアドヒアランスの確認となる情報

薬剤師3：そうですか…。<u>Cイライラ</u>されているのですね。私には皮膚症状が悪化して治療が続けられなくなるのが心配だとおっしゃっていました。<u>Dざ瘡様皮疹の範囲はそれほど広くないのでgrade2くらいですが，QOLに影響しているので追加の治療が必要そうですね。1コース目の時はどうでしたか？

❹患者の心理面について他職種から得られた新たな情報であり，薬剤師が入手した情報も看護師にフィードバックする

医師：前回も顔にざ瘡様皮疹が出て，その時はかゆみがあると言っていたね。❺確かステロイドの軟膏を処方してい

❺患者面談では得られなかった前回治療時の情報収集を行う

117

たと思うけど。

薬剤師：（電子カルテで薬歴をみながら）前回はstrongクラスのリンデロンV軟膏を処方されているようですね。まだ，お薬の残りを持っていらっしゃいますかね。入院時に持ってこられたお薬を調べた時にはなかったようですけど…。

看護師：そういえば，ご自宅に置いてこられたそうです。保湿剤や日焼け止めクリームは使っていらっしゃったようですけど，❻ステロイドの軟膏はあまり使われていないようです。

❻患者のステロイド外用剤に対する理解度を確認する

医師：それじゃあ，また処方しましょう。薬剤師さん，❼前回と同じものでいいかな？

❼今回の症状をもとに，ステロイド外用薬の作用強度から薬剤選択の根拠を説明し，適切な処方提案を行う

薬剤師：そうですね。顔には一般的にべたつきの少ないクリームを使いますが，滲出性の患部には少し刺激があるかもしれませんので，今回も軟膏タイプが良いと思います。強さについては，顔はステロイドの吸収率が高いので通常mediumクラス以下を用いますが，少し症状が強いので，短期間であれば，前回と同じstrongクラスのリンデロンV軟膏で様子を見てもよいかもしれません。

医師：そうだね。strongクラスのリンデロンV軟膏で❽1週間様子を見て，症状が治まったら中止するか，mediumクラスに変更することにしましょう。

❽継続的に症状観察を行い，ステロイド外用剤継続の必要性を評価する

薬剤師：それから，頭部にもざ瘡様皮疹が出てきているので，今のうちステロイド外用剤を使われた方がよいのではないでしょうか。頭髪部はローションタイプが使いやすいと思いますので，当院の採用ではリンデロンVGローションになります。

医師：頭部にもざ瘡様皮疹が出ているのですね。わかりました。E顔にリンデロンV軟膏と頭にリンデロンVGローションをそれぞれ1日2回ずつ使ってもらうように処方しておくから，薬剤師さん，❾使い方の指導をお願いします。

❾事前に他職種と治療方針について意思統一を行う

薬剤師：はい。わかりました。これまでのステロイド剤の使い方についても再度確認してみます。それから，先生，Sさんに次のコースからは症状が軽いうちにステロイド外用

• 皮疹

薬を使っていただくように説明したほうがよさそうですね。

医師：そうだね。治療も重ねてきているし，予防的に治療したほうが皮膚障害の重症度が減少するという報告もあるので，そのように説明してください。その時はmediumクラスを使いたいので，次のコースの前にまた⑩別に処方しますね。

⑩患者への説明と次コース前に処方の確認が必要である

薬剤師：よろしくお願いします。それから，看護師さん。最近，Sさんは発熱とかはないですよね。

看護師：ええ。今日も36度台でお変わりありません。

薬剤師：そうですか。先生，念のためですが，今回の症状は^Fスティーブンス・ジョンソン症候群などを疑わなくてもよさそうですか。

☑4

医師：そうだね。発熱もないし，今朝診察したけど，軽い口内炎以外，目の充血などの粘膜症状はないようだから，⑪今のところは心配しなくてよさそうだよ。

⑪今後起こりうることも念頭に継続的に症状観察を継続する

119

コミュニケーション・ポイント

- "セツキシマブの治療開始"→皮膚障害は？→症状，発症時期，gradeを確認する。

皮膚障害の重症度分類（CTCAE v4.0）

	Grade1	Grade2	Grade3	Grade4
ざ瘡様皮疹	体表面積の＜10％を占める紅色丘疹および/または膿疱で，そう痒や圧痛の有無は問わない	体表面積の10-30％を占める紅色丘疹および/または膿疱で，そう痒や圧痛の有無は問わない；社会心理学的な影響を伴う；身の回り以外の日常生活動作の制限	体表面積の＞30％を占める紅色丘疹および/または膿疱で，そう痒や圧痛の有無は問わない；身の回りの日常生活動作の制限；経口抗菌薬を要する局所の重複感染	紅色丘疹および/または膿疱が体表のどの程度の面積を占めるかによらず，そう痒や圧痛の有無も問わないが，静注抗菌薬を要する広範囲の局所の二次感染を伴う；生命を脅かす
皮膚乾燥	体表面積の＜10％を占めるが紅斑やそう痒は伴わない	体表面積の10-30％を占め，紅斑またはそう痒を伴う；身の回り以外の日常生活動作の制限	体表面積の＞30％を占め，そう痒を伴う；身の回りの日常生活動作の制限	
爪囲炎	爪襞の浮腫や紅斑；角質の剥脱	局所的処置を要する；内服治療を要する（例：抗菌薬/抗真菌薬/抗ウイルス薬）；疼痛を伴う爪襞の浮腫や紅斑；滲出液や爪の分離を伴う；身の回り以外の日常生活動作の制限	外科的処置や抗菌薬の静脈内投与を要する；身の回りの日常生活動作の制限	
手掌・足底発赤知覚不全症候群（手足症候群）	疼痛を伴わないわずかな皮膚の変化または皮膚炎（例：紅斑，浮腫，角質増殖症）	疼痛を伴う皮膚の変化（例：角層剥離，水疱，出血，浮腫，角質増殖症）；身の回り以外の日常生活動作の制限	疼痛を伴う高度の皮膚の変化（例：角層剥離，水疱，出血，浮腫，角質増殖症）；身の回りの日常生活動作の制限	

「有害事象共通用語規準v4.0日本語訳JCOG版 JCOGホームページ（http://www.jcog.jp）」より引用改変
部分的に省略を行っているため，日本語訳JCOG版の原文を参照のこと（JCOGホームページhttp://www.jcog.jp）

- "スキンケア"→患者の実施状況は？→継続的な確認を行い，問題点を抽出し他職種と共同で対応する
- "イライラ"，"心配だ"→アドヒアランスへ影響は？→患者の訴えを傾聴し支持的に対応する

- "短期間"，"1週間様子を見て"→ステロイドの治療効果と副作用は？→症状を観察し，ステロイド外用剤のランクダウンや中止を検討。治療効果がない場合は皮膚科への相談も検討する
- "別に処方"→次のコースは？→予定通り処方が行われるよう状況を確認し支援する
- "スティーブンス・ジョンソン症候群"→発症時期は？→発症時期が1ヶ月以上のこともあり，継続的に発熱，粘膜症状を観察する

✓ カンファレンス後に患者に確認しよう！

A 日常生活の変化
B スキンケアの状況
C 不安やイライラなど心理面の変化
D 皮疹の変化（改善度）
E 薬剤の使用状況
F 新たな症状の有無　　　　　　　　　　　　　　　　　　　　　　　　など

参考文献

1) Jonker DJ, et al；Cetuximab for the treatment of colorectal cancer. N Engl J Med, 357：2040-2048, 2007
2) Wacker B, et al；Correlation between development of rash and efficacy in patients treated with the epidermal growth factor receptor tyrosine kinase inhibitor erlotinib in two large phase III studies. Clin Cancer Res, 13：3913-3921, 2007
3) Peeters M, et al；Association of progression-free survival, overall survival, and patient-reported outcomes by skin toxicity and KRAS status in patients receiving panitumumab monotherapy. Cancer, 115：1544-1554, 2009
4) 大石了三，池末裕明，伊藤善規 編，がん化学療法ワークシート　第4版，じほう，2012
5) アービタックス注射液100mg　医薬品インタビューフォーム，2015年5月改訂（改訂第7版），メルクセローノ株式会社
6) 重篤副作用疾患別対応マニュアル，スティーブンス・ジョンソン症候群，平成18年11月，厚生労働省
7) 重篤副作用疾患別対応マニュアル，中毒性皮膚壊死症，平成18年11月，厚生労働省
8) 四国がんセンター化学療法委員会 皮膚障害アトラス作成ワーキンググループ：四国がんセンター編 分子標的薬を中心とした皮膚障害 診断と治療の手引き，メディカルレビュー社，2014
9) Lacouture ME, et al；Skin toxicity evaluation protocol with panitumumab (STEPP), a phase II, open-label, randomized trial evaluating the impact of a pre-emptive skin treatment regimen an skin toxicities and quality of life in patients with metastatic colorectal cancer. J Clin Oncol, 28 (8)：1351-1357, 2010
10) Kobayashi Y, et al；Randomized controlled trial on the skin toxicity of panitumumab in Japanese patients with metastatic colorectal cancer：HGCSG1001 study；J-STEPP. Future Oncol, 11 (4)：617-627, 2015
11) 山本一彦 編：ステロイド薬の選び方・使い方ハンドブック，羊土社，2009
12) 濱口恵子，本山清美 編：ベスト・プラクティスコレクションがん化学療法ケアガイド改訂版，中山書店，189-207，2012

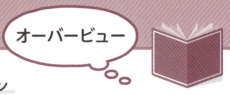

患者とのコミュニケーション

　皮膚障害は生命を直接脅かすものではないが，搔痒や疼痛を伴い患者のQOLを著しく障害する。また，EGFR阻害薬による皮膚障害は，臨床効果と相関すると報告されており，皮膚症状をコントロールして治療を継続することが重要である。それゆえ，患者の訴えを丁寧に聴取するとともに，皮膚症状を観察し早期発見に努める必要がある。また，皮膚障害の予防や治療に用いられる保湿剤やステロイド外用剤等の使用，日常生活におけるスキンケアについて状況を把握する。さらに，皮膚障害は美容面にも影響するため心理的なケアが必要となる場合がある。

処方設計

　ざ瘡様皮疹をはじめEGFR阻害薬による皮膚障害は，ステロイド外用剤を用いた治療が中心となる。ステロイド外用剤の選択においては，皮膚症状の重症度，部位に応じて，作用強度，基剤，剤形を決定する。また，ステロイド外用剤による全身的有害事象は起こりにくいが，開始する際は，使用方法（投与部位ごとの薬剤の使い分け，使用回数，使用量）および副作用について十分に説明を行い，患者が適切に使用できるよう支援する。なお，パニツムマブの皮膚障害においては，保湿剤，日焼け止め，ステロイド外用剤，ドキシサイクリンやミノサイクリンなどの抗生物質を用いた予防的治療の有効性が報告されている。

医療スタッフとのコミュニケーション

　ステロイド外用剤の使用においては，重症度や症状に応じて強度や基剤を変更するなど，きめ細かな処方内容の検討が必要であるため，その治療効果と副作用をモニタリングし，得られた情報を医師や看護師と情報共有することが重要である。また，皮膚症状のコントロールにおいては，ステロイド外用剤等の使用に加えて，日常生活におけるスキンケアも重要である。スキンケアにおいては看護師の役割も大きいところではあるが，情報を共有し，患者が適切なスキンケアが行えるよう薬剤師も積極的に支援を行うべきである。

電解質異常

電解質異常の症状は非特異的であり，重症化するまで臨床症状に乏しい

傾聴Point

- 食欲不振，倦怠感，悪心・嘔吐などの臨床症状をとらえ，電解質異常を疑う
- ビスホスホネート系薬剤を使用する際は，歯科治療既往の有無を確認する
- 終末期の患者においては，総合的な判断をするために，苦痛，患者の希望などを聞き出す

電解質異常とは[1]

悪性腫瘍に関連した電解質異常として，高カリウム血症，低ナトリウム血症，高カルシウム血症などが重要である。いずれも重症化するまで臨床症状に乏しい。

高カルシウム血症は，血清カルシウム値が10.4mg/dL以上と定義され，症状として悪心，食欲不振，易疲労感，便秘などがある。低ナトリウム血症や高カルシウム血症の症状は，がんやその転移によるものや，オピオイドや抗コリン薬，がん治療などの副作用と類似している。また，特に血清カルシウム値は日常的に検査していない場合も多い。このため，各症状の原因が電解質異常であることが見逃されることも多い。このような症状を訴える場合，電解質異常の可能性を常に念頭に置く必要がある。

本稿ではがん患者における電解質異常の中でも比較的頻度の高いものとして，高カルシウム血症を取り上げる。

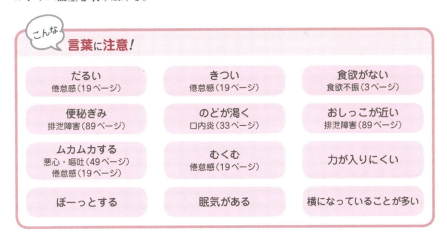

こんな言葉に注意！

だるい 倦怠感（19ページ）	きつい 倦怠感（19ページ）	食欲がない 食欲不振（3ページ）
便秘ぎみ 排泄障害（89ページ）	のどが渇く 口内炎（33ページ）	おしっこが近い 排泄障害（89ページ）
ムカムカする 悪心・嘔吐（49ページ） 倦怠感（19ページ）	むくむ 倦怠感（19ページ）	力が入りにくい
ぼーっとする	眠気がある	横になっていることが多い

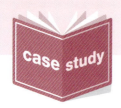

患者情報

Sさん　79歳　女性
身長141cm　体重60kg　体表面積1.48m²

現病歴	：膵がん（StageIV），多発性肝転移
治療段階	：精査加療
主訴	：上腹部痛，腰背部痛，食欲不振，倦怠感
所見	：膵体部がん，肝転移が疑われ精査目的で前医に入院していたが，CT検査にて膵体部腫瘍が増大傾向にあり当院に紹介入院となった。入院前より白血球，CRP高値が認められ，次第に食欲が低下した。また，腰背部痛と食事に伴う上腹部痛（NRS 5程度）がありアセトアミノフェン錠（1回400mg）を頓用内服していた。疼痛持続による睡眠障害があり，当院に入院後4日目から疼痛改善のためオキシコドン錠の定期内服と，レスキューとしてオキシコドン散が開始された。また，その際，前医よりエトドラク錠を定期内服していたが，腎機能障害もあることから中止となり，アセトアミノフェン錠が頓用から毎食前の定期内服へ変更となった。

検査値

	基準値	day2	day6	day8（面談）	
WBC（×10³/μL）	3.5〜9.8	27.62	30.45	28.77	↑
RBC（×10⁴/μL）	350〜500	337	326	330	↓
Hb（g/dL）	12〜16	9.0	8.8	8.8	↓
MCV（fL）	80〜100	77	79	78	↓
Plt（×10⁴/μL）	15〜35	34.3	33.3	36.0	↑
Neu（%）	40〜70	92.0	92.5	94.0	↑
T-Bil（mg/dL）	0.2〜1.2	0.4	0.4	0.5	
AST（U/L）	10〜35	19	23	19	
ALT（U/L）	5〜30	13	11	10	
ALP（U/L）	100〜350	473	520	537	↑
γ-GTP（U/L）	10〜30	78	92	97	↑
BUN（mg/dL）	8〜20	20.6	10.5	12.2	
Cr（mg/dL）	0.4〜0.8	1.22	1.05	1.11	↑
Na（mmol/L）	135〜145	130	133	132	↓
K（mmol/L）	3.5〜4.5	4.1	4.5	4.4	
Ca（mg/dL）	8.5〜10.0	10.5	—	10.9	↑
血清鉄（μg/dL）	40〜180	9	—	8	↓

● 電解質異常

	基準値	day2	day6	day8（面談）
Alb (g/dL)	4.0〜5.0	2.4	—	2.1 ↓
CRP (mg/dL)	0.1以下	15.63	19.12	19.09 ↑

薬　歴

- オキシコドン錠5mg　2錠　　　　　　　1日2回　8時，20時
- アセトアミノフェン錠200mg　6錠　　　1日3回　朝昼夕食前
- プロクロルペラジン錠5mg　2錠　　　　1日2回　朝夕食前
- 酸化マグネシウム錠500mg　3錠　　　　1日3回　朝昼夕食後
- エンシュア・リキッド250mL　2缶　　　1日2回　朝夕食事中
- オキシコドン散 2.5mg　1包　　　　　　疼痛時
- センノシド錠12mg　2錠　　　　　　　　便秘時

その他：高カルシウム血症，腎機能障害，白血球（好中球）増加，貧血

時系列で見よう

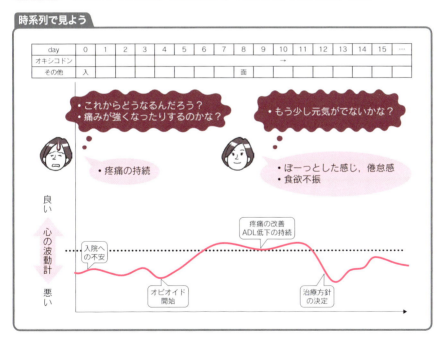

患者と話してみよう！

薬剤師：Sさん，こんにちは。痛み止めが変更になったり，新しくお薬が始まったりしていますがお困りのことはありませんか？　夜はよく眠れていますか？　`day8`

患者：ええ。❶大丈夫ですよ。お陰様で痛みが落ち着いて，夜も眠れるようになりました。

薬剤師：それはよかったです。特に食後に痛くなるとおっしゃっていましたが，そちらの痛みはどうですか？

患者：だいぶいいですよ。前の病院でもらった痛み止め（アセトアミノフェン錠）も毎食前に飲むようになって効いてるみたい。❷お昼ご飯を食べた後もほとんど痛くありませんでした。

薬剤師：先日は痛みの強さを0〜10の数字で表すと痛くなった時で5くらいとおっしゃっていましたが，痛み止めが変更になってから，食後の痛みはどのくらいですか？

患者：そうですね。いまはほとんど0か1くらいですね。❸これくらい楽だと助かります。

薬剤師：なるほど。わかりました。腰や背中も痛むとお伺いしておりましたが，そちらの痛みはいかがですか？

患者：トイレに行ったあとなどに痛くなることが多いですね。❹今朝も背中が痛くなりましたけど，この粉薬（オキシコドン散）を飲んだらよく効きましたよ。`day4〜`

薬剤師：背中が痛かったときの数字はどれくらいでしたか？

患者：そうですね。やっぱり5くらいですかね。これを飲んだら0か1くらいに落ち着くんですけど。この薬，レスキュー…とかおっしゃいましたかね？

薬剤師：はい。レスキューといいます。定期的に痛み止めを飲んでいても急に痛みが強くなるようなときはこのレスキューを使ってください。トイレに行く前など，痛くなることがわかっているときは，前もって使われてもいいですよ。いつでも飲めるように入院中は1回分ずつテーブルの上に置いてもらいますから，飲んだ時はまた看護師さんに教えてください。

---

❶内服状況について，食後など時間的要素を含め別の観点から確認する

❷ペインスケールでの評価に加えて，鎮痛により改善した具体的な日常生活の状況も他職種と共有する

❸具体的な疼痛位置や症状を確認する

❹痛みの評価を行う

● 電解質異常

患者：はい。わかりました。
薬剤師：痛みは今のお薬がよく効いておられるようですね。ところで，最近お通じの方はどうですか？ おなかが張ったりしていませんか？
患者：ええ。お通じは2日に1回くらい出てますよ。<u>❺あまり食べてないですから出る量は少ないですけど。</u>おなかの張りはありませんね。
薬剤師：お通じは普段から2日に1回のペースですか？
患者：ええ。昔からそんな感じなんですよ。
薬剤師：わかりました。他に，吐き気がしたり，日中も眠気があったりしませんか？
患者：吐き気はありませんけど，ここ最近，ずっと昼間も少し眠いような…ぼーっとした感じがしますね…。
薬剤師：ここ最近というと，こちらに入院されてからですか？
患者：いいえ。ここに入院する少し前からです。<u>❻だるい感じ</u>もして…。<u>❻食欲がなくてあんまり食べていませんからね…。もう少し元気が出たらいいのにね。</u>
薬剤師：もう少しだるさや，ぼーっとした感じを和らげる方法があれば，治療してみたいと思われますか？
患者：ええ。是非お願いします。このままでは，ちょっとしたことが億劫で，身のまわりのことを自分でするのもやっとですから…。
薬剤師：そうですか…それはお辛いですね。身の回りのこととは，具体的にどのようなことですか？ よかったらお聞かせいただけますか？
患者：そうですね…。最近では，<u>❼朝，起きて顔を洗うのも億劫なんです。</u>
薬剤師：わかりました。先生や看護師さんとも相談して，今の症状が少しでも和らぐためにできることを考えてみますね。
患者：ええ。よろしくお願いします。
薬剤師：Sさんの方から<u>❽お聞きになりたいことはありませんか？</u>
患者：そうですね…。今のところは，特にありません。
薬剤師：わかりました。またお伺いしますので，ご心配や気がかりなことがあったら何でもご相談くださいね。

❺排便状況を確認し，継続的なモニタリングを行う

❻時間的要素やその程度を確認するとともに，オピオイドの副作用以外にも，電解質異常などその他の原因がないか検索する

❼症状によって障害されている具体的な日常生活の状況を他職種と共有する

❽医療者からの一方的な質問のみにならないよう常に患者の心配や気がかりに配慮する

💡 コミュニケーション・ポイント

- "だいぶいいですよ"→痛み止めの変更前との比較？→ペインスケールを用いて客観的に評価する
- "トイレに行ったあとなどに痛くなる"→体動時痛？予測可能？→予測可能な突出痛に対してはレスキューの予防的な使い方を説明する
- "レスキュー…とかおっしゃいましたかね"→説明不足？理解不足？→患者の理解度にあわせて，以前説明した内容についても反復して説明する。
- "お通じは2日に1回"→最近？普段から？→食事形態，食事摂取量，ADLなどとともに，普段の状況（回数や性状など）を確認し変化をとらえる
- "ここ最近，ずっと"→入院前から？入院後？→具体的な症状の発現時期を確認する
- "少し眠いような…ぼーっとした感じ"，"だるい感じ"，"食欲がなくて"→眠気？倦怠感？食欲不振？→具体的な日常生活への影響を確認する
- "もう少し元気が出たらいいのにね"→治療を希望？→症状緩和の追加治療を希望するか確認する

✓ ここもチェック！

―確認できなかった場合は，医師や看護師に確認しよう！

Check1　食事摂取量は？
Check2　内服状況は？
Check3　レスキューの回数は？
Check4　ADLは？
Check5　今後の治療方針は？　　　　　　　　　　　　　　　　など

実践！カンファレンス で確認 ➡

• 電解質異常

処方設計をしてみよう！

■ 検査値からみえるものは？

（1）白血球（好中球）増加，CRP上昇[2, 3]

　白血球（好中球）やCRPは，感染症，炎症性疾患，悪性腫瘍などさまざまな原因で上昇し非特異的である。

　細菌感染症を疑う場合，末梢血中における桿状核球（幼若な好中球）の割合の上昇（左方移動という）が診断に有用である。また，全身感染症の指標として，プロカルシトニンの上昇が感度，特異度ともにCRPよりも良好である。なお，悪性リンパ腫や胃，肺，膵，脳の腫瘍や悪性黒色腫などの固形がんでは，腫瘍随伴症候群として，腫瘍細胞が顆粒球コロニー刺激因子（G-CSF）を産生し，白血球増多症を合併することがある。

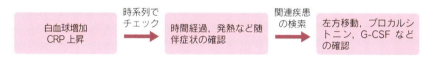

　発熱および左方移動は観察されず，プロカルシトニンを測定したところ陰性であった。また，抗生物質投与にも反応しないことから，腫瘍によるG-CSF産生を疑い血液検査を行うこととなった。

（2）貧血（赤血球減少）[4]

　貧血とは，血液中のヘモグロビン濃度（Hb）の減少と定義され，WHO基準では成人男性は13g/dL未満，思春期および成人女性では12g/dL未満，小児および妊婦では11g/dL未満が貧血とされる。貧血になると，労作時息切れや倦怠感，頭重感など，組織低酸素に起因する症状がみられる。貧血は，平均赤血球容積（MCV*）に基づき，80fL未満ならば小球性貧血，80～100fLならば正球性貧血，100fL以上であれば大球性貧血と分類される（表1）。さらに血清鉄，フェリチン，網赤血球数などを確認することで関連疾患を鑑別する。

＊MCV（fL）＝Hct（%）× 10/RBC（$10^6/\mu L$）

表1　赤血球の大きさ（MCV）に基づく貧血の分類

分類	関連疾患
小球性貧血（MCV＜80fL）	鉄欠乏性貧血，鉄芽球性貧血，サラセミア，慢性疾患（感染症・慢性炎症・悪性腫瘍），無トランスフェリン血症，骨髄性ポルフィリン症，鉛中毒
正球性貧血（MCV 80〜100fL）	溶血性貧血，急性出血，腎性貧血，血液疾患（白血病・骨髄異形成症候群・骨髄線維症など），慢性疾患（感染症・慢性炎症・悪性腫瘍），内分泌機能低下（下垂体・甲状腺・性腺），骨髄抑制（薬剤性）
大球性貧血（MCV＞100fL）	巨赤芽球性貧血（ビタミンB_{12}・葉酸欠乏），肝疾患，抗がん薬治療，再生不良性貧血，骨髄異形成症候群，粘液水腫

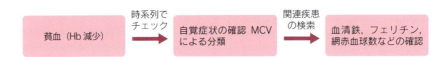

　MCVによる分類では小球性貧血（MCV＜80fL）であり，血清鉄の低下が著しく食事摂取不良による鉄欠乏性貧血と推定された。

(3) ALP・γ-GTP上昇[2, 4)]

　アルカリホスファターゼ（ALP）は，胆管細胞，骨に分布し，γグルタミルトランスペプチダーゼ（γ-GTP）は，細胆管，毛細管胆管細胞の細胞膜に存在する。ALPが上昇する場合，大半は肝型，または骨型である。大まかにはγ-GTPの上昇を伴っていれば肝型，伴わなければ骨型と判断してよい。転移性肝がんなどにより末梢性の細胆管が閉塞するとALPおよびγ-GTPが上昇するが，総ビリルビン（または直接ビリルビン）は上昇しない。一方，総胆管が閉塞されるとALP，γ-GTP，総ビリルビンすべてが上昇する。また，アスパラギン酸アミノトランスフェラーゼ（AST），アラニンアミノトランスフェラーゼ（ALT）の著しい上昇を伴う場合は，肝細胞障害を生じていることが推定される。

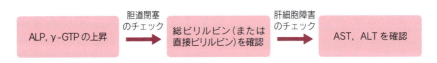

• 電解質異常

> ALPおよびγ-GTPがともに上昇しており肝型であると考えられた。また、総ビリルビンの上昇は見られず、総胆管の閉塞はないもの（多発性肝転移による細胆管閉塞の可能性）と考えられた。さらに、AST, ALTの上昇は見られず現時点では肝細胞障害を伴っていないものと推定された。

(4) 腎機能障害[5]

　腎機能は、血清クレアチニン（Cr）値に基づくGFR推算式を用いて推算した糸球体濾過量（eGFRcreat）で評価する。日本腎臓学会では、eGFRに基づいた腎臓の病期分類を6段階で行っている**(表2)**。GFR推算式では体表面積が$1.73m^2$の標準的な体型に補正した場合のGFR（mL/分/$1.73m^2$）が算出される。薬物投与量の設定において、標準的な体型（$1.73m^2$）と大きく異なる場合は体表面積（BSA）補正をしない値に変換し、患者個々のGFR（mL/分）を用いる必要がある。また、血清クレアチニン値は骨格筋量に影響を受けるため、るいそうなど筋肉量が極端に少ない場合には血清シスタチンC（Cys-C）を用いたGFR推算式（eGFRcys）が有用である。

- 成人男性
  eGFRcreat (mL/分/$1.73m^2$) $= 194 \times$ Cr (mg/dL)$^{-1.094} \times$ 年齢（歳）$^{-0.287}$
  eGFRcys (mL/分/$1.73m^2$) $= (104 \times$ Cys-C$^{-1.019} \times 0.996^{年齢}) - 8$
- 成人女性
  eGFRcreat (mL/分/$1.73m^2$) $= 194 \times$ Cr (mg/dL)$^{-1.094} \times$ 年齢（歳）$^{-0.287} \times 0.739$
  eGFRcys (mL/分/$1.73m^2$) $= (104 \times$ Cys-C$^{-1.019} \times 0.996^{年齢} \times 0.929) - 8$
- 体表面積を補正しないeGFR (mL/分) $=$ eGFR (mL/分/$1.73m^2$) $\times$ BSA $\div 1.73$

表2　eGFR値と腎機能

区分	eGFR値（mL/分/$1.73m^2$）	進行度の説明
G1	≧90	正常または高値
G2	60〜89	正常または軽度低下
G3a	45〜59	軽度〜中等度低下
G3b	30〜44	中等度〜高度低下
G4	15〜29	高度低下
G5	<15	末期腎不全

（一般社団法人日本腎臓学会：CKD診療ガイド2012, p3, 東京医学社, 2012を抜粋・改変）

血清クレアチニン値の上昇 腎機能障害のチェック GFR推算式で計算したeGFRで進行度を評価 体表面積のチェック 薬物投与量の設定においては，患者個々の体表面積を考慮

> **今回のケース**
> GFR推算式(eGFRcreat)より36.5mL/分/1.73m^{2}と計算され，中等度〜高度の腎機能低下(G3b)があることが推定された。また，患者は体表面積が1.48m^{2}と小さく，薬物投与量の設定においては，体表面積(BSA)補正をしない値に変換して検討する必要がある。

(5) 高カルシウム血症[1,6]

血中カルシウム濃度は，通常，8.5〜10.0mg/dLの範囲で維持されており，正常上限を超えている場合を高カルシウム血症と呼ぶ。

高カルシウム血症は悪性腫瘍に伴って認められることが多く，腫瘍随伴症候群の1つである。特に腫瘍細胞が副甲状腺ホルモン関連蛋白(PTHrP)を産生し生じるものを腫瘍随伴体液性高カルシウム血症(HHM)，広範囲な骨転移や多発性骨髄腫などに随伴し生じるものを局所性骨溶解性高カルシウム血症(LOH)という。また，ビタミンD製剤やサイアザイド系利尿薬などによる薬剤性の高カルシウム血症にも注意する。軽度の高カルシウム血症では症状が認められないことが多く，易疲労感，食欲不振，便秘，悪心といった非特異的臨床症状にとどまることから，衰弱やオピオイドの副作用，脳転移の悪化などとして見逃されることも少なくない**(表3)**。このため，日常的にカルシウム値をモニタリングすることが大切である。

血清カルシウム濃度の45%程度は蛋白結合型であり，血清蛋白濃度により血清カルシウム濃度は変化する。このため，低アルブミン血症がある場合，生理的に意味を持つカルシウム値は，アルブミン値で補正する必要があり，わが国ではPayneの式[7]が主に用いられている。

表3　高Ca血症の症状

分類	血中Ca値	症状
軽度	11.9mg/dL以下	無症状の場合が多い
中等度	12.0〜13.9mg/dL	食欲不振，倦怠感，悪心・嘔吐，便秘，多尿，筋力低下，腹痛など
重度	14.0mg/dL以上	せん妄(混乱)，意識低下，重度の脱水(腎機能障害)，昏睡，循環不全，腎不全など

- Payneの式

  補正Ca値（mg/dL）＝実測Ca値（mg/dL）＋［4－血清アルブミン値（g/dL）］

| Ca およびアルブミン値のモニタリング | →時系列でチェック | 低アルブミン血症がある場合は，Payneの式で補正 | →進行度のチェック | 自覚症状，発症要因の確認 |

今回のケース

患者の血清カルシウム値は10.9mg/dLであるが，低アルブミン血症（2.1g/dL）があるためPayneの式で補正すると12.8mg/dLとなり，中等度の高カルシウム血症であることが推定された。患者のぼーっとした感じ，倦怠感，食欲不振の一因となっていると考えられ，高カルシウム血症の治療を検討する。また，高カルシウム血症の原因となりうる薬剤の使用はなく，CTなどで明らかな骨転移は見られないことから，腫瘍によるPTHrP産生を疑い血液検査を行うこととなった。

高カルシウム血症の治療は？[1,6]

高カルシウム血症の治療は，尿中カルシウム排泄を促進する輸液と，骨吸収を抑制するビスホスホネートによる薬物治療が基本となる。高カルシウム血症は終末期がん患者に出現することが多く，患者の全身状態，苦痛，生命予後や患者の希望などを総合的に判断して治療方針を決める。

(1) 輸液

高カルシウム血症を生じた患者では，尿濃縮能の低下により脱水が生じ，さらにこのことにより腎機能障害が引き起こされて高カルシウム血症が悪化する。生理食塩液などカルシウムを含まない細胞外液の補液は腎の糸球体濾過率（GFR）を改善し，さらにナトリウムは近位尿細管でのカルシウム再吸収を抑制し尿へのカルシウム排泄を促す効果がある。ただし，終末期がん患者では，大量の輸液は，浮腫や胸腹水，心不全などを引き起こす可能性があるので注意する。

処方例

生理食塩液　1日1,000～1,500mL　点滴静注

(2) ビスホスホネート製剤

　高カルシウム血症の治療は，破骨細胞による骨吸収を強力に抑制し，血中カルシウム値を低下させるビスホスホネート製剤が第一選択薬となる。ゾレドロン酸は投与2日後から徐々にカルシウム値の低下が見られ，6～10日で最も低下する。また，作用持続時間は約30日である。添付文書上，「多発性骨髄腫による骨病変及び固形癌骨転移による骨病変」の治療に用いる場合，腎機能障害患者では，血漿中濃度が増加するので，腎機能の低下に応じて投与量を調節することが推奨されている **(表4)**。「悪性腫瘍による高カルシウム血症」の治療に用いる場合は，緊急を要する場合が多く，短期間の投与であることが予想されることから投与量の調節は必要ない[8]とされているが，腎機能障害の悪化などに注意して検討する必要がある。頻度の多い副作用として，一過性の発熱と骨痛があり，重篤な副作用として顎骨壊死や顎骨骨髄炎が知られている。

表4 ゾレドロン酸の腎機能低下に応じた投与量（多発性骨髄腫による骨病変及び固形癌骨転移による骨病変に用いる場合）

	クレアチニンクリアランス (mL/分)			
	>60	50-60	40-49	30-39
推奨用量	4.0mg	3.5mg	3.3mg	3.0mg

処方例
ゾレドロン酸水和物注射液（ゾレドロン酸として）4mg＋生理食塩液（または5％ブドウ糖注射液）100mL　15分以上かけて点滴静注

(3) カルシトニン製剤

　破骨細胞の活性を抑制し骨吸収を減少させ，数時間で効果を発揮し即効性を認める。急速なカルシウム値の管理が必要な場合にはビスホスホネート製剤と併用する。しかし，2～3日間の連続投与でカルシトニン受容体が減少し，効果が減弱する場合が多い（エスケープ現象）。主な副作用として，悪心・嘔吐，顔面紅潮などがある。また，過敏症を起こしやすい患者，気管支喘息の患者には慎重投与となっている。

処方例
エルカトニン注射液（エルカトニンとして）40単位＋生理食塩液50mL
　　　　　　　　　　　　　　　　　1日1～2回　点滴静注（または筋注）

| 臨床症状，苦痛の程度，患者・家族の希望などを確認 | → 患者・家族からの聴取 | 高Caの進行度，全身状態，余命，治療効果の見込みなどの確認 | → 他職種との情報共有 | 個々の患者ごとにチームで総合的に治療方針を検討 |

中等度の高カルシウム血症が一因と考えられる倦怠感や食欲不振およびADLの低下があり，患者も症状の改善を希望している。このことに加えて，余命や治療効果の見込みなど多職種で情報共有し，総合的に治療方針を検討する必要がある。ビスホスホネート製剤を開始する場合は，腎機能への影響を考慮するとともに，顎骨壊死のリスクを評価するため事前に口腔内の評価が必要である。

◼ ビスホスホネート製剤による顎骨壊死とは？[9)]

　顎骨壊死の最も典型的な自覚症状は，疼痛と骨露出であり，その他，歯の動揺，下唇の知覚異常，倦怠感などがある。危険因子としては，観血的な歯科処置，口腔内の不衛生，局所（あご付近）への放射線治療，がん化学療法（ホルモン療法を含む），副腎皮質ステロイド薬の併用，糖尿病，アルコール摂取，喫煙，高齢者などが挙げられる。治療法として十分なエビデンスが得られているものはなく，治癒は極めて困難である。したがって，顎骨壊死の予防が重要であり，投与前には，歯科医による綿密な口腔内の診査を行い，侵襲的な歯科治療はすべて終わらせておく必要がある。また，投与前から投与後にかけて継続的な口腔ケアが重要である。

| 投与前に，歯科医による口腔内診査を行う | → リスクの評価 必要な歯科処置 | 治療期間中は，口腔ケアを継続し，侵襲的な歯科治療を避ける | → 定期的な歯科診査 | 治療後も，口腔ケアを継続し，定期的な歯科診査を行う |

高カルシウム血症の治療方針を多職種で検討する際に，ビスホスホネート製剤を使用する場合は，顎骨壊死の副作用予防のため歯科医へコンサルトし，投与前の口腔内評価を提案する。

Side Discussion

➕ 膵臓がん,多発性肝転移に伴う痛みやその他の症状は？[1]

　膵臓がんや肝臓がんではしばしば腹部大動脈周囲リンパ節転移を来すため,腫瘍やリンパ節の腹腔神経叢浸潤による背部痛の訴えが多い。この痛みには,WHO方式がん疼痛治療法に従った鎮痛薬が効果的であることが多く,必要に応じて鎮痛補助薬を併用する。また,肝転移や肝病巣の増大は右上腹部痛を伴い,これは腹膜や肝臓被膜の過伸展が原因の内臓痛である。さらに,肝内病巣の増大に伴う肝腫大,十二指腸周囲のリンパ節腫大や膵頭部がんではしばしば上部消化管の通過障害を来す。腫瘍により胃前庭部〜十二指腸が圧排され,摂取した食物が胃内に貯留し,これが悪心・嘔吐や食欲不振,胸焼けを引き起こすことがある。食事形態の工夫とともに,ステロイド投与や食前のレスキュー薬の使用により症状の緩和が期待できることがある。

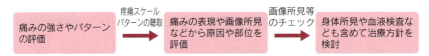

> 　入院当初,腰背部と右上腹部に持続性の鈍痛があり,特に右上腹部の痛みは食事摂取後に増悪(NRS5程度)するとのことであった。CT画像上,膵体部がんは急速に増大しており,一部は胃や肝臓に接し浸潤していることから,痛みはこれらに伴う内臓痛が含まれていると考えられた。疼痛コントロール改善のため,定期内服として,オキシコドン錠(1回5mg　1日2回),レスキュー薬として,オキシコドン散(1回2.5mg)を開始した。また,これまで食後の疼痛増強に対し,アセトアミノフェン錠(1回400mg)を頓用し奏功していたとのことから,予防的に毎食前の定期内服へと変更した。なお,前医よりエトドラク錠を定期内服していたが,腎機能障害があることから中止とした。その他,オピオイドによる副作用予防として,制吐薬(プロクロルペラジン錠),緩下薬(酸化マグネシウム錠,センノシド錠)を開始した。

●電解質異常

実践！カンファレンス

薬剤師：Sさん，痛みのコントロールがだいぶ改善して，食後もNRS0〜1くらいで増悪はないようですね。食事摂取に変化は見られますか？　それから，アセトアミノフェンが毎食前に変更になったり，副作用対策のお薬が増えたりしていますが，内服状況に問題はなさそうですか？
☑ 1, 2

看護師：そうですね。痛みが抑えられて食事や内服が楽になったとおっしゃっていました。以前，食事摂取は5割以下でしたが，❶ここ2〜3日は5〜7割ほど摂られています。お薬は看護師の方で1日分ずつ配薬しています。

薬剤師：そうですか。痛みの方ですが，安静時はよさそうですが，トイレに行った後など体動時に腰背部の痛みが増悪するみたいですね。痛くなることが予想されるときは，予防的にレスキューを使っていただくように説明しました。いまのレスキューの使用回数はどのくらいですか？
☑ 3

看護師：❷今のところレスキューは1日1〜2回で，だいたい朝方はトイレに行かれた後に使われるようですね。またご本人に❸予防的なレスキューの使用状況をお伺いしてみます。

医師：朝方にレスキューを使っているみたいだけど，❹夜間の睡眠状況はどう？

看護師：そうですね。痛み止めが始まってから，よく眠れているとおっしゃっています。

薬剤師：今のところレスキューは体動時などの突出痛に使われているようなので，眠れていらっしゃるようでしたら定期オピオイドの増量は必要なさそうですね。

医師：そうだね。このまま様子を見てみましょう。❺その他，オピオイドの副作用などで困っていることはないかな？

薬剤師：吐き気や便秘はいまのところ問題ないようです。でも便秘，眠気は耐性を生じにくい副作用なので，今後も注意して観察が必要です。

❶食事摂取量は鎮痛効果や患者状態が影響する客観的なデータであり，ADLの観点から痛みの動向を確認する

❷使用回数や使用タイミングから定期オピオイド調節の必要性を考察する

❸患者の理解度や使用状況を継続的に確認する

❹がん性疼痛治療における第一目標であり継続的にチェックする

❺高頻度に出現しやすい悪心，便秘，眠気について確認する

137

看護師：量は少ないですが，お通じはいまのところ普通の硬さのお通じが出ています。

薬剤師：それから，強い眠気とまではいかないようですが，^Aぼーっとした感じやだるい感じが続いているそうです。入院前からある症状とのことですが，ADLはどうですか？オピオイドの影響もあるかもしれませんが，血清カルシウム値も高いですよね。

☑4

看護師：❻日中もベッド上でテレビを見ておられることが多いですね。下肢の筋力も落ちてきていて，移動時は少し介助が必要なので，ナースコールを押してもらうようにお願いしています。❼血清カルシウム値は基準値より少し高いくらいかと思っていましたけど…。

薬剤師：確かに血清カルシウム値だけ見ると大して高くはないのですが，Sさんの場合，^B血清アルブミン値が低いので，補正すると12.9mg/dLとなっていて，中等度の高カルシウム血症といえます。ぼーっとしたり，倦怠感が出てもおかしくないのではないでしょうか。

医師：確かに❽補正すると中等度の高カルシウム血症だね。その影響はありそうだよ。

薬剤師：Sさんにお伺いしたところ，^C朝に顔を洗うのも億劫だとおっしゃっていて，今の症状をもう少し改善させたいと追加の治療を希望されてました。ADLも低下してきているようですが，今後の治療方針はどうなりますか？

☑5

医師：そうだね。炎症状態が高くて，これは腫瘍性も考えられるけど，膿瘍の可能性も捨て切れないね。もう少し経過を見ないと決められないけど，ご高齢なので化学療法は行わず❾症状緩和を優先する方針になりそうだ。ご本人も希望されているのであれば，まだ比較的全身状態もいいので，高カルシウム血症の治療を考えましょう。脱水もありそうなので，まずは❿生食で補液を1日1,000mL程度入れて，それから，ゾレドロン酸を使おうと思うんだけど…。腎機能に応じて用量を調節しないといけないお薬だよね…。

薬剤師：ゾレドロン酸を高カルシウム血症に使用する場合は，腎

---

❻患者の全身状態やADLについて，検査値の変動との関連性を考察するとともに，継続的に他職種と共有する

❼血清アルブミン値との関係性を展開する

❽数値評価に関連して，臨床症状を付記する

❾治療方針決定後は，特に患者や家族の心理面にも配慮した対応が必要である

❿終末期患者では，浮腫や胸腹水，心不全を生じることもあり注意して観察する

機能に応じた減量を行わず1回4mgの投与が可能です。でも，Ｓさんの場合，中等度から高度の腎機能障害があるので，継続して使用するときは，腎機能の悪化に注意が必要ですね。それから，副作用として顎骨壊死が注意喚起されているので，使用する前に歯科の先生にチェックしていただいてはどうでしょうか。それから先生，この状況での輸液となると浮腫や心臓への負担はありませんか？

医師：いまのところ，1日1,000mL程度の輸液は大丈夫と思うけど，全身状態の変化や副作用については注意して観察が必要だね。❾ゾレドロン酸は歯科受診してもらってから検討しよう。歯科受診が終わるまで2〜3日かかるかもしれないなぁ…。

❾終末期患者であり，歯科受診後の結果と患者状態からゾレドロン酸使用の有用性について再検討する

薬剤師：そうですね…。歯科受診が終わるまでの2〜3日間は即効性も期待できるエルカトニン注射液で様子をみられてはどうでしょうか。1回40単位を1日2回でよいと思います。

医師：なるほど。よし，➓それではエルカトニンで2〜3日様子を見てみましょう。

💡 コミュニケーション・ポイント

- "オピオイドの副作用"→注意すべき副作用は？患者の状況は？→モニタリングした副作用について他職種と共有する。また症状に関連するその他の要因についても意見を交換する
- "介助が必要"，"高カルシウム血症"→ADLの低下？高カルシウム血症の治療時期としては？→患者の苦痛や希望，全身状態，今後の治療方針について他職種と共有する
- "ゾレドロン酸を使おう"→腎機能に応じた用量調節の必要性は？その他の副作用などの注意点は？→患者状態を踏まえ，ゾレドロン酸の用量設定や副作用など使用上の注意点について情報提供する
- "2〜3日かかる"→歯科受診結果がわかるまでに取りうる他の対処法は？→高カルシウム血症の治療について他の選択肢を提案する

> ✅ **カンファレンス後に患者に確認しよう！**
>
> A 食事摂取量の変化
> B レスキュー薬の使用回数
> C 臨床症状の変化
> D ADLの変化
> E 薬効（エルカトニン注射液）評価　　　　　　　　　　　　　　　　　　など

その他の電解質異常

・高カリウム血症

　血清カリウム濃度≧5.0mEq/L

　特徴的な臨床症状はなく，重度の場合（＞6.0mEq/L）に致死的な不整脈を生じることがある。

・低ナトリウム血症

　血清ナトリウム濃度＜135mEq/L

　初期症状に悪心・嘔吐，食欲不振，易疲労感，抑うつ気分

参考文献

1) 余宮きのみ編，がん緩和ケアのフィジカルアセスメント　症状・副作用のここを診る，月刊薬事9月臨時増刊号，じほう，2013
2) 野口善令編，診断に自信がつく検査値の読み方教えます！異常値に惑わされない病態生理と検査特性の理解，羊土社，2014
3) 日本臨床腫瘍学会編，新臨床腫瘍学（改訂第3版）―がん薬物療法専門医のために―，南江堂，2012
4) 本田孝行編，ワンランク上の検査値の読み方・考え方―ルーチン検査から病態変化を見抜く―［第2版］，総合医学社，2014
5) 社団法人 日本腎臓学会編，CKD診療ガイド2012，東京医学社，2012
6) 特定非営利活動法人　日本緩和医療学会編，専門家をめざす人のための緩和医療学，南江堂，2014
7) Payne RB, et al；Interpretation of serum calcium in patients with abnormal serum proteins. Br Med J, 4：643-646, 1973
8) ゾメタ点滴静注4mg/100mL, 4mg/5mL, 医薬品インタビューフォーム，2015年3月（改訂第11版），ノバルティス　ファーマ株式会社
9) ビスホスホネート系薬剤による顎骨壊死：重篤副作用疾患別対応マニュアル，平成21年5月，厚生労働省

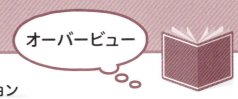

患者とのコミュニケーション

　電解質異常は，いずれも重症化するまで臨床症状に乏しい。高カルシウム血症に伴う症状は，倦怠感，食欲不振，便秘，悪心といった主観的な症状が多く，患者が訴えない場合は見逃されることも少なくない。日常的に血清カルシウム値をモニタリングし，臨床症状を聴取することが重要である。また，高カルシウム血症は終末期がん患者に出現することが多く，治療により意識レベルが改善することでかえって苦痛を強める場合もあることから，苦痛の程度，患者・家族の希望などを聴取したうえで治療方針を決める必要がある。

処方設計

　高カルシウム血症の有無を評価するうえで，低アルブミン血症がある場合，アルブミン値で補正する必要がある。高カルシウム血症の治療は，尿中カルシウム排泄を促進する輸液と，骨吸収を抑制するビスホスホネート製剤による薬物治療が基本となる。また，即効性を求める場合には，カルシトニン製剤とビスホスホネート製剤を併用する。ビスホスホネート製剤の頻度の多い副作用として，一過性の発熱と骨痛があり，重篤な副作用として顎骨壊死や顎骨骨髄炎に注意が必要である。

医療スタッフとのコミュニケーション

　血清カルシウム値や血清アルブミン値は日常的に検査されていない場合も多く，倦怠感，食欲不振，便秘，悪心といった症状がみられる場合には，医師に検査を提案する。高カルシウム血症は終末期がん患者に出現することが多く，全身状態，苦痛，生命予後や患者・家族の希望などを他職種と情報共有し，総合的に治療方針を検討する必要がある。ビスホスホネート製剤を使用する際には，顎骨壊死の予防が重要であり，投与前には，歯科医と連携し，口腔内の診査を行い，侵襲的な歯科治療はすべて終わらせておく必要がある。

好中球減少症

がん化学療法での好中球減少症は自覚症状が乏しい

傾聴Point

- 説明後の表情を確認する
- 過度の注意に対するケア，楽観的な場合のこまめなケアを行う
- 対策はより具体的に説明する

好中球減少症とは

　好中球減少症は，抗がん剤の投与による骨髄中の造血作用の障害によって，白血球の一つである好中球が減少する。好中球数が$1,000/mm^3$未満になると感染のリスクが高くなり，$500/mm^3$未満になると感染のリスクは大幅に上昇する。好中球が減少している状態で発熱すると，急速に重症化し生命を脅かすリスクが非常に高くなるため，好中球が減少している時期の感染対策は非常に重要である。しかし，抗がん剤により好中球が減少する時期は異なるため，がん化学療法レジメンに合わせた適切な説明が必要となる。

　好中球減少症は自覚症状に乏しく，感染する前の対応が重要となる。このため，患者が感染対策の重要性を認識し，適切に実施できているかどうかを確認する必要がある。

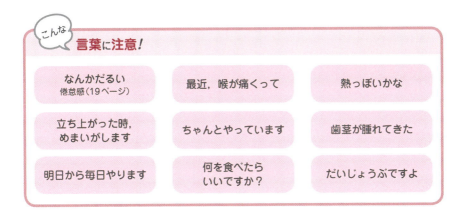

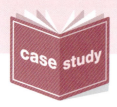

患者情報

Tさん　54歳　男性
身長174.5cm　体重67.0kg　体表面積：1.81m²

現病歴	：膀胱がん術後再発（Stage IV）
治療段階	：膀胱がん術後再発（肺転移）に対して，化学療法としてGC療法実施
主　訴	：悪心，下痢
所　見	：GC療法実施後，day4～6までgrade2の悪心出現。また，day5～7までgrade1の下痢が出現したが，整腸剤を服用し改善。その後，day7の採血データより好中球の減少が見られていたため，感染対策について再度確認するために訪室した。

検査値

検査値	基準値	Day0	Day7	Day15（面談時）	Day20
WBC（×10³/μL）	3.5～9.0	5.0	3.0	1.7 ↓	8.3
Hb（g/dL）	14.0～18.0	12.8	14.3	11.3 ↓	12.5
Plt（×10⁴/μL）	15～35	27.6	19.6	6.9 ↓	25.7
Neu（%）	40～70	53.8	40.0	45.3	73.2
Mono（%）	0～10	7.8	3.7	1.0	6.0
AST（U/L）	10～35	16	21	10	16
ALT（U/L）	5～30	12	28	11	14
T-Bil.（mg/dL）	0.2～1.2	0.86	0.85	0.4	0.32
BUN（mg/dL）	8～20	20.2	21.9	22.4 ↑	18.4
Cr（mg/dL）	0.5～1.0	1.16	1.35	1.06	1.35
Na（mEq/L）	135～145	140	136	139	142
K（mEq/L）	3.5～4.5	4.1	4.0	4.1	4.6

● 好中球減少症

薬 歴

- GC療法（GEM 1,000mg/m² day1,8,15 CDDP 70mg/m² day2）
- メトクロプラミド錠5mg　　　1錠　　　　吐き気時
- ビオフェルミン配合散　　　　3g　　1日3回　朝昼夕食後
- ランソプラゾールOD錠15mg　1錠　1日1回　朝食後

その他：血糖値，胸部症状，心電図，肝機能，腎機能に異常所見は認めず。

時系列で見よう

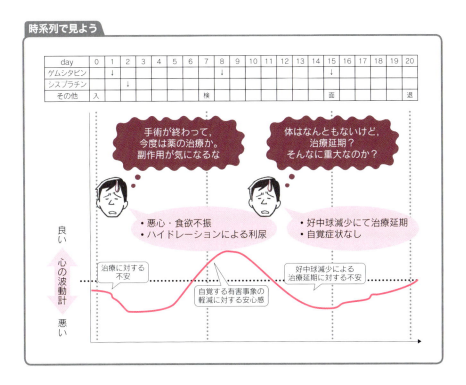

患者と話してみよう！

患　者：はじめの1週間はちょっとしんどかったですね。❶あんなにご飯を食べたいと思わなくなったのは初めてでした。でも，今はなんでもおいしく食べられているのでよかったです。水分もしっかり摂っていますよ。

薬剤師：よかったです。そう，水分は普段より少し多めくらいの意識で摂っておいてくださいね。食欲が落ちるとかそういう症状はもう大丈夫だと思います。ただ，ここからは少し目に見えないところで抗がん剤の影響が出てくる時期でもあるので，その注意をしていきましょう。

患　者：そういえば，はじめの説明のときも言われていましたよね。もらったパンフレットにも❷風邪に気をつけろって書いてあった気がします。

薬剤師：そうなんです。本当は今日も治療の予定だったんですけど，採血の結果，好中球が非常に少なくなっているので，治療は延期になりました。

患　者：え？　そうなんですか？　❸体調は全然問題ないのに。

薬剤師：好中球が少なくなるのは，お薬の治療を始めたらすぐにというわけではないんです。今朝，採血をさせてもらったと思いますが，その結果，好中球数が非常に少なくなっていて，1,000を下回っていました。そうなると普段はひかない風邪などをひきやすくなってしまうのと同時に，ひいてしまった時の症状がいつもより強くなってしまう可能性が高いのです。そのような状態になってしまった時には，治療を延期して，好中球の数が戻ってくるのを確認してから治療を再開することになるんです。

患　者：なにか，❹やっておいたほうがいいことってありますか？　その，好…，好中球を回復させるのによい食べ物とかあるんですか？

薬剤師：ははは，実は…，好中球を回復させる食べ物は残念ながらないんです。できるだけ風邪をひかないようにすることが大事になります。はじめにも説明しましたけど，

---

❶投与初期の有害事象について，どの時期に起きて，どのように回復してくるのかを理解できているかを確認する

❷易感染の状況であることを説明する

❸治療延期について理由の説明を行う

❹好中球減少症の出現時期や治療延期となる数値，対策などを意識させる

うがいは1日どのくらいやっていますか？ 一般的なことなんですけど，"うがい""手洗い"って実はとっても大切なんですよ。

患者：そうなんだ。看護師さんにもいわれていたけど，❺あまりやってないなぁ…。

薬剤師：口の中って，実は雑菌が入ってきやすいので，そのケアはとっても大切なんです。水道水でもかまいませんので1日5，6回を目安にしっかりやりましょう。退院して人混みに出るときなんかはマスクをして，できるだけ雑菌が入ってこないようにする必要があるんです。あと，歯磨きも大切になります。ただ磨くのではなく，口の中を傷付けないような少し柔らかめの歯ブラシなんかを使って，しっかり磨いてみてくださいね。

患者：わかりました。

❺対策について具体的な回数などを適切に提示する

💡 コミュニケーション・ポイント

- "なんでもおいしく"→食事摂取量は？味覚低下は？→最も気にしていた症状の改善から，他の注意に目が向くようになったことを確認する
- "え？そうなんですか？"→発熱は？咽頭痛は？→特徴的な自覚のない副作用について，興味を持っているかどうかを確認する
- "好中球を回復させるのに"→好中球の減少時期は？期間は？→gradeを確認する（表1）
- "そうなんだ"→含嗽励行は？口腔ケアに看護師，歯科衛生士の関与は？→理解度について確認し，看護師などからも情報を収集する

表1 CTCAEver.4.0によるGrade

CTCAE v4.0	Grade1	Grade2	Grade3	Grade4	Grade5
白血球減少	<LLN-3,000/mm³	<3,000-2,000/mm³	<2,000-1,000/mm³	<1,000/mm³	―
発熱性好中球減少症	―	―	ANC<1,000mm³で，かつ，1回でも38.3℃を超える，または1時間を超えて持続する38℃以上の発熱	生命を脅かす，救急処置を要する	死亡

「有害事象共通用語規準v4.0日本語訳JCOG版 JCOGホームページ（http://www.jcog.jp）」より引用改変

✓ ここもチェック！

—確認できなかった場合は，医師や看護師に確認しよう！

Check1　含嗽などの回数，マスクなどの感染対策は十分？
Check2　発熱は？
Check3　食事摂取量は？
Check4　味覚障害は？

実践！カンファレンス で確認 →

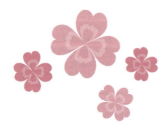

• 好中球減少症

処方設計をしてみよう！

➕ 好中球減少症をどのように考えるか？

がん化学療法による好中球減少の発症時期は抗がん剤の種類によって異なる（表2）。そのため，レジメンによって，好中球が最低値となる数日前を目安に患者に説明するとよい。

```
使用される抗がん剤を   →（関連項目   レジメに使用される   →（他職種にも   好中球が減少するタイ
確認                    チェック）   抗がん剤の好中球が減   確認）         ミングでの説明の実施
                                   少する時期を確認
```

レジメンでは，シスプラチンの好中球の減少時期が10～14日であり，ゲムシタビンを併用していることから，好中球減少の時期が遷延する可能性がある。
→好中球減少の時期に合わせて医師に採血オーダーの提案を行い，実際のデータを踏まえた説明を行う。

表2 主な抗がん剤の好中球減少時期と回復時期

抗がん剤	最低値となるまでの日数	最低値となってから回復までに要する日数
イリノテカン	10～14	7～10
シクロホスファミド	10～14	7～10
エトポシド	10～14	10～14
カルボプラチン	10～14	10～14
シスプラチン	10～14	10～14
ドキソルビシン	10～14	7～10
パクリタキセル	10～14	7～10
ドセタキセル	7～14	5～10
5-FU	7～14	7～10
ビンクリスチン	5～10	5～10
ビンブラスチン	5～10	5～10

（山本昇：がん化学療法の副作用と対策，中外医学社，61，1998を改変）

好中球減少時のG-CSF製剤の使用をどのように考える？

がん化学療法による好中球減少，特に発熱性好中球減少症の発症および重症化リスクは，疾患，レジメン，患者側のリスク因子，治療目的により異なるため，G-CSF製剤の使用については，発熱性好中球減少症の発症率を考慮し検討する必要がある。ガイドラインにおいて，一次予防的にG-CSF製剤を使用するのは「発熱性好中球減少症発症率が20％以上のレジメンを使用するとき，または発熱性好中球減少症発症または重症化のリスクが高いと考えられる因子を持つ患者に対して，発熱性好中球減少症発症率が10～20％のレジメンを使用する際に考慮する」とされている[2]。

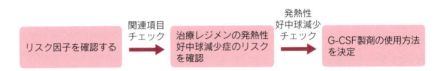

👉 発熱性好中球減少症発症に関するリスク因子（表3）を確認し，Tさんの「好中球減少症や腫瘍の骨髄浸潤を有する」のみであることがわかる。
→ GC療法の発熱性好中球減少症の発症率は，2.0％と報告されており，治療目的のG-CSF製剤の使用を検討し，予防的G-CSF製剤の投与は行わない。

表3　発熱性好中球減少症発症に関するリスク因子

- 患者年齢65歳以上
- 前治療として化学療法や放射線療法を有する
- 好中球減少症や腫瘍の骨髄浸潤を有する
- 発熱性好中球減少症発症前の合併症がある
    1) 好中球減少症
    2) 感染症や開放創がある
    3) 直近に手術療法を受けた
- Performance Statusが悪い
- 腎機能の低下
- 肝機能障害，特に高ビリルビン血症
- HIV患者

(NCCN ver 2.2014 Myeloid Growth Factorsより)

発熱性好中球減少症を発症した時の抗菌薬の投与をどう考える？

発熱性好中球減少症を発症した場合には，患者状態から感染症の重症化，危険因子のスコアリング（表4）を行い，治療は図1のアルゴリズムに従った投与経路と抗菌薬を選択する。抗菌薬の選択の際は，施設での臨床分離菌の感受性（アンチバイオグラム）を参考にする。基本的に起因菌は緑膿菌を含むグラム陰性桿菌をイメージするが，グラム陽性球菌，特にMRSAを含んだ黄色ブドウ球菌などの関与も増している。

● 好中球減少症

表4 発熱時のリスクを判定するためのスコアリング

危険因子	スコア
症状なし	5
軽度の症状	5
中等度の症状	3
低血圧なし	5
慢性閉塞性肺疾患なし	4
固形腫瘍/真菌感染既往なし	4
脱水なし	3
発熱時外来	3
60歳未満	2

21点以上：低リスク群　20点以下：高リスク群
（田村和夫：発熱性好中球減少症―治療ガイドライン―，発熱性好中球減少症，14，医薬ジャーナル社，2005）

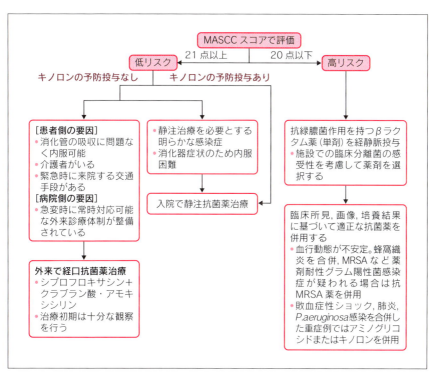

「日本臨床腫瘍学会編，発熱性好中球減少症（FN）診療ガイドライン，p.ix, 2012南江堂」より許諾を得て改変し，転載．

図1 発熱性好中球減少症に対する初期マネジメント

| 発熱時のリスクを判定するためのスコアリング(表3)でリスクを判定 | →算出→ | 発熱性好中球減少症に対する初期マネジメントのアルゴリズム(図1)により治療薬を検討 | →薬剤選択→ | 施設におけるアンチバイオグラムも考慮して使用する抗菌薬を決定 |

本症例では好中球減少時にも発熱することなく経過している。

→発熱をした場合は,入院中ということもありセフェピム,セフタジジム,タゾバクタム/ピペラシリンなどを候補とし,全身状態が不良のときはアミノグリコシド系抗菌薬を併用することも少なくない。いずれにしても,アンチバイオグラムを考慮して治療薬を決定する。

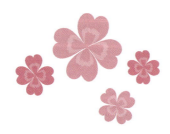

• 好中球減少症

実践！カンファレンス

薬剤師：<u>ᴬ看護師さん，Tさんなんですけど，うがい・手洗い，ちゃんとやれてますか？</u>　今日，話したときはあまりその意識がなさそうだったんですよね。
☑1

看護師：看護師からも促しているんですけど，<u>❶聞き流されちゃっているかもしれないですね。</u>

薬剤師：さっき，今日の治療が延期になった理由を話して感染対策について，もう一度，説明しています。うがいは1日5，6回を目安って伝えているので，看護師さんからもその流れで確認をお願いします。あと，マスクとか基本的な指導もお願いしますね。

❶患者面談で説明した内容を他職種と共有する

看護師：わかりました。口の中は定期的に確認するようにしますね。あ，それから，先生，<u>好中球下がっていますけど，G-CSF製剤使いますか？</u>

医師：<u>ᴮそうなんだよね。好中球数はGrade3（約770×10³/μL）だし，もう少し下がりそうだから今日は延期したけど，</u><u>❷熱出したら嫌だから，G-CSF製剤使おうか？</u>

薬剤師：うーん。たしかに分画として単球が低いので，まだ下がりそうですね。だけど，54歳という年齢や，PSや肝機能などから考えると，発熱性好中球減少症発症に関するリスクは低い方です。GC療法自体，発熱性好中球減少症発症の割合は2.0％程度と報告されています。感染対策の指導をしているので，それがきちんとできているのであれば，もう少し様子を見てもいいのではないかと思っています。

❷G-CSF製剤の使用方法について根拠を元に議論する

医師：了解。じゃあ，様子を見てみよう。<u>❸看護師さんも，感染対策ができているかどうか確認しておいてね。</u>

看護師：わかりました。<u>ᴰ今朝の検温では熱は出ていませんね。</u>
☑2

薬剤師：あ，でも，もし発熱してしまった場合，先月報告された最新のアンチバイオグラムだと，院内のセフェピムの感受性が下がってきています。セフタジジムやタゾバクタム・ピペラシリンを使用したほうがいいかもしれません。

❸今後，必要となる薬剤選択の提案を行う

153

[医師]：あ，そうなの？ どうして？
[薬剤師]：定期的に抗菌薬の使用状況を確認してますが，セフェピムの使用患者数は以前より増えています。あまりよくはありませんが，エンピリックに使用を開始し，継続されるケースが多いためだと思っています。
[医師]：一番新しいやつは確認してなかったよ。ありがとう。
[薬剤師]：そういえば，看護師さん。面談の際にTさん，食事は食べられていると言っていましたが，ちゃんと食べてますか？ 味がどうとか言ってましたか？
[看護師] ☑ 3, 4：えーっと，申し送りでは持ち込みでもいろいろ食べているみたいです。味については❹今のところそういう訴えは聞いていませんね。

❹味覚障害のタイミングを伝え，注意喚起する

[薬剤師]：治療を続けていくと，急にでてくることもあるので，味覚については定期的に確認しておいてください。
[看護師]：わかりました。

💡 コミュニケーション・ポイント

- "好中球下がっています"→G-CSF製剤を使用？→リスク因子から投与方法を提案する
- "感染対策"→発熱時の抗菌薬の使い方は？→最新のアンチバイオグラムも含め提案する
- "食べているみたいです"→味覚障害は？→症状がいつでるかわからないことをスタッフで共有する

☑ 投与後に患者に確認しよう！

A	体温・感冒様症状
B	発熱性好中球減少症の発症
C	含嗽，手洗いの頻度・方法
D	味覚障害　　　　　　　　　　　　　　　　　　　　など

📖 参考文献

1) von der Maase H, Hansen SW, Roberts JT et al.：Gemcitabine and cisplatin versus methotrexate, vinblastine, doxorubicin, and cisplatin in advanced or metastatic bladder cancer：results of a large, randomized, multinational, multicenter, phase III study. J Clin Oncol. 2000 Sep；18（17）：3068-77.
2) 日本癌治療学会 がん診療ガイドライン G-CSF適正使用診療ガイドライン．http://jsco-cpg.jp/guideline/30.html

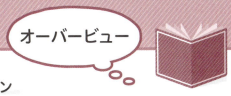

患者とのコミュニケーション

　がん化学療法を実施するにあたり，患者の意識は自覚症状を伴う副作用に注意が向いてしまい，自覚症状を伴わない副作用に対して，あまり注意を払わない場合がある。そのため，患者の意識と好中球減少症の出現時期を見極め，適切なタイミングで注意を促す必要がある。

　また，好中球減少による易感染状態に対する対策は，一般的な説明では，医療者と患者の意識にズレが生じやすい。そのため，対策についてうがいの回数など具体的なやり方を適切に提示する必要がある。

処方設計

　患者背景やがん化学療法レジメンにより好中球減少時のG-CSF製剤の使用や，発熱性好中球減少症時の抗菌薬の選択は異なるため，リスクを勘案した処方提案が必要となる。また，施設のアンチバイオグラムを考慮した抗菌薬の選択が重要となることに留意する。さらに症例によっては臓器機能やアレルギーなども注意しておく必要がある。入院時の面談などであらかじめ情報を得ておくことも重要である。

医療スタッフとのコミュニケーション

　患者が感染対策を適切に行っているかどうか，薬剤師が常時確認することは不可能であり，交代制で勤務する看護師から情報を入手する必要がある。そのためにも，患者が薬剤師の説明に対して，適切な対策をとることができているかどうかを確認するため，指導内容を医療スタッフで共有する必要がある。

　好中球減少時のG-CSF製剤や抗菌薬の投与において，患者のリスクを考慮した投与の必要性について医師と検討しておくことで，実際の発熱時の対応がスムーズになる。また，その際に，適切な提案ができるようにアンチバイオグラムなどの確認を定期的に行っておくとよい。

血管痛

点滴中に感じる不快な感覚〜痛み？ しびれ？〜

傾聴Point

- オープンクエスチョンでは血管痛を聞き出せないことがある
- 注意深く症状の有無を聞き取る
- ささいなことでも医療者に相談できる雰囲気を作る

血管痛とは

　血管痛は，ゲムシタビン，オキサリプラチンを投与される患者の50〜90％で生じる。これらの薬剤を中心静脈から投与する場合には血管痛は起こらないが，末梢静脈から投与した際には起こりやすいことに注意する。骨髄抑制や悪心・嘔吐などに比べて，QOLの低下は軽度であるために，医療者から見過ごされる可能性がある症状であり，患者が一人で苦痛を抱え込んでいるケースも少なくない。

　血管痛は我慢すれば耐えられる痛みであることが多く，忙しそうな医師や看護師，薬剤師に申し出ることを躊躇する患者も少なくない。そのため，医療者側からの声掛けにより症状をしっかり捉えることが重要である。

こんな言葉に注意！

血管に沿って痛い	腕が腫れている	腕に違和感がある
最近アザができて… 内出血痕（169ページ）	つっぱる	手を上げると痛い
しびれる 神経障害性疼痛（67ページ）	ジーンとする	かゆい 皮疹（105ページ）

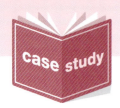

患者情報

Sさん　57歳　男性
身長173cm　体重72kg　体表面積1.85m²

現病歴：結腸がん（Stage Ⅲ）
治療段階：術後化学療法　CapeOX療法　2コース目　day 1
主　訴：オキサリプラチンの点滴中に生じる腕の違和感
所　見：デキサメタゾンなどの制吐薬を投与されているときは何も感じなかったが，オキサリプラチンの点滴開始約30分後から腕に刺激を感じるようになった。痛みとしてはそれほど強くなかったため，医療者には伝えていなかった。オキサリプラチン投与開始90分経過したころに薬剤師が訪室した。

検査値：

	基準値	1コース day 7	1コース day 14	2コース day 1（面談時）
WBC（×10³/μL）	3.5〜9.0	3.9	2.4	4.3
RBC（×10⁴/μL）	400〜550	495	469	486
Hb（g/dL）	14〜18	12.2	11.9	12.5↓
Plt（×10⁴/μL）	15〜35	28	14	36↑
Ht（%）	40〜50	43	41	42
Neu（%）	40〜70	51	55	53
AST（U/L）	10〜35	16	18	17
ALT（U/L）	5〜30	20	19	19
T-Bil（mg/dL）	0.2〜1.2	0.5	0.4	0.5
Cr（mg/dL）	0.5〜1.0	0.8	0.9	0.8
BUN（mg/dL）	8〜20	9	9	10

• 血管痛

薬　歴

【day 1】
- デキサメタゾン 6.6 mg ＋パロノセトロン 0.75 mg/ 生理食塩液 50 mL
- オキサリプラチン 230 mg（130 mg/m²）/ 5％ブドウ糖液 250 mL
- カペシタビン 2,500 mg/m²/day　1日2回　朝夕食後

【day 2～】
- デキサメタゾン錠 8 mg　　　　　1日2回　朝夕食後

その他：末梢神経障害（急性，慢性）は認めず。

時系列で見よう

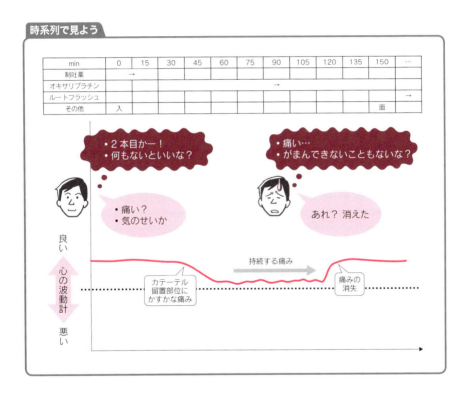

患者と話してみよう！

薬剤師：Sさん，こんにちは。❶体調などはいかがでしょうか？
患者：思ったよりだいぶ楽かな。❷もっと気持ち悪くなったりするのかと思っていたけど，ひどいことはないね。
薬剤師：それは，良かったです。抗がん剤を受けられる前の副作用説明で，不安が強まったのではないかと心配しておりました。ほかに気になることはありませんか？
患者：いや，事前に説明してくれていたから良かったよ。そうだな～。❸ほかには別にないかな。
薬剤師：そうですか。いまのお薬を点滴しているときに，腕に違和感や痛みのようなものはないですか？
患者：うん…たいしたことはないんだけど，痛みというかしびれというか❹点滴の針を刺しているところに変な感じがするかな。
薬剤師：もしかすると，血管痛という症状かもしれません。前回はどうでしたか？
患者：そうだな。確か前回も感じた気がするんだけど，❺看護師さんたちも忙しそうだったし…我慢できそうな感じだったからそのままにしたよ…そうしたら治まったし。
薬剤師：もしかすると，ちょっとしたお薬を使うことで，その症状を抑えることができるかもしれませんので，❻主治医にも相談しておきますね。
患者：そんなにひどくないけど，❼なくなるんならうれしいね。
薬剤師：わかりました。ちょっとした症状でも気づいたことや気になることがあれば，遠慮なく教えてくださいね。
患者：はい。これからはそうするようにします。

❶ オープンクエスチョンでは副作用を聞き出せないケースもある。状況に応じてクローズドクエスチョンをうまく使う

❷ 事前に起こり得る副作用を説明しておくと，症状が出ても不安は最小限に留められる

❸ 具体的に部位や症状を特定して確認することで，患者がイメージしやすくなる

❹ 前回から引き続き症状があるのかを確認する

❺ 患者は医療者のことをよく観察している。気軽に話してもらえるような，余裕がある行動を意識する

❻ 主治医にも相談することを伝えることで，患者に安心感を与えるだけではなく，いろいろな職種がチームで治療に取り組んでいることが伝えられる

❼ 気持ちを表出しており，継続的な関わりとなる言葉を添える

💡 コミュニケーション・ポイント

- "ひどいことはないね"→軽い症状は出現している？→日常生活への影響やgradeをチェックする
- "痛み"→痛みの原因は？→血管外漏出や末梢神経障害など血管痛以外の起因性も考慮する

- "点滴の針を刺しているところ"→カテーテル刺入部に限局？痛みの出現時期？→ルート確保時や投与開始時に異常がなかったかを確認し，血管外漏出の有無を評価する
- "前回も感じた気がする"→症状は重症化しているか→前回投与時の記録を確認し，経過を把握する
- "我慢できそうな感じだったからそのままにした"→痛みの強さは？申し出なかった理由は？→痛みを伝えられなかったことによる精神的苦痛にも配慮する

✓ ここもチェック！

―確認できなかった場合は，医師や看護師に確認しよう！

Check1　投与開始時に何か変化はなかったか？
Check2　初回投与ではない場合，前回投与時はどうだったか？
Check3　血管外漏出の可能性はないか？
Check4　現在の薬剤の治療効果はどうか？
　　　　→例：血管痛が重篤な場合に，レジメン変更の妥当性を判断する

実践！カンファレンス で確認 →

 スキルアップコラム

開いた質問と閉じた質問

　場面で使い分けることが大切です。

閉じた質問 Closed Question

　「そのことは医師におっしゃいましたか？」「体温は今朝何度でしたか？」など「はい」，「いいえ」で答えることができるような質問法です。

　相手に特定の情報を求めるための質問法で，必要な情報を迅速に得ることができます。質問者が推察した事項の確認をとるときにも用います。

　半面，質問者の考えに誘導されてしまう危険があること，少ない情報量しか取れないという特徴があります。

開いた質問 Open-ended Question

　「どうなさいましたか？」「いかがですか？」「そのことで今どうお感じになってますか？」など，全般的な情報について言葉で表現するように相手に求める質問法です。

　相手の心を開く効果をもち，気持ちや考えなどが自由に表現できます。情報量も多く得ることができます。半面，答えを得る際に時間がかかりがちになる，質問者と回答者の関係性で出てくる情報の質が変わる，相手に信頼されていない場合には応じてもらいにくいという特徴があります。

処方設計をしてみよう！

➕ 血管痛を予防・軽減する方法は？

オキサリプラチンによる血管痛の予防・対策は，ホットパックによるカテーテル挿入部位付近の加温，オキサリプラチン投与液へのデキサメタゾン注（1.65 mg）の混合，オキサリプラチン投与液の加温などが報告されている[1, 2]。いずれの報告でも一定の効果が得られているが，対象症例数が少ない（10例以下）こともあり，エビデンスとして確立しているわけではない。

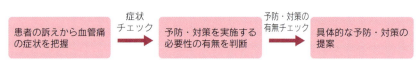

看護師に確認したところ，ホットパックによるカテーテル挿入部位の加温は行われていることが判明した。患者は血管痛を気にしていることもあり，予防・対策の追加が必要であると考えられる。
→デキサメタゾン注の混合を検討する

➕ デキサメタゾン注はどの程度混合するか？

オキサリプラチンを混合した5％ブドウ糖液250 mLにデキサメタゾン注1.65 mg（0.5 mL）を加えると投与液はpH 6.5に，デキサメタゾン注3.3 mg（1 mL）を加えるとpH 7.2に上昇することが報告されている[3]。オキサリプラチンによる血管痛の主原因がpHであるならば，デキサメタゾン注の添加が適切な予防・対策になり得るが，現状は検証の途中段階であり，今後の研究結果をしっかりと確認する必要がある。

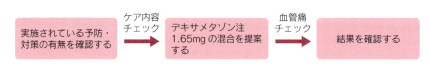

オキサリプラチンを混合した5％ブドウ糖液にデキサメタゾン注1.65 mgの添加を提案する。
→血管痛の変化をモニタリングする

◆ 血管痛を起こしやすい注射剤は？

オキサリプラチンのほかに、抗がん剤ではゲムシタビン、制吐剤に使われるホスアプレピタント、麻酔薬のプロポフォール、脂肪乳剤などによる血管痛が報告されている。プロポフォールによる血管痛については、オキサリプラチンの急性末梢神経障害に関与する Transient Receptor potential（TRP）A1 が関与することが示唆されているが、基本的に血管痛のメカニズムは明らかになっていない。

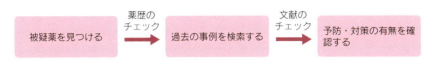

> 今回のケースでは、血管痛の報告が多数あるオキサリプラチンが投与されている。前コースの悪心・嘔吐が重篤であった場合には、ホスアプレピタントが追加されていることもあるため、薬歴を確認する。
> ➡今後の制吐レジメンを検討する際に注意する

◆ 血管痛の評価方法はどうする？

がん性疼痛の評価に用いられる numerical rating scale（NRS）を使うのが最も良いと考えられる。CTCAE v4.0（注射部位反応）では静脈炎や抗がん剤の漏出と考えられる症状も含まれており、血管痛のみを評価するには不向きである。何か対策をした際の NRS の変化に注視する。

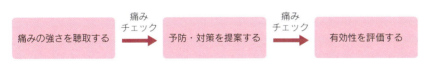

> NRS により痛みの強さを評価し、次回以降にも継続して確認することで、血管痛の発現状況や予防対策の有効性を正確に評価することができる。

➕ 血管外漏出の可能性も考慮しよう！

　カテーテル刺入部の腫脹の有無を確認する。また，制吐剤の投与時にも違和感がなかったかを確認する。

　抗がん剤の血管外漏出が起こった際には，即座に対応できるように，外来化学療法室や病棟ナースステーションなどに，デキサート®注，1%リドカイン注，生理食塩液を常に準備しておく。これらを混合して，漏出範囲よりも広く，漏出部位に向かって外側からまんべんなく少量ずつ何回も皮下注する。複数回皮下に穿刺するため，患者にはあらかじめ，ある程度痛みがあることを伝えておくとよい。

例：デキサート®注6.6 mg	2 mL
1%リドカイン注	1 mL
生理食塩液	2 mL
全量	5 mL

➕ 注射薬の浸透圧も確認しよう！

　浸透圧比2〜3を超えるような注射薬（例：ビーフリード®など，ブドウ糖濃度が10%を超える輸液）や注射用水のように著しく浸透圧が低い注射薬を投与すると，強い痛みが生じる。一般的に抗がん剤を混合した補液の浸透圧は，血漿浸透圧*（約300mOsm/L）に近いため，血管痛の原因となることは考えにくい。

＊：血漿浸透圧は電解質によって維持されている。生理食塩液の浸透圧もこれに相当する。

Side Discussion

➕ 血管痛と静脈炎の違いは？

　血管痛と静脈炎の区別を定義したものはないが，別物なので違いを整理する。血管痛は主に抗がん剤の投与中に生じることが多い。一方で，静脈炎は抗がん剤により血管内皮細胞が障害されて生じることが示唆されており[4]，血管の硬結や腕の引きつれ感などの症状が出現するまでに最低でも数時間から数日を要することが予測される。ビノレルビンやエピルビシンは静脈炎・血管痛ともに起こしやすいが，ゲムシタビンやオキサリプラチンでは血管痛が高頻度に生じるが静脈炎はほとんど発生しない。

　血管痛と静脈炎では対処法やケアプランが異なるため，患者にみられた血管障害が，血管痛なのか静脈炎なのかをしっかりと区別して評価する必要がある。静脈炎では血管に沿って皮膚が凹み，青紫〜黒色に変化することがあり，患部にステロイド軟膏（デルモベート軟膏など）を塗布することで軽減できることがある。血管痛ではこのような

処置は行われない。

血管痛・静脈炎を起こしやすい抗がん剤
血管痛：ゲムシタビン，オキサリプラチン，ダカルバジン，ビノレルビン，エピルビシン　など
静脈炎：ビノレルビン，エピルビシン，ドセタキセル　など

痛みや症状が出現した時期を確認する → 時間チェック → 血管痛 or 静脈炎を判断する → 症状チェック → 予防・対策を提案する

今回のケース　被疑薬の投与中に痛みがあり，投与終了後に速やかに消失するケースは血管痛であることがほとんどである。次回来院時に，血管の硬さや腕の引きつれ感の有無を確認し，血管障害が，血管痛 and/or 静脈炎なのかを確認する。

➕ 点滴速度は静脈炎のリスク因子

　ビノレルビン，エピルビシン，ドセタキセルは静脈炎を起こしやすい薬剤である。抗がん剤による静脈炎を予防するために，投与時間をできる限り短くし，抗がん剤投与後に一定量の補液100〜200 mL（生理食塩液，ゾルデム®1など）でルート内や末梢静脈をフラッシュする方法が有効である[5]。これは，静脈炎を引き起こす抗がん剤と末梢静脈の血管内皮細胞との接触時間を短縮することが主目的である。一例として，投与時間を短縮するために，エピルビシンを溶解する輸液を50 mLとして，輸液ポンプを使用せず点滴ルートのクランプを全開にして投与すると，約2〜4分でエピルビシンの投与が終了する。これに加え，エピルビシンの投与終了後に補液200 mL（生理食塩液，ゾルデム®1など）を短時間で投与することで，静脈炎の発現率が大幅に低下する[5]。

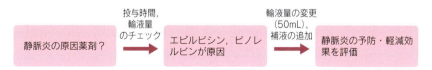

静脈炎の原因薬剤？ → 投与時間，輸液量のチェック → エピルビシン，ビノレルビンが原因 → 輸液量の変更（50mL），補液の追加 → 静脈炎の予防・軽減効果を評価

実践！カンファレンス

薬剤師：看護師さん，Sさんに血管痛が起きていますね。
看護師：❶え？ほんとですか？？ⓐさっき投与を始めてしばらくしたときに何も言ってなかったのに…。
☑1
薬剤師：みんな忙しそうに見えたし，我慢できそうだったから言わなかったみたいです。ⓑ前回も感じたようなことを言っていました？
☑2
看護師：❷記録には書いてありませんね…。
薬剤師：そうですか。他に抗がん剤が漏出したかもしれないようなことは言っていましたか？　❸腕がチクチクするとか…。
看護師：いえ，そういうことはありませんでした。
薬剤師：そうするとやはり血管痛ですね。
医　師：オキサリ（プラチン）を末梢から投与する人でけっこう血管痛起きるよね。どうしたらいいかな？
薬剤師：そうですね。明確な根拠はまだないのですが，オキサリプラチンにデキサ（メタゾン）を少し混ぜて，投与中にホットパックや毛布などで温めることで軽減できることがあるみたいです。
医　師：オキサリプラチンにデキサメタゾンを混ぜても❹治療効果に影響はないのかな？
薬剤師：何報か論文になっているのでおそらく大丈夫だとは思いますが…ちょっとその点に注意して経過をみてもらえますか？　文献を探してみますね。
医　師：わかった。❺何例かまとまったら，一度，確認してみるといいね。
看護師：ⓒ腕を温めるのは最初だけでいいですか？　ホットパックは冷めちゃうと思うので，定期的に交換するようにした方がいいですよね？
☑3
薬剤師：それがいいと思います。❻ちょっと手間がかかるかもしれませんが，お願いします。
医　師：その方法でダメなら，❼ポートを使うとかかな。あまりひどいようなら別のレジメンにすることもできるけど，まずはCapeOXを第一に考えているんだよね。

❶ 面談するタイミングによって重要な情報を聞き逃すことがあるので，双方のコミュニケーションが大切である

❷ 血管痛は見逃されやすい副作用であるため，血管痛が起こることを前提とした問診を実施することが望ましい

❸ 漏出との全監別も行う

❹ 経験則を含め，エビデンスを紹介する

❺ 医師や看護師とのディスカッションのなかから研究につながるテーマがみつかることがある

❻ このような声掛けを行うことでお互いの信頼感が深まる

❼ 大腸がん患者は，継続して化学療法を行うことが多いため，中心静脈ポートを積極的に使用するのも一つの解決方法であり，薬剤師も積極的な関わりをもつ意思表示を行う

| 薬剤師 | ：できる限り CapeOX は続けたいですね。まずはホットパックとデキサメタゾンの追加で様子を見てみましょう。また ❾ 次回に症状を確認してみます。 |

❽ 医師に予防・対策を提案したら、その結果をしっかりと確認する。提案→結果の確認→医師への報告をしっかり行うことで、医師からの信頼も高まる

💡 コミュニケーション・ポイント

- "何も言ってなかった"→症状の見逃し？→再度，患者に確認することが望ましいが，しつこくなりすぎないように注意する
- "記録には書いてありませんね"→前回，血管痛のチェックが抜けていた？→持続時間・消失した時期を把握できるのが理想である
- "定期的に交換する"→ホットパックの保温の持続時間？→30～60分ごとに交換する。また，患者自身にも確認してもらうとよい
- "ポートを使う"→ポートの使用によるデメリットは？→カテーテル部位での血栓，感染症などの回避対策を検討する

✓ カンファレンス後に患者に確認しよう！

A　投与開始時の症状
B　前回投与時の症状
C　ホットパックの使用状況
D　予防対策の有効性（次コース）

参考文献

1) 塩塚雄基，上淵未来，濱田政司，他：Oxaliplatin 末梢投与時の Dexamethasone 混合による血管痛軽減の試み．癌と化学療法，39 (10)：1583-1586，2012
2) 原口久義，國領俊之，江上優，他：オキサリプラチン末梢静脈投与時に発現する血管痛様症状に対する温罨法および輸液加温法の効果．日本病院薬剤師会雑誌，48 (12)：1471-1475，2012
3) 松山和代，三嶋秀行，上野裕之，他：Oxaliplatin 末梢投与における血管痛の原因と対策．癌と化学療法，38 (3)：411-414，2011
4) Yamada T, Egashira N, Imuta M：Role of oxidative stress in vinorelbine-induced vascular endothelial cell injury, Free Radic Biol Med, 48 (1)，120-127, 2010
5) 磯田和也，菅幸生，竹田和喜，他：エピルビシン塩酸塩の投与時間短縮およびフラッシュの追加による静脈炎の予防効果の改善．医療薬学，39 (11)：644-649，2013

> オーバービュー

患者とのコミュニケーション

　血管痛の症状を自ら申し出る患者は少ない．忙しそうに働いている医師，看護師，薬剤師を見ると，なおさら言いにくくなってしまう可能性がある．日ごろから患者としっかりコミュニケーションを図り，ちょっとした症状でも気軽に話せるような雰囲気を作ることが必要となる．「ここもチェック！」などを参考にしたうえで，カテーテル挿入部位に違和感がないかなどを丁寧に聞き取ることが重要なポイントとなる．どんなときでも患者が医療者に遠慮することなく，さまざまな思いを相談できるように，余裕がある雰囲気を作り，業務に臨む姿勢も大切である．

処方設計

　血管痛のメカニズムが十分に解明されていないこともあり，現状は医師，看護師，薬剤師の経験に基づいた対処法を図るのが最善である．ホットパックによるカテーテル挿入部位の加温，輸液ボリュームの増量（250→500 mL），オキサリプラチン投与液へのデキサメタゾン注1.65 mgの添加が主な対処方法となる．これらを実施しても十分な予防・軽減効果が得られない場合には，今後の治療スケジュールを考慮し，長期間の抗がん剤投与が予定されているならば，中心静脈ポートの使用も選択肢の一つとなる．

医療スタッフとのコミュニケーション

　薬剤師の問診により，血管痛の症状が聞き取れなかった場合でも，看護師がその情報を得ている可能性がある．また，その逆のこともある．血管痛が起こりやすいことが報告されている薬剤を投与している場合，看護師と情報を共有し，血管痛の出現を確実にキャッチすることが重要となる．また，看護師により，ホットパックが実施されているケースもあるため，対処方法を検討する際には，血管痛出現時にどのような対策が取られていたかを正確に把握しなければならない．そのうえで，患者ごとに適切な予防対策を選択し，積極的に処方提案していくことが血管痛の予防・軽減につながる．

内出血痕

皮下に青紫色のアザ！こんな時どうする？？

傾聴Point
- 痛みの有無を詳細に聞き取る
- 手だけではなく，足，眼底，歯肉など他部位の出血症状に注意する
- 内出血によるアザを気にする患者の思いに配慮する

内出血痕とは

抗がん剤の投与時に限らず，点滴治療を長期間受けている患者に出現することが多い症状である。毛細血管から出血が起こり，初期には赤い小さな点状の出血斑がみられ，時間の経過とともに青アザのような色に変化する。抗がん剤による治療を行っている患者では，血小板数の低下が主原因となる可能性が高いが，アスピリンやワルファリンカリウムなどの抗凝固薬の服用の有無や相互作用による出血リスクの増大をしっかりと確認する。また，抗がん剤投与時に留置したカテーテルから薬液が漏出していた可能性も考慮し，皮膚障害が生じていないかも合わせてチェックする必要がある。

こんな言葉に注意！

- 内出血ができやすい
- 最近アザができて…
- 腕（足）がへん
- 腫れているのかな？
- どこにぶつけたかな？
- 押さえると変な感じ
- ワーファリン飲んでるよ
- 立ちくらみする
- 目が充血する
- 熱感がある
- 半袖を着ない
- 変な味がする

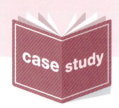

患者情報

Sさん，58歳　男性
身長171cm　体重65kg　体表面積1.76m²

現病歴	：直腸がん（Stage Ⅳ），心臓弁置換術後（2年前）
治療段階	：CapeOX療法（カペシタビン＋オキサリプラチン）　1コース day 11
主訴	：左腕の内出血
所見	：弁置換術の既往があり，ワルファリンカリウムを服用していた。Stage Ⅳの直腸がんに対し，CapeOX療法が開始された。投与当日に grade 1の悪心と day 3に冷感刺激による痛みが出現したが数日で軽快し，他に問題となる副作用はみられなかった。カペシタビンのコンプライアンスも良好であった。

検査値

	基準値	day 0	day 7	day 12 (面談翌日)
WBC (×10³/μL)	3.5〜9.0	4.3	3.9	2.4
RBC (×10⁴/μL)	400〜550	486	495	469
Hb (g/dL)	14〜18	12.5	12.2 ↓	11.9
Plt (×10⁴/μL)	15〜35	36	28	14
Ht (%)	40〜50	42	43	41
Neu (%)	40〜70	53	51	45
AST (U/L)	10〜35	17	16	18
ALT (U/L)	5〜30	19	20	19
T-Bil (mg/dL)	0.2〜1.2	0.5	0.5	0.4
Cr (mg/dL)	0.5〜1.0	0.8	0.9	0.9
BUN (mg/dL)	8〜20	10	9	8
PT-INR	0.9〜1.1	2.1	2.3 ↑	3.8

• 内出血痕

薬　歴

- CapeOX療法（カペシタビン2,500mg/m² day1〜14，L-OHP130mg/m² day1）
- （持参薬）ワルファリンカリウム錠1mg　3錠分1　1日1回　昼食後
- （持参薬）オルメサルタン錠10mg　2錠分1　　　1日1回　朝食後
- （持参薬）酸化マグネシウム 2g分3　　　　　　　1日3回　朝昼夕食後

その他：電解質，血糖値，胸部症状に異常は認めず。

時系列で見よう

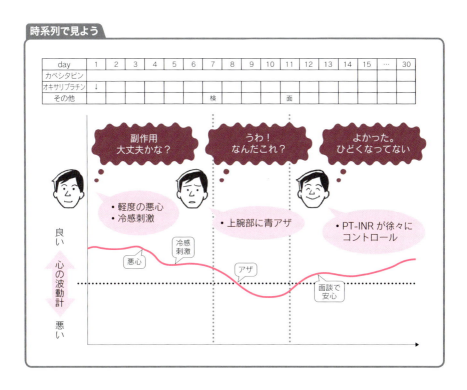

患者と話してみよう！

薬剤師：Sさん体調はいかがですか？ day11
患　者：体調はいいです。ただ，気付いたら❶腕に青アザができていて驚きました。
薬剤師：すごく青くなっていますね。いつ気付かれたのですか？
患　者：朝起きてふと見たらこんな色になっていました。
薬剤師：それは驚かれましたね。痛みはありませんか？
患　者：❷痛みはありませんね。
薬剤師：このようなアザはよくできるのですか？
患　者：そうですね…❸血をサラサラにする薬を飲み始めてからだいぶ経ちましたけど，こんなのができたのは初めてです。
薬剤師：持参されたワーファリンとバイアスピリンはいつ頃から飲んでいらっしゃいました？
患　者：心臓の手術をしてから❹飲み始めたから2年ぐらいになります。
薬剤師：そうですか，間違って多く飲んでしまったということはないでしょうか？
患　者：もう1年くらいは同じ量で飲んでいますから，間違えることはないと思うんですよ。
薬剤師：わかりました。
患　者：これってやっぱり抗がん剤のせいですか？
薬剤師：うーん…いまの状況だと何が原因かははっきりしないので，主治医の先生とも相談しながら，原因を調べて対策を考えてみますね。
患　者：ありがとうございます。よろしくお願いします。
薬剤師：ところでほかに出血しているところはありませんか？
患　者：そういえば，一昨日ぐらいに❺歯を磨いている時に血が出たかな…家でもたまーに出ることがあるから❻ほとんど気にしてなかった。 day9
薬剤師：そうでしたか。ワーファリンやバイアスピリンを飲んでいる時に歯肉からも出血することがありますので，血が出る量が多かったり，血が止まりにくかったらすぐに教

❶時期を確認していくが，驚きに共感する表現も添える

❷頻度や出現時期を聞き取り，痛みがあれば症状を意識する

❸商品名をはっきりと記憶している場合は薬識が高いと推測できる

❹入院直前に飲み始めたケースではコントロールが安定していない可能性を考慮する

❺患者との会話の中から内出血以外の症状がないかを確認する

❻ワルファリンカリウムによる代表的な出血症状の説明を加え，知識を定着させる

・内出血痕

患者：⓻これからはそうするようにします。
薬剤師：少し前のことになるので，覚えていないかもしれませんが，オキサリプラチンを点滴した日に腕に痛みや違和感のようなものを感じた記憶はありますか？ day1
患者：いや～覚えてないですね…覚えていないってことは何もなかったのだと思います。
薬剤師：わかりました。また，定期的におうかがいしますので，何かありましたらどんなことでも遠慮なくおっしゃってください。お大事にしてください。

⓻延長して面談できる環境であれば，副作用チェック

💡 コミュニケーション・ポイント

- "腕に青アザ"→カペシタビンの相互作用によるワルファリンカリウムの効果増強？血小板減少による出血症状？→確認すべき検査項目を考える
- "1年くらいは同じ量"→コンプライアンス？服用量の変更は？→カルテなどを再確認する
- "やっぱり抗がん剤のせいですか？"→抗がん剤に対する不安？→副作用への対処法があることを説明し，チームで関わっていることを伝えて，不安を払拭させる
- "歯を磨いている時に血が出た"→ブラッシングは適切か？→口腔ケアを説明する
- "覚えていない"→抗がん剤が漏出した可能性は？→投与時の記録を確認する

✅ ここもチェック！

―確認できなかった場合は，医師や看護師に確認しよう！

Check1　ワルファリンカリウムのコンプライアンスに問題はなかったか？
　➡処方オーダーに反映されていないが，主治医からの指示で投与量が変更されている可能性がある。カルテの記載事項を細かく確認する。
Check2　口腔ケアの手技に問題はなさそうか？
　➡適切な口腔ケアにより口内炎の予防にもつながる。
Check3　腕以外の部位に出血症状がみられていないか？
Check4　オキサリプラチン投与時に漏出を疑う所見はなかったか？
　➡面談日（day 11）を考慮すると可能性は低いが，念のため確認をする。
Check5　数日以内にルート確保や採血を行っていないか？

実践！カンファレンス で確認 ➡

処方設計をしてみよう！

血小板減少による出血のリスクは？

血小板が減少することで，出血のリスクは増加する。急性白血病患者を対象とした調査では，血小板数が15万/μL未満になるとWHOが規定した出血スコアでgrade 2以上の出血を起こすリスクが約2倍になることが報告されている[1]（**表1**）。また，出血スコアgrade 2以上の症状がみられた場合は，血小板輸血を考慮する必要がある。

表1　WHO 出血スコア

grade 1	紫斑，点状出血，皮下出血などの軽度の皮膚出血や一過性の粘膜出血
grade 2	皮下血腫や持続的な粘膜出血（口腔，鼻腔，性器，血痰，血尿，吐下血）や侵襲部位出血
grade 3	grade 2で赤血球輸血を要するもの
grade 4	中枢神経や肺などの臓器出血や視力障害を来す網膜出血などの重篤な機能障害を伴う出血

WHOの出血スコアを確認する → 〔症状チェック〕血小板数を確認する → 〔検査値チェック〕血小板輸血の必要性を判断する

> **今回のケース**
> 症状は皮下出血および口腔粘膜からの一時的な出血のみであり，出血スコアのgrade 1に相当する。面談日（day 11）に検査は行われていないため，血小板数を確認する必要がある。一般的に出血スコアgrade 1の出血（軽度の皮下出血）は，臓器出血などの重篤な出血を来すリスクは低いと考えられている。
> ➡血小板数を確認する。

血小板輸血の適応は？

止血において最も重要な役割を果たすのは血小板であり，血小板数の低下は生体が有する止血メカニズムを破綻させる要因となり得るため，適切な血小板数を維持する必要がある。止血のためには，最低0.5万/μLの血小板が必要であり，10万/μL以下になると一次止血機能の指標となる出血時間が延長する。血小板輸血の適応は，出血の症状や合併症などから総合的に判断するが，がん薬物療法による血小板低下の場合は，予防的投与の基準として1～2万/μLとすることが示されている[2]。WHOスコアgrade 2以上の出血がある場合は，5万/μLを保つようにする。

• 内出血痕

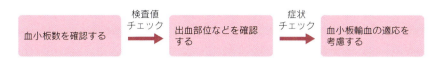

 day 12（面談翌日）の検査では，血小板数は14万/μLであり，血小板数の低下傾向はみられるものの，十分な血小板数であった．出血症状も軽度なものであり，血小板輸血が必要な状況ではないことがわかる．抗がん剤の投与により重篤な出血が起こるリスクは高くないが，脳出血や消化管出血を起こした場合には，重症化する可能性が大きいため，出血は注意深くフォローする必要がある．
➡2コース目以降も出血症状を慎重にモニタリングする．

◪ ワルファリンカリウムの相互作用は？

　ワルファリンカリウムによる抗凝固作用は，腸管からのビタミンKの吸収動態やCYPを介した代謝などさまざまな影響を受ける．ワルファリンカリウム（S体*）はCYP2C9で代謝されるため，CYP2C9の阻害効果を有する薬剤を併用する場合は出血リスクが増大するため，注意が必要である[3]．

*ワルファリンカリウムはS体とR体が存在しており，抗凝固作用の強さや代謝酵素はそれぞれで異なる．S体はR体に比べ抗凝固作用が5倍強く，S体の薬物動態の変化には十分注意しなければならない．S体はCYP2C9，R体はCYP1A2とCYP3A4により主に代謝される．

CYP2C9阻害薬	ミコナゾール，ボリコナゾール，フルコナゾール，アミオダロン，ブコローム，ベンズブロマロンなど

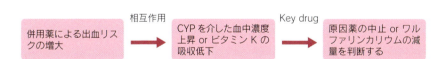

 カペシタビンの開始後，PT-INRの延長がみられており，薬物間相互作用によるワルファリンカリウムの効果増強が生じている．カペシタビンは大腸がん治療のKey drugであり，相互作用を回避するために中止することは現実的ではない．そのため，ワルファリンカリウムの投与量を調整し，PT-INRをコントロールすることを選択する．
➡PT-INRをモニタリングしつつ，ワルファリンカリウムを減量する．

🔲 抗がん剤の血管外漏出の判断はどうする？

　血管外漏出のリスクを考える場合には、抗がん剤を壊死性、炎症性、非壊死性の3つに分類して考える**(表2)**。抗がん剤の血管外漏出の有無を判断することは難しいが、壊死性抗がん剤が漏出した可能性がある場合は、少量の漏出でも重篤な皮膚障害を来すことがあるため、ステロイドの局注などの適切な対処をすぐに実行する必要がある（血管痛参照）。漏出が起きた際には、多くの場合、カテーテル留置部位に発赤がみられる（発赤が生じないケースもあるので注意）。皮膚の発赤だけで済む場合もあるが、潜在的に潰瘍形成が進行し、数日後に目に見える潰瘍を形成することもある。一度、潰瘍ができると改善するまでにかなりの時間が必要となるため、太い血管を選んでカテーテルを留置する、留置後の滴下に問題がないかを確認するなどして、抗がん剤の漏出を防止することが最も重要である。

表2　抗がん剤の分類

壊死性抗がん剤	炎症性抗がん剤	非壊死性抗がん剤
ダウノルビシン ドキソルビシン エピルビシン イダルビシン ビンクリスチン ビノレルビン パクリタキセル ドセタキセル	シスプラチン カルボプラチン オキサリプラチン ゲムシタビン ダカルバジン シクロホスファミド イリノテカン 5-FU エトポシド	セツキシマブ パニツムマブ ベバシズマブ リツキシマブ トラスツズマブ ペルツズマブ ペメトレキセド メトトレキセート

＊文献や濃度により分類が異なる薬剤がある点に注意

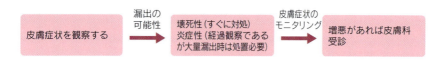

> **今回のケース**
> 　抗がん剤の投与後day 11であるため、抗がん剤の漏出がアザの原因であることは考えにくい。仮に抗がん剤の漏出であるとすれば、もっと早い時期に発赤、熱感、痛みなどの症状が現れる。
> ➡漏出以外の原因を考え、対応を決定する。

🔲 ADLが低下すると深部静脈血栓症が起こりやすくなるの？

　長時間座ったままの姿勢でいることやベッドに横になっている時間が長い場合に起

こりやすい血栓症として，深部静脈血栓症（Deep Vein Thrombosis：DVT）がある。DVTでは，下肢の静脈の流れが滞ることが原因となり，血栓が形成される。血栓が形成されても無症状であることが多いが，腫脹や浮腫が生じることもある。足のむくみに左右差がみられた際は（片側性浮腫），DVTが原因となっている可能性がある。下肢にできた血栓が血流により肺に移動し，肺塞栓症を起こすと，呼吸困難，胸痛，咳などの症状がみられ，重症化すると心肺停止に至るケースもある。DVTは適切な対応を行えば予後良好な疾患であり，肺塞栓症を起こさないように，状況により未分画ヘパリンやワルファリンカリウムによる治療・予防が行われる。

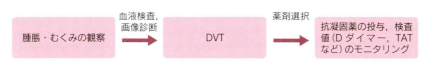

> **今回のケース**
> カンファレンス後にワルファリンカリウムを中止することになった。本症例では重篤な副作用も出ておらず，ADLが極端に低下することはないため，DVTのリスクは低い。重篤な血栓症（例：抗リン脂質抗体症候群など）がある症例でワルファリンカリウムを中止した翌日に脳梗塞を発症した事例もあり，ワルファリンカリウムを中止する際には慎重なモニタリングが必須となる。
> ➡検査値のモニタリング，看護師による巡回回数の増加を提案する。

Side Discussion
❶ 貧血を判断するときの注意点は？

貧血を診断する際は，赤血球指数を用いて評価が行われる。赤血球指数には，平均赤血球容積（mean corpuscular volume：MCV），平均赤血球ヘモグロビン量（mean corpuscular hemoglobin：MCH），平均赤血球ヘモグロビン濃度（mean corpuscular hemoglobin concentration：MCHC）の3種類がある。それぞれの計算方法を以下に示す。

- $MCV = \dfrac{Ht\,(\%) \times 10}{RBC\,(10^6/\mu L)}$

- $MCH = \dfrac{Hb\,(g/dL) \times 10}{RBC\,(10^6/\mu L)}$

- $MCHC = \dfrac{Hb\,(g/dL) \times 100}{Ht\,(\%)}$

MCVとMCHCの組み合わせにより，貧血は以下の3つに分類される。
①小球性貧血（MCV≦80，MCHC≦30）
②正球性貧血（81≦MCV≦100，31≦MCHC≦35）
③大球性貧血（MCV≧101，31≦MCHC≦35）

この分類から，小球性貧血であれば鉄欠乏性貧血やサラセミア，正球性貧血であれば溶血性貧血，再生不良性貧血，急性白血病など，大球性貧血であれば巨赤芽球性貧血，悪性貧血の可能性が考えられる。赤血球が低下した際には，網状赤血球数を確認することで，赤血球の産生能を推測することが可能である。網状赤血球数は，今後赤血球数が回復に向かうのか，しばらく低値のまま推移するかを判断する指標の一つとなる。

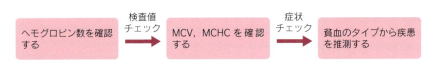

患者のHb値にはほとんど変動がみられていない。赤血球の寿命は120日であるため，化学療法を開始してから，赤血球やHbが低下するまでには数週間を要する。そのため，初回化学療法の1コース目に抗がん剤による貧血が起こることはまれであり，この段階で重篤な貧血が生じることは考えにくい。治療期間が長期になった際に，うっかり見落とす可能性があるため十分注意する。
➡赤血球数，Hb値の確認を継続する

抗血小板薬・抗凝固薬の術前休薬はどうする？

抜歯や白内障手術については，抗血小板薬・抗凝固薬の中止によるデメリットや侵襲性を考慮し，休薬せずに処置を実施することがガイドラインで推奨されている[4]**（表3）**。ただし，ワルファリンカリウムに関しては，至適治療域にPT-INRをコントロールした上での実施が推奨されているため，手術前にPT-INRを確認する必要がある。侵襲性の大きい大手術や内視鏡による粘膜切除術などを行う際は，休薬が原則となる**（表4）**。アスピリンは7～10日，ワルファリンカリウムは3～5日を目安に休薬する。

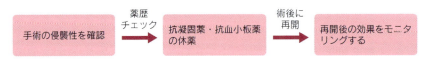

表3 抜歯や手術時の対応

クラスⅠ	・なし
クラスⅡa	・至適治療域にPT-INRをコントロールした上での,ワルファリン内服継続下での抜歯および白内障手術 ・抗血小板薬の内服継続下での抜歯および白内障手術
クラスⅡa'	・低危険手技時の抗血小板薬の休薬期間はアスピリンで3日間,チクロピジンで5日間,両者の併用で7日間 ・高危険手技時の抗血小板薬休薬期間はアスピリンで7日間,チクロピジンで10〜14日間。血栓症や塞栓症のリスクの高い症例ではヘパリンによる代替療法を考慮 ・大手術の術前7〜14日からのアスピリン,チクロピジンおよびクロピドグレルの中止,3日前からのシロスタゾール中止。
クラスⅢ	・抗血栓療法の中断 ・抗血栓療法の中断が避けられない場合は,ヘパリン,脱水の回避,輸液などの代替療法を考慮する

クラスⅠ:有益/有効であるという根拠があり,適応であることが一般に同意されている
クラスⅡa:有益/有効であるという意見が多いもの
クラスⅡa':クラスⅡaに準じる分類
クラスⅢ:有益/有効でないないし有害であり,適応でないことで意見が一致している

循環器疾患における抗凝固・抗血栓療法に関するガイドライン(2009年改訂版)を参考に作成

表4 侵襲性が大きい手術・処置をする際の休薬の目安

	一般名	休薬期間の目安
抗血小板薬	アスピリン	7〜10日
	チクロピジン	10〜14日
	クロピドグレル	7〜14日
	シロスタゾール	3日
抗凝固薬	ダビガトランエテキシラート*	1〜2日
	リバーロキサバン	1日
	ワルファリンカリウム	3〜5日

＊文献により異なる点に注意
　イダルシズマブ(遺伝子組換え)はダビガトランエテキシラートによる治療中に生命を脅かす出血または止血困難な出血を発現している,もしくは緊急手術/侵襲的処置を要する場合の特異的中和剤である。

ワルファリンカリウムから未分画ヘパリンへの切り替え方法は？

　血栓症の病態や術式によるリスクを考慮し,ワルファリンカリウムの内服から未分画ヘパリンの持続注入に変更し,手術の直前まで抗凝固療法を継続する「ヘパリン置換」が行われることがある。ワルファリンカリウムを手術の3〜5日前に休薬→最終服用後24時間以内に未分画ヘパリンの持続投与を開始→手術の4〜6時間前に中止(または直前に硫酸プロタミンを投与)する方法が示されている[5]。術後は可能な限り早く

未分画ヘパリンの投与を開始し，病態が安定したらワルファリンカリウムの内服を併用し，PT-INRが治療域に入ったら数日様子を見て，未分画ヘパリンを中止する。ワルファリンカリウムの再開後，未分画ヘパリンを併用する理由は，ワルファリンカリウムの効果発現までに4～5日を要するためである。

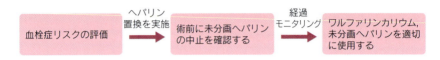

・内出血痕

実践！カンファレンス

薬剤師：Sさんにすごいアザができてますね。
看護師：そうなんですよ。❶薬の影響はありますか？
薬剤師：血小板も下がっていたしそのせいか，ゼローダとの相
☑1　互作用でワーファリンが強くなったかのどっちかだと
　　　思うんですよ。コンプライアンスどうでした？
看護師：しっかりしてる方だからⒶちゃんと飲めてると思う。
薬剤師：あと，❷歯を磨いた時に血が出たって言ってました。
看護師：え？本当ですか？？強くこすりすぎてるかもしれない
　　　ので，Ⓑブラッシングの話をしてみようかな。
薬剤師：それいいですね。Ⓒ口腔ケアを継続的にすることで口内
☑2　炎の予防にもなるし，ぜひお願いします。
医　師：ほかには何か出血の症状ある？
看護師：たぶんないと思いますが，確認してみます。
医　師：よろしく。なにかあったら教えて。さて，❸内出血の原
　　　因はなんだろう？
薬剤師：おそらく，ワーファリンか，血小板減少のどちらか，
☑3　もしくは，その両方の可能性があります。明日は検査
　　　予定日ではないと思いますが，血算とINRを測定して
　　　はどうでしょうか？
医　師：そうしようか。❹ゼローダとワーファリンの相互作用は
　　　ありそう？
薬剤師：S-1でもINRが上昇したという報告は結構ありますし，
　　　ゼローダでも報告があるみたいです。
看護師：ゼローダとワーファリンで❺そんな相互作用あるんだ…。
医　師：そうか。じゃあ，今日のワーファリンをまだ飲んでな
　　　ければ中止して，明日の結果をみてからⒹ投与量を決め
　　　ます。
看護師：わかりました。
薬剤師：あっ…ひとつ気になったのですが，中止したときに，
　　　血栓症を起こすリスクがありますよね。
看護師：❻何に注意しておいたらいい？
薬剤師：いきなり血管が詰まるってことはないと思うんですけど，

❶相互作用を評価するうえでコンプライアンスの確認は必要

❷口腔の環境を適切な方法で清潔に保つこととのメリットは大きい

❸薬剤性の原因を中心に考えるが，できる限り多角的に評価する

❹添付文書だけではなく，論文等からも情報を得ておく

❺医療者間で情報を共有し，リスクマネジメントにつなげる

❻血栓症の初期症状を伝え，経過観察を依頼する

181

|医　師|：DVT（深部静脈血栓症）ってこと？　念のため見ておいてもらえると助かるな。

|看護師|：わかりました。

|薬剤師|：私も，Sさんの足がむくんでいないか面談の時に気をつけます。それで…内出血の件に戻るんですが，抗がん剤の漏出とかは大丈夫でしたか？ ☑4

|看護師|：ちょうど⁷エルプラットを投与するときの担当だったけど，何も言われてなかったかな…（看護記録をみて）記録にも書いてないし，大丈夫だと思います。

❼炎症性抗がん剤であることを意識し検査等の確認を促す

|医　師|：いまさら漏れはないでしょ？

|薬剤師|：投与した日はたいしたことなかったんですけど，1週間ぐらいしてからひどい症状が出た人がいたので，ちょっと気になって…昨日，採血はしてないですよね？ ☑5

|医　師|：昨日はしてないなぁ。もうちょっと⁸まめにINRを見ておいた方が良かったかもしれない。今度からは注意するよ。ᴱ他も気をつけないとね。

❽検査が抜けている時には，主治医に測定を提案する

💡 コミュニケーション・ポイント

- "ちゃんと飲めてる"→実際の理解度はどうか？→アドヒアランスと症状の増悪がないことを確認する
- "ブラッシングの話"→口腔ケアの状況は？→ブラッシングの指導や適切な歯ブラシを選択する
- "内出血の原因"→ワルファリンカリウムの効果増強？→PT-INRを測定し，減量・休薬を検討する
- "相互作用あるんだ"→ワルファリンカリウムとカペシタビンの相互作用？→回避方法を検討する（カペシタビン服用時期はPT-INRをみながらワルファリンカリウムを調節）
- "何に注意しておいたらいい？"→血栓症（DVT）の症状？→下肢の腫脹・浮腫の有無，左右差などをチェックする

• 内出血痕

✓ カンファレンス後に患者に確認しよう！

A　ワルファリン減量への理解度
B　ブラッシングの手技
C　口内炎の有無
D　内出血の変化
E　化学療法による副作用

参考文献

1) Nancy M. Headdle, Richard J. Cook, Chris Sigouin, et al：A descriptive analysis of international transfusion practice and bleeding outcomes in patients with acute leukemia, TRANSFUSION, 46 (6), 903-911, 2006
2) 半田誠：血小板製剤；血栓止血の臨床―研修医のために―, 血栓止血学会誌, 20 (5), 495-497, 2009
3) 和田恭一：抗血栓療法における薬学管理のポイント―薬物相互作用を中心に―, 薬局, 64 (2), 346-352, 2013
4) 循環器疾患における抗凝固・抗血栓療法に関するガイドライン（2009年改訂版）
5) 笠井宏樹, 池田宇一：経口抗凝固薬の適正使用；血栓止血の臨床―研修医のためにⅢ―, 血栓止血学会誌, 19 (2), 183-186, 2008
6) 池田康夫, 押味和夫編：標準血液学, 医学書院, 2000
7) 大野能之, 樋坂章博編：これからの薬物相互作用マネジメント, じほう, 2014

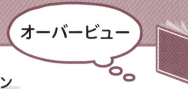

患者とのコミュニケーション

　抗がん剤を投与されている患者にとって，副作用は常に意識の中に存在し，治療意欲に大きな影響を与える不安の原因となる．ある日突然，日常生活では遭遇することない症状に直面した時の驚きは非常に大きい．

　腕にできた内出血痕はすぐに生命を脅かす症状ではないが，適切な処置・対策を行わなかった場合に，臓器出血などの重篤な副作用を招く可能性がある．適切な処置・対策を行うためには，薬歴などを見直し，出血を起こす可能性がある薬剤の確認に加え，確認すべき検査値を想定したうえで，患者から情報を聞き出すことが必要である．その際には，適切な情報を聞き取るだけでなく，不安を和らげられるようなコミュニケーションが大切である．

処方設計

　内出血を引き起こした原因により，思考の手順は変わる．抗凝固薬や抗血小板薬が原因になっているのであれば，コンプライアンス，投与量変更の有無，薬物間相互作用，薬物動態に影響があるサプリメントなどの摂取の有無など，多角的な面から原因を評価する．一方，血小板減少が原因になっている場合は，血小板輸血の適応か否かを判断する．

　今回のケースでは薬物間相互作用が原因であったため，処方内容を最適化する．この症例の治療プランにおいて，最も重要なことは化学療法を継続することであり，ワルファリンカリウムをその都度調節する．一方で，血栓症のリスクが大きく，ワルファリンカリウムの効果を一定に保つことが必要な場合には，化学療法レジメンを再考するなど，状況に応じて柔軟な対応を検討する．

スタッフとのコミュニケーション

　ワルファリンカリウムを状況に応じて増減する際には，スタッフ間の連携が非常に重要となる．医師，看護師，薬剤師，すべてのスタッフが患者情報を共有し，全員が同じ目的意識を持って，患者と接していかなければならない．ワルファリンカリウムは投与量が毎日変更されることもあり，患者面談を行う際には常に最新の情報を把握してから臨む．その際に，スタッフ間で良好な信頼関係が築かれていれば，情報の共有はスムーズになり，チームの連携を基盤とした薬学的管理を展開することができる．

緑内障

化学療法中に予期せぬ緑内障発作を経験する

傾聴Point

- 緑内障発作の発現から患者の病識・アドヒアランスを検証する
- 化学療法より緑内障治療を優先する不安に共感する
- 初期診断時からの点眼療法の薬歴をお薬手帳も含めて検証する

化学療法中の合併症──予期せぬ急性緑内障発作とは？

　化学療法中に予期せぬ合併症が発現した疾患への対応は、化学療法と合併症治療を並行して行える場合と行えない場合がある。合併症を優先して治療する急性の症状には、急性緑内障発作や感染症等がある[1]。

　合併症治療で生じる副作用と化学療法で生じた副作用と切り分けて患者へ説明することで化学療法の継続への影響を軽微にする。特に、予期せぬ急性緑内障発作は救急外来受診や緊急入院を伴うことが多く、患者の化学療法継続への不安を考慮する必要がある。本項では、がん再発の告知により生じた適応障害に薬物療法を行い、予期せぬ急性緑内障発作を発現した未治療の緑内障患者の例を取り上げる。

こんな言葉に注意！

目が痛い	目がかすむ	片目が腫れた
充血する	物が見えにくい	まぶしい
頭痛がする	吐き気がする 悪心・嘔吐（49ページ）	めまいがする
寝不足	風邪気味	体調不良

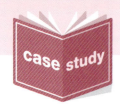

患者情報

Ｉさん　46歳　女性
身長155cm　体重50kg　体表面積 1.47m²

現病歴：左側乳がん（T2N1M1，Stage IIb），リンパ節転移あり

治療段階：術後補助療法FEC療法＋放射線療法（2Gy/日，計50Gy）が終了し経過観察中。肝臓転移のインフォームド・コンセント（IC）後の適応障害だった。病理所見はER（−），PgR（−），HER2（1＋），MPC，pT2，sn0/4
合併症の急性緑内障発作により化学療法は中断し手術目的で入院，水晶体再建の緊急手術を行った。

主訴：眼痛，頭痛，口内炎，色素沈着

所見：手術後8年目のCT読影結果から肝臓に囊胞性転移を確認。緩和療法より化学療法が適切と診断された。患者の夫同席でがん再発のICを行った後に患者はパニック状態になり，適応障害（うつ病の前段階）の疑いと診断された。

　がんの再発に起因する適応障害はカウンセリングで改善の見込みがなく，マプロチリン塩酸塩錠 50mg/日　朝夕で治療を開始。マプロチリンの内服約3週後の夜間，急激な眼痛が発現し緊急搬送され入院となった。眼科で緑内障発作と診断，乳腺外科の治療は延期し緑内障治療に専念する説明だった。因果関係の否定できないマプロチリンは内服中止，患者は判断力が働かない状況になった。

検査値

	基準値	緊急入院時	
眼圧（mmHg）	10〜20	50	↑
CEA（ng/mL）	5.0以下	20	↑
CA15-3（U/mL）	27以下	320	↑

• 緑内障

薬　歴

【乳腺外科処方】
- マプロチリン塩酸塩錠　25mg　2錠　　　1日2回　朝夕食後

【眼科処方】
- アセタゾラミド錠　250mg　2錠　　　1日2回　朝夕食後
- アスパラカリウム錠　300mg　4錠　　　1日2回　朝夕食後
- グリセオール注　200mL　2パック　　　1日2回　朝夕食後

【他院処方】
- 申告なし

その他：喫煙歴なし

時系列で見よう

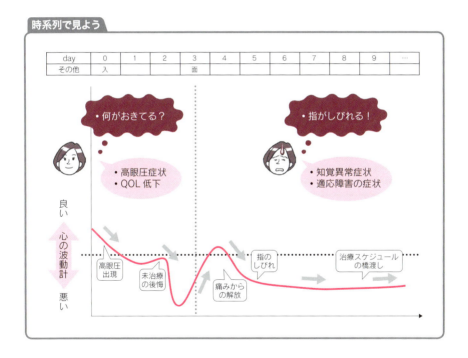

患者と話してみよう！

薬剤師：緊急手術，大変でしたね，気分はどうですか？ `day3`

患者：眼科の先生から説明を受けましたが，私はどうなるのかしら？ 40歳くらいの時，検診で緑内障の疑いと言われたけど忙しかったから，❶疑いならと思って病院に行かなかったのよ。

薬剤師：緑内障がどのような病気かお聞きになりましたか？ 眼の痛みは今どうですか。

患者：眼が痛いのは眼圧が高いのが理由らしく，入院した時は頭が痛くてぼやけて見えるし，怖くて眠れなかったけど，今朝から痛みはないよ。でもね，検診結果の紙を持って眼医者に行っとけばよかったって後悔してる。がんの治療は後まわしになるし，❷眼も見えなくなるかもしれないって言われた。どうなるのか怖いよ。

薬剤師：眼が見えなくなるのではなくて，見える部分が徐々に欠けてしまうのが緑内障です。見える部分は一度欠けると元に戻らないので早めに治療します。今は，がんの治療より緑内障の治療を優先してるんですよ。

患者：❸私はこの先どうなるの？ 先生の説明はたくさんあるし，難しくて意味もよくわからない。うなずくと説明は先に進むし，説明を聞いても質問できないし。夫は頑張れと言うだけだし。

薬剤師：ご心配ですね。今は眼の治療に専念します。目標の眼圧まで下がれば，退院できると聞いてますよ。

患者：がんの治療を眼より先にしないとすぐに死んじゃうんじゃないか，と思ってね。それとね，何が悪いのかわからないけど，❹昨日から手の指がしびれるし食欲もないよ。楽しくない。

薬剤師：もしかして，湯のみを触ると指がジンジンしますか？

患者：そう！ ご飯を食べるのも大変で❺食欲もでないよ。

薬剤師：眼圧を下げるために飲んでいる錠剤の副作用と思われますが，もう少し経てば指のジンジンは軽くなると思います。そうすれば，食欲も出ますし，緑内障の治療が終

❶未治療だった緑内障の認識と現状を確認する

❷治療の優先順位を乳腺外科と眼科で協議した結果であることを再度説明する

❸患者の気持ちと病状に対する理解を確認する

❹具体的な例を挙げ，症状を確認する

❺食欲不振の原因を説明し，症状の軽快とともに薬剤を終了できる旨を伝える

●緑内障

␣ われば飲まなくていい薬ですよ。入院した日に比べて眼の充血が治まりましたね。

患 者：そう，❻白目が赤いのが治って良かった。散歩に行ける。

薬剤師：お聞きになったと思いますが，通院後も緑内障の治療は目薬を使います。定期的に眼科で見てもらうことになります。お心当たりの❼眼科のクリニックはありますか？

患 者：家の近くにあるわ，A眼科。

薬剤師：近くであれば通院に便利ですね。そこで緑内障の治療を継続してもらってもよいですか。

患 者：いいわよ。A眼科はいつまで通うの？

薬剤師：定期的にずっとだと思ってください。眼科の先生にA眼科宛ての紹介状を書いてもらいますね。ところでお薬手帳はお持ちですか。

患 者：お薬手帳!? ❽薬局でもらう手帳のこと？

薬剤師：そうです。Iさんは緑内障の手術をされ，治療中になったので緑内障の人が飲んではいけない薬も今は飲んでもかまわないことを他の医療機関・薬局へ手帳で伝えます。今回の緑内障発作は不安を抑える薬が原因と思われます。

患 者：あの薬は良かったので飲んで大丈夫だと助かるわ。❾お薬手帳を探すように家族に言います。ひょっとして私，お薬手帳を乳腺外科の先生に渡せば良かったのね。

❻症状が軽快しても緑内障の点眼の必要性を伝え，アドヒアランス向上に努める

❼退院後の治療をどこで行いたいかを確かめることで「お薬手帳」の運用を考慮する

❽今後の医療連携を考えた情報提供を行う

❾これまでの医療情報が潜んでいる可能性がある

💡 コミュニケーション・ポイント

- "緑内障の疑い"→ADL への影響は？自己服薬は可能？→視線を確認しながら視野と理解度を見極める会話を行う
- "眼が痛い"→眼の痛みの発現時期は？消失時期は？→痛みの改善経過を確認し，薬物療法の成果を説明する
- "指がしびれる"→しびれの程度は？ADLへの影響は？→緑内障治療薬の影響の可能性を説明し，他疾患の前駆症状も視野に入れて情報収集と観察を行う
- "眼の充血"→充血の発現時期は？消失時期は？→発現時期と消失時期を確認，薬物療法の成果の説明を行う
- "お薬手帳"→利用方法の理解は？→お薬手帳記載内容を確認する

✓ ここもチェック！

Check1 指のしびれの訴えは？
Check2 家族の訪問頻度は？
Check3 目標の眼圧値は？
Check4 アセタゾラミドの中止時期は？
Check5 妊娠の確認は？

実践！カンファレンス で確認 ➡

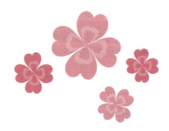

● 緑内障

処方設計をしてみよう！

➕ 原発閉塞隅角緑内障って何だろう？

　緑内障診療ガイドライン（日本眼科学会2012年）による原発緑内障は，原発開放隅角緑内障，原発閉塞隅角緑内障，混合型緑内障に分類される[1]。

　原発閉塞隅角緑内障と診断された場合，患者は隅角を開大するためのレーザー虹彩切開術，眼内レンズ挿入の白内障手術などを受ける[2]。治療中の原発閉塞隅角緑内障の患者は，散瞳が発現する副交感神経抑制作用のある併用禁忌薬を服薬しても緑内障発作を発現することはまれである。

➕ 緑内障発作からみえるものは？

　緑内障の進行経過，眼圧上昇の程度および時期にもよるが，抗コリン薬などを発作原因と決めつけず，生活環境も加えて原因を確認する。閉塞隅角緑内障患者のなかには夜間や暗がりに入った時，瞳孔散大よりシュレム管が閉鎖し眼圧が上昇した結果，急性発作が発現するケースもある。つまり，予期せぬ散瞳に注意する必要がある。

　一方，健康診断の結果を含む病歴・薬歴の問診が十分でないと緑内障発作に遭遇する怖さもある。

➕ 緑内障発作を誘発する薬は？

　抗ヒスタミン薬を含む感冒薬，睡眠誘導薬，気道分泌物や消化器の分泌物の抑制を目的に手術前に注射するアトロピン等は散瞳作用により，緑内障発作を起こす危険性がある。抗コリン薬も散瞳作用により一時的に隅角を狭くするため緑内障発作を誘発する場合がある。隅角が閉塞した患者の散瞳は，一過性でも隅角を狭くするため発作が発現する可能性がある。

　一方，閉塞隅角緑内障患者が手術療法を実施していれば，抗コリン薬等の薬物を服薬しても緑内障発作の恐れはない。したがって，眼科に通院中の患者であれば緑内障発作の発現は考えにくい。

| 緑内障の原因が開放隅角か閉塞隅角なのか確認 | →検査値・病名をチェック→ | 欠損部位の拡大を抑制する点眼療法の説明 | →薬物療法の自覚→ | アドヒアランス向上の支援 |

> 過去に眼科を含む検診を受け「緑内障の疑い」と告げられていた。"疑い"という言葉から自己判断で眼科受診を先送りし、無症状で生活に支障がなかったことで、患者は眼科受診を失念した。ここでは、がんの再発と緑内障発作をほぼ同時に告知された患者の後悔の気持ちに共感するミラーリングのアプローチが必要になる。

■ がん患者に起きた緑内障発作の治療に対するアプローチは？

緑内障発作は原因薬剤投与に加えて、ストレスや精神的興奮による交感神経刺激作用の散瞳も原因のひとつになる。がん再発のICによる再発後の生存年数という数字に絡む心因的なストレスで隅角が閉塞し眼圧が上昇した可能性を患者に伝えて、前向きな気持ちになることを促す。

抗コリン薬等の薬物療法前の問診は血縁に緑内障がいるか否か、強度近視、40歳以上、また、病歴・薬歴の注意点では眼球打撲の既往、糖尿病等の有無に注意する。

緑内障発作の薬物療法は、救急外来受診直後に医師から患者および家族へ病状説明を実施する場合が少なくない。失明の危険性が高い場合、患者や家族の緑内障への理解や心の準備が整う時間もないままに薬物治療が始まることもある。

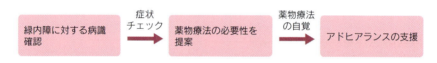

> 患者が化学療法を望むのか、もしくは緩和療法を望むのか、夫の考えを加えた患者の判断が未定の段階であることを意識した会話を実施する。入院中は、緑内障発作の薬物療法の説明を行い、IC後の患者の気持ちを受け止める会話を意識する。

■ 指のしびれに対する関わりはどうする？

アセタゾラミドの副作用である四肢知覚異常は可逆性であるが発現率25.9%と高く[3]、多くの患者でQOLが低下する。四肢知覚異常は、アセタゾラミドの利尿作用による電解質のバランスの崩壊や増加したCO_2によって血液pHが酸性に傾くことが原因と考えられる(近位尿細管性アシドーシス)[3]。アジュバント療法で化学療法の副作用を経験した患者は、指のしびれに敏感であることから連想を招くかもしれない。また、食欲不振(発現率5%未満)はアセタゾラミドの副作用のひとつでもある[3]。

• 緑内障

| アジュバント療法で経験した副作用かどうかの確認 | → | 副作用の記憶再現 | 緑内障発作の治療で経験した副作用かどうかの確認 | → | 副作用の違い | 指先がジンジンする症状確認（どの指？　いつから？） |

　アジュバント療法の副作用とは原因が異なることを説明する。化学療法を受けた際の副作用を思い起こした可能性も考慮し，緑内障治療に含まれるアセタゾラミドの副作用も視野に入れる。注意点は，患者に「服用を続けると慣れる」という無責任な発言をしないこと。このような発言はコミュニケーションの距離をつくるため回避する。

Side Discussion
➕ 緑内障の一般的治療とは？

　緑内障治療の目的は患者の視機能維持にある。その視機能維持にエビデンスのある治療法は眼圧降下である。例えば，原発閉塞隅角緑内障の虹彩切開，ステロイド緑内障に対する副腎皮質ステロイド投与中止も原因治療に該当する。薬物療法の目的は必要最小限の薬剤で最大の効果を得ることにあることから，眼圧降下効果の高いプロスタグランジン（PG）関連薬のラタノプロストが第一選択薬になる[4]。他剤併用療法の際には配合点眼剤（β遮断剤＋炭酸脱水酵素阻害剤等）も考慮する。

主な緑内障治療薬一覧

分類	一般名	商品名	作用機序	注意点
プロスタグランジン関連薬	①ラタノプロスト ②トラボプロスト ③タフルプロスト ④ビマトプロスト	①キサラタン ②トラバタンズ ③タプロス ④ルミガン	房水排出促進	点眼後の充血等を許せない時は薬剤変更
β遮断薬	①チモロールマレイン酸塩 ②カルテオロール塩酸塩	①チモプトール ②ミケラン	房水産生抑制	心臓病・喘息患者は処方禁忌
炭酸脱水酵素阻害薬	①ドルゾラミド塩酸塩 ②ブリンゾラミド	①トルソプト ②エイゾプト	房水産生抑制	点眼時刺激感
副交感神経作動薬	ピロカルピン塩酸塩	サンピロ	房水排出促進	縮瞳（半減期が短い）
Rhoキナーゼ阻害薬	リパスジル塩酸塩水和物	グラナテック	房水排出促進	承認時の結膜充血発現率は69%

➕ 緑内障治療の注意点は？

　緑内障を検診で早期発見したり，緑内障発作で発見した場合，いずれも生涯にわたって薬物治療に至る。両者で異なるのは，発見時の視機能維持の状態と将来の視機能維

持の違いによるQOLへの影響である。早期の診断に伴う適切なICを行っても，時間をかけて失明に至る可能性があり，患者や家族の不安に配慮する。慢性疾患のため，薬物治療の経済的負担や受診による時間的負担はQOLに悪影響を及ぼし，コンプライアンスやアドヒアランスに影響する。例えば，PG薬を使用すると眼瞼色素沈着等の美容上の問題が起こることがある。患者にそのことを伝え，色素沈着を許容できない場合には他剤を考慮する[5]。

・緑内障

実践！カンファレンス

薬剤師：先生，Ｉさんに指のしびれが出て，辛そうですよ。
☑1

医師：アセタゾラミドは止められないし，❶対策もないし仕方ないね。服用を続けるとⒶしびれは出にくいよね。あと少しの辛抱だよ。

❶あらかじめ予想される副作用の場合は各スタッフの情報を共有し収集時期を合わせ整理する

看護師：お一人で食事をされていますし，Ⓑ指のしびれのせいか，いまひとつ食事は進まないようです。

医師：アジュバント療法を受けた時の記憶も重なって指のしびれに敏感になるのは当然だし，❷他の患者でもⒸ食欲不振はよくみかけるね，薬剤師さん。

❷現状を報告するとともに，看護師の考え方を引き出す

薬剤師：アセタゾラミドの指のしびれでは，ご存じのように発現頻度は約26％，やはり出ましたね。しびれがあるかもしれない説明はしていますが，化学療法時の指のしびれを思い出し，副作用を混同するリスクがありますね。湯飲みを持つのも大変なようでした。看護師さん，指のしびれの訴えはいつ頃からですか。

看護師：確か…❸アセタゾラミドが始まって３日目あたりですね。
☑2　看護記録を確認します…そうですね，間違いありません。ご家族の訪問頻度が少ないのでⒹ退院指導は患者だけに行います。

❸投与計画をもちアドヒアランスを損ねない

医師：それでいいと思うよ。薬剤師さん，Ⓔ目標の眼圧値の
☑3,4　12mmHgに達したらすぐに❹アセタゾラミドの服薬を中止すると患者に伝えておいて…。

❹アセタゾラミドの副作用を化学療法の副作用と混同しやすいリスク因子の認知を促す

薬剤師：12mmHgですね。ところで患者は妊娠可能な年齢ですが，問診されました？　救急受診の記録にないのですが…。

医師：化学療法を受けている患者なので妊娠の有無は確認しなかったよ。看護師さん，カルテに記録してくる。

看護師：はい。妊娠の有無を確認して記録します。問診ですか？
☑5　血液検査，尿検査どっちですか？

医師：問診と血液検査，明日の検査オーダーにhCG定性を追加して！

195

看護師：問診と hCG 定性を追加しますので指示簿に書いてください。

コミュニケーション・ポイント

- "指のしびれ" →末梢知覚神経の炎症または変性？→grade 評価する

知覚異常による有害事象共通用語規準（CTCAE v4.0）

CTCAE v4.0	Grade 1	Grade 2	Grade 3	Grade 4
末梢性感覚ニューロパチー（末梢知覚神経の炎症または変性）	症状がない；深部腱反射の低下または知覚異常	中等度の症状がある；身の回り以外の日常生活動作の制限	高度の症状がある；身の回りの日常生活動作の制限	生命を脅かす；緊急処置を要する

「有害事象共通用語規準v4.0日本語訳JCOG版 JCOGホームページ（http://www.jcog.jp）」より引用改変
部分的に省略を行っているため，日本語訳JCOG版の原文を参照のこと（JCOGホームページ http://www.jcog.jp）

- "指のしびれ" →発現時期からアセタゾラミドが原因？→患者は化学療法の副作用を連想しやすいため，食欲不振の原因も併せて検証する
- "ご家族の訪問頻度が少ない" →自宅での家族による支援体制は？→アドヒアランス向上のための環境を整える
- "目標の眼圧値" →病状は？→目標の眼圧値に近づくように経過観察する
- "アセタゾラミドの服薬中止" →中止時期は？→およその時期がわかることでアドヒアランスは向上する
- "妊娠検査" →化学療法を行っていないため確認不要？→アセタゾラミドで死亡胎児が増加の報告があり，妊娠可能年齢には妊娠検査が必須である

カンファレンス後に患者に確認しよう！

A　どの指のしびれ？
B　しびれの改善時期
C　食欲不振を感じた時期
D　病識の向上
E　眼圧測定に対する理解　　　　　　　　　　　　　　　　　　など

参考文献

1) 緑内障診療ガイドライン（第3版），日本眼科学会，平成24年1月10日
2) 地庵浩司，塚本秀利，岡田康志ほか：末期緑内障に対するマイトマイシンC併用線維柱帯切除術の初回手術成績，Journal of the eye, 18 (4), 502-504, 2001.
3) ダイアモックス錠250mgインタビューフォーム，2011年12月改訂（第6版）
4) 木内良明：緑内障治療薬の選択基準と治療指針-緑内障の薬物治療の第1選択には何を選ぶか，眼科 43, 155-161, 2001.
5) 吉川啓司：緑内障薬物治療の副作用とその対策，臨床眼科 66, 777-784, 2012.

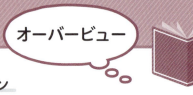

患者とのコミュニケーション

　がんの再発のIC時，患者は気持ちが動転するため適切な判断を行えない場合もある。患者は8年間もがんの再発の恐怖と隣あわせで生活を行っていたことから，突然の再発告知は精神的ダメージが大きい。病状進行の結果である再発に，仕方がないという言葉では患者に寄り添うことはできない。

　通常，がんの再発の告知は家族同伴で行うことが多い。化学療法の説明は看護師を立会人にして行い，立会者全員の署名を記載して同意書を完成させる。薬剤師も説明に同席することで，患者の真の気持ちや薬物療法の内容を早期に知ることができる。特に，化学療法の説明は，薬物療法がメインであるため薬剤師の同席が必要な状況にある。

処方設計

　指のしびれが継続しているため，処方変更等の提案は早期に行う必要がある。緑内障発作の治療後に予定する化学療法への影響を避けるために副作用軽減に配慮する。眼圧降下値をモニタリングしながら，アセタゾラミドの半減期（10〜12時間）を考慮した減量と減量時期を医師に提案する。血中濃度測定は保険診療で認められていないが，ダイアモックスのインタビューフォームによると血中濃度20μg/mL以上で傾眠，めまい，無気力，けん怠感，しびれ，手指振戦などが出現，30μg/mL以上が中毒域の報告がある。血漿蛋白結合率は95％なので，低アルブミン値等の栄養状態の悪化は薬理効果が増大する危険性を考える。

医療スタッフとのコミュニケーション

　医療スタッフ間で患者と面談時期は異なるため，指のしびれの発現時期や経過記録が異なる場合もある。医療スタッフ間のコミュニケーションを短期で判断せず，継続的な情報共有が必要である。カルテのSOAP記載欄のSに患者とのコミュニケーションで得られた副作用を含む情報をシンプルに記載すると医師・看護師とのコミュニケーションが良好になる。Sの副作用はCTCAE ver.4.0のGradeで記載して情報共有する。

臨床試験

インフォームドコンセントから有効性や安全性の検証

傾聴Point

- 臨床試験に参加する患者の不安に対し研究的な側面であることを意識する
- 患者だけでなく家族が抱える化学療法への期待と生存期間への不安にも共感する
- 過去の経験に基づく患者の不安に傾聴する

臨床試験とは

　通常の臨床試験は，医師が行う医師主導臨床試験と，製薬会社が主導し新薬開発をする治験などに分類される。いずれの臨床試験も科学的根拠のある前向きのプロトコルに従い試験結果を公正に評価する。

　臨床試験は有効性や安全性の判断に思い込みを排除する目的で，一般的にプラセボ（偽薬）などの対照群と比較し評価するが，化学療法のプラセボは無治療になるので倫理的に難しい。そのため標準プロトコルが対照群の役割を果たし，標準プロトコル群と臨床試験薬併用群を比較することが多い。

　臨床試験の実施は，患者の協力なしにできないため，試験内容の説明に対する患者の理解と自己決定による選択・同意（informed consent：IC）が重要になる。

こんな言葉に注意！

大丈夫	人体実験	費用は
検査が多い	来院回数が多い	診察時間は
自由がない	個人情報が心配	私だけ
メリットは	デメリットは	途中でやめられる

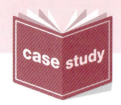

患者情報

  Iさん　46歳　女性
　　　身長155cm　体重50kg　体表面積1.47m²

患者背景：喫煙歴なし
　　　　　　緑内障の患者I氏が臨床試験に参加（緑内障p.185）
治療段階：FEC｛フルオロウラシル（5-FU）＋エピルビシン（EPI）＋シクロホスファミド（CPA）｝療法＋放射線療法終了（2Gy/日，計50Gy）。
　　　　　　病理所見はER（－），PgR（－），HER2（1＋），pT2，sn0/4
現病歴：左側乳がん（T2N1M1，Stage Ⅱb），リンパ節転移あり
主訴：原発乳がんの肝臓転移
所見：半年ごとの腫瘍マーカー測定とCT撮影で再発の有無の経過観察中，手術後8年目のCTから肝臓転移が認められた。向精神薬の服薬後の緑内障発作の加療後，夫とともにICを実施。医師は実施中の再発がんを対象とした化学療法の臨床試験プロトコルに記載された選択・除外基準に患者が合致したため，臨床試験に参加を促すICを薬剤師（Clinical research cordinator；CRC兼任）同席で行う。

検査値

	基準値	再発診断時	IC同席時	
CEA (ng/mL)	5.0以下	25	78	↑
CA15-3 (U/mL)	27以下	410	630	↑

薬歴

乳腺外科処方
- なし

他院処方
- ラタノプロスト点眼液　2.5mL　1日1回　朝食後

その他
- なし

• 臨床試験

時系列で見よう

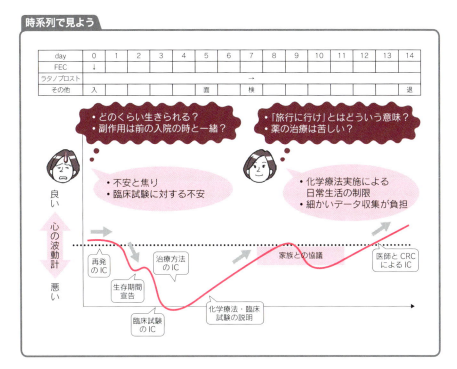

スキルアップコラム

臨床試験のICで薬剤師に求められる役割

　臨床試験のICの目標は，被験者の説明に対する理解と自由意思に基づく選択による同意もしくは辞退を確認し，文書による同意を得ることにあります。

　説明文書の内容はGCPガイダンスで定めた試験目的，試験薬の使用方法，検査，期待される効果と予想される副作用，副作用が起きて被害を受けた場合に補償を請求できること，他の治療方法など，薬剤師の得意な説明項目が多く，医師を除けば薬剤師による説明は被験者の理解を得やすいです。薬剤師は被験者へ試験薬に対する過度の期待を抱かせることなく，試験実施者の医師と異なる立場で説明を行える役割もあります。

　臨床試験に薬は欠かせない上に，被験者は併用薬を服用する場合も多く，ジェネリック薬の判別を含めた相互作用の確認，IC中の服薬相談への回答等，薬剤師の役割は大きいです。

　試験実施を支援する薬剤師は，試験薬管理・調剤を含む知識と経験を活かす役割に加えて，試験関係者をコーディネートするCRCの役割を果たす必要もあります。

患者と話してみよう！

【外来診察の前】

薬剤師：お久しぶりです，体調はどうですか？　今日は先生から病気の状態と今後の治療方針の説明を受けますね。

患者：体調は良いのに再発と言われ，泣くしかありませんでした。気持ちを聞いてほしくて，病院に電話した時に❶話を聞いてくれた看護師さんにお礼を言いたいです。

薬剤師：電話があったこと，看護師さんから聞いていますよ。

患者：親戚は，がんの治療って副作用が大変なので治療をしない人もいるから，よく考えた方が良いって言うの。でもね，眼の病気で入院していた時に思ったのよ，私は家族のために1日でも❷長く生きたい。子供が結婚するまで死ねない。

薬剤師：お気持ちはそうですよね。ご存じのように抗がん剤は副作用が大変な時期があります。注射をした翌日などは，ご家族の支援がないと乗り切れないこともあるかと思います。そのあたり，家族の協力は大丈夫でしょうか？

患者：今日は先生に質問をたくさんしたいんだけど，❸私はこの先どうなるの？　夫はいつも頑張れと言うだけで早く家に帰ってきてくれない。ねぇ，あなた。

患者の夫：うーん。

薬剤師：…（沈黙），今日はご夫婦で先生の説明を聞かれてくださいね。ご不安はつきものです。いつでも遠慮なさらずにおっしゃってください。

患者：でもね，先生はがんの再発だと私に言ったけど，私の体に触ってないし，手術したところを見てもないのよ。コンピュータの画面を見て私に話をするだけでしょ，❹大丈夫なのかしら。

薬剤師：先生は血液とCTの検査結果をもとに診断して説明されています。ご不満があるかもしれませんが，先生，薬剤師，看護師のみんなでIさんの気持ちも心配しながら，最善策を考えてますよ。

患者：そうなの，❺安心したわ。

❶ 患者の気持ちに共感しながらスタッフ間の連携を伝える

❷ 治療に前向きな患者の気持ちをくみ取る

❸ 化学療法の副作用の恐怖，効果不十分の恐怖，生存期間がわからない恐怖，生活不安などを理解し傾聴する

❹ 説明には腫瘍マーカーとCT画像で行い，不明確な場合はPET検査で判断。骨転移は骨シンチグラフィー等で診断するため触診・視診が不要になることを補足説明する

❺ 化学療法でベッドから起き上がれない等の苦しみを経験した可能性を推察する

• 臨床試験

【外来診察室】

医師：Iさん，前回，がんの肝臓転移を説明しました。この肝臓がんは小さいのがたくさんあって手術で取り除けません。全身に抗がん剤を行き渡らせる化学療法を行う必要があります。副作用は，倦怠感，食欲不振，悪心・嘔吐などがあります。再発したがんの5年生存は20％くらいです。副作用の少ないホルモン療法もありますが，どの治療をするにせよ，❻<u>お薬による倦怠感などでのご負担を考慮して，会いたい人がいれば会っておいてください</u>。治療方法をここで今すぐに決める必要はありませんので，次の診察時にお気持ちを聞かせてください。

患者：よくわからないので，先生にお任せします。どの方法がいいのでしょうか？

医師：化学療法を行っている時は苦しい時もあります。ご自分の治療ですので❼ご自分の意思で決めないと苦しい時を乗り越えられないと思うのです。

患者：私は家族のために生きたいです。

医師：❽ご主人はどうですか。奥様がつらいときに寄り添える時間はありますか？ 奥様の乳房の摘出時にリンパ節と腕にかかる筋肉の一部も摘出しましたので腕に力が入りません，その上に化学療法をする場合，ご主人の協力が必要です。

患者：お父さん，お願いできる？

患者の夫：母ちゃんが大変なのはわかりました。会社に言って早く家に帰れるようにします。

医師：ありがとうございます。もう一つ，お話をしたいことがあります。化学療法をすることが前提になりますが，抗がん剤の❾臨床試験に参加してほしいのです。ちょうど，Iさんの病状が臨床試験の参加基準に合いますのでお話しさせていただいています。1時間くらい話を聞いていただく時間はありますか？ よろしければ，同席しています薬剤師が詳しい内容を説明します。

患者の夫：先生，母ちゃんに何をしようとしているんですか？どうして薬剤師がここにいるんですか？

医師：実は，注射薬と飲み薬は同じくらいの効果があると複

❻化学療法による倦怠感の出現や効果不十分による病状進行を考え，ADLが維持できている時にできることを促す

❼ICを医療者は「説明と同意」ととらえ，患者は「理解と選択」ととらえることに配慮する

❽患者・家族へACP（Advance Care Planning）実施，病状の最終段階の不安軽減を行い，後悔のない患者の決断を促すための確認を行う

❾医師主導臨床試験は治験と異なり保険外併用療養費制度の適用を受けない

数の医師は考えています。考えていますが確証はありません。そのため，注射薬と飲み薬を比較して同じ効果であることを確かめる臨床試験をしています。Iさんにはこの臨床試験に参加していただきたいのです。臨床試験に参加しても，しなくても標準療法の注射薬もしくは飲み薬のいずれかでIさんの治療は行います。注射薬もしくは飲み薬のどちらにするかは抽選で決まりますので，私もIさんも決めることはできないのです。薬剤師からその説明を聞いていただきたいと考えていました。今後，新しく乳がんになる患者さんの治療に貢献する結果を求めることが目的ですので，Iさんに❿直接のメリットはありませんが…。

❿自分の経験を他の患者に伝える役割をもつ

患者：お父さん，私が人のために役に立つなら，やってみたい。
患者の夫：母ちゃんにはメリットがないと先生が言ってるが，人体実験みたいでいいのか？
患者：お父さん，私，先生や薬剤師さん，看護師さんがいてくれるのなら，やってみる。薬剤師さんの話を聞いてみる。
医師：Iさん，ありがとうございます。診察が終わりましたら薬剤師からメリットやデメリットを含めて詳しい説明をします。⓫今日，臨床試験に参加することを決める必要はありません。次回の診察日に返事を聞かせてください。お子さんを含めご家族で今一度，相談してください。臨床試験に参加することに気が進まないようでしたら断っていただいて大丈夫ですよ。

⓫後悔のない決断を得るため患者と家族が話し合う時間を十分に提供し，説明を行った当日は同意書に署名を促すことは避ける

薬剤師：Iさん，別の部屋で説明をさせてください。
患者：よろしくお願いします。臨床試験に参加するかどうか，返事は次回にします。

💡 コミュニケーション・ポイント

- "体調は良いのに再発"→診断結果の受け入れは？→画像診断（CTもしくはPET-CT）で再発を判断するため，触診は不要であったことを説明する[1]
- "先生にお任せします"→自己決定権を行使できる？→自己決定後に副作用が耐えられない場合等の理由で中止できることを説明する
- "お父さん，お願いできる？"→思案中？意思表示？→倦怠感等に対応する家庭内協力体制の必要性を家族に伝える
- "臨床試験に参加するかどうか返事は次回"→家族での話し合いは？→患者家族が説明の理解と選択を行った上での同意が必要である

✓ ここもチェック！

―確認できなかった場合は，医師や看護師に確認しよう！

Check1　「お任せします」の回答から臨床試験の理解状況は？
Check2　説明日の日付は？
Check3　人体実験という誤解は解けた？
Check4　有害事象の説明は誰が実施する？
Check5　がん化学療法室への連絡はいつ誰が？　　　　　　など

実践！カンファレンス で確認 →

臨床試験を知ろう！

➕ 臨床試験の説明を通してみえるものは？

　臨床試験の説明は，GCP省令（Good Clinical Practice：医薬品の臨床試験の実施の基準に関する省令）を参考に医師から行う。

　新しい抗がん剤，手術，放射線療法，これらの組み合わせで行う治療の有効性や安全性を確認する試験のことを臨床試験という[2]。患者は試験に参加しても直接的な利益は少なく，他の患者への医療の向上に貢献することになる。

　臨床試験の説明は，目的から同意の説明まで約30～60分の時間を要する。そのため，医師が診察中に簡単な目的説明を行い，CRCが説明文書を用いて詳細な説明補助を行い，患者に説明文書を手渡しする。試験期間中はCRCが医師とともに患者へ医療支援を行うことから患者の医療満足度は高い。

　臨床試験はプロトコルで処方内容を定めているため規定の投与量・投与方法の確認，併用禁止薬・併用注意薬の有無を考慮した処方設計の提案が必要になる。運用はGCP省令に基づく。臨床試験は医療機関内に倫理委員会を設置していないと実施しにくい。臨床試験の実施中に発現した副作用を報告し，迅速に試験の継続の可否を審査できる環境が必要になる。

プロトコルでの被験者の選択・除外基準の確認 → 併用禁止薬等のチェック　規定の検査実施と症例登録準備 → 関連項目チェック　臨床試験参加の辞退等の場合は通常診療を実施

今回のケース

　患者は医師の説明から他の患者の役に立ちたいという思いを抱き，臨床試験の選択を考えている。通常，臨床試験の同意取得は医師と患者の信頼関係がベースになるが，試験期間や来院頻度等の実施内容が被験者の同意に影響する。実施中に患者の期待する治療結果を得られない場合，臨床試験が原因という誤解を生む可能性がある。一方，患者と家族の医療知識では，治療法や治療薬の選択を医師に求められても判断できないこともあるため，患者自身が考え抜いた決断であることを医師とともに確認する必要がある。

　臨床試験はどのような理由であっても途中で止めることができること，止めた場合には通常治療を行うので患者に不利益はないことを説明する。GCPガイダンスに準拠する。

GCP省令

（説明文書）
第51条　治験責任医師等は，前条第一項の説明を行うときは，次に掲げる事項を記載した説明文書を交付しなければならない。
1) 当該治験が試験を目的とするものである旨
2) 治験の目的
3) 治験責任医師の氏名，職名及び連絡先
4) 治験の方法
5) 予測される治験薬による被験者の心身の健康に対する利益（当該利益が見込まれない場合はその旨）及び予測される被験者に対する不利益
6) 他の治療方法に関する事項
7) 治験に参加する期間
8) 治験の参加を何時でも取りやめることができる旨
9) 治験に参加しないこと又は参加を取りやめることにより被験者が不利益な取扱いを受けない旨
10) 被験者の秘密が保全されることを条件に，モニター，監査担当者及び治験審査委員会等が原資料を閲覧できる旨
11) 被験者に係る秘密が保全される旨
12) 健康被害が発生した場合における実施医療機関の連絡先
13) 健康被害が発生した場合に必要な治療が行われる旨
14) 健康被害の補償に関する事項
15) 当該治験の適否等について調査審議を行う治験審査委員会の種類，各治験審査委員会において調査審議を行う事項その他当該治験に係る治験審査委員会に関する事項
16) 被験者が負担する治験の費用があるときは，当該費用に関する事項
17) 当該治験に係る必要な事項
2　説明文書には，被験者となるべき者に権利を放棄させる旨又はそれを疑わせる記載及び治験依頼者，自ら治験を実施する者，実施医療機関，治験責任医師等の責任を免除し，若しくは軽減させる旨又はそれを疑わせる記載をしてはならない。
3　説明文書には，できる限り平易な表現を用いなければならない。

標準治療と臨床試験の違いって？

　標準治療は，現時点で安全性や有効性が確立され，最も主流となる治療方法である。臨床試験は患者の協力を得て，標準治療を対照として新しい治療を比較することで最善の治療法を探索する研究的要素を含んだ医療である。患者にはこれらの区別を明確にして誤解のないように伝える。

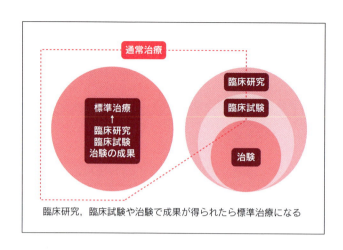

臨床研究，臨床試験や治験で成果が得られたら標準治療になる

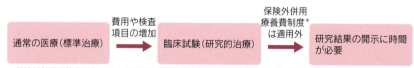

＊保険外併用療養費制度：混合診療禁止を緩和する目的で治験の検査・画像診断・同種同効薬等の費用を保険外として研究者負担とする。

> **今回のケース**
> 患者が臨床試験に参加した場合，経口薬と注射薬では来院頻度や副作用発現頻度，医療費も異なり，割り付けは無作為で患者・医師も関与できないことを文書で家族を含めて説明する[3]。その上で，夫の考えを加えた患者の判断が未定の段階であることを意識する。がんの再発のIC直後に臨床試験のICを実施する場合，患者の不安が大きいため，事務的な対応は避ける。実施期間中の副作用の発現やgrade評価が重要になる。そのためCTCAEを用いて時系列で標準評価を行う。grade評価により臨床試験の中止等の判断を倫理委員会に委ねる。

◨ CRCの役割って？

臨床試験のIC補助から試験終了まで患者に寄り添い，プロトコル通りに臨床試験を実施する支援を行う。つまり，CRCは治療方法の決定から薬物療法の終了までのプロセスに関与し，治療成果の評価に立ち会うことができる。

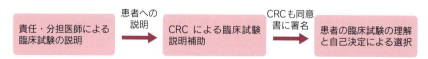

• 臨床試験

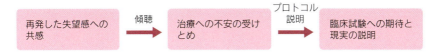

> 今回のケース
> ストレスによる合併症の適応障害の進行を避けるため実家への里帰り等を紹介する方法も緩和的措置である。夫には妻への励ましは求めず，臨床試験の進行を見守る支援方法に関する説明を行う。

Side Discussion
臨床試験の実施期間についてどう考える？

　臨床試験の実施手順は，「研究者主導臨床試験の実施にかかるガイドライン Ver−10 2015年2月18日」が参考になる。

　臨床試験を進める上で問題となる実施期間の延長についてまとめる。

① 臨床試験の実施の前，医療機関等の倫理審査委員会でプロトコルの実施や説明文書・同意書の使用許可を得る。試験は実施期間を定めて行い，プロトコルに定めた期日で終了するが，症例数が不足するなどの理由で実施期間を延長することもある。その場合，プロトコルの実施期間を延長する変更手続きが倫理審査委員会で必要になる。この実施期間の変更届けを怠ると，実施期間を超過した無届けの研究となり倫理規定違反の扱いとなるので注意を要する。

② 化学療法の臨床試験は長期間にわたり実施すると，開始前に最新だった対照群の標準療法に新規性が失われ，試験に参加する被験者のデメリットになる。そのため，短期間で試験を終了し結果を迅速に報告することが望ましい。

③ 試験の目標症例数に達しない時に実施期間の延長を考慮するが，実施期間のみが登録症例数に達しない問題である場合は少なく，実施期間を延長しても登録症例数の増加に至りにくい。

実践！カンファレンス

薬剤師：先生，Iさんは臨床試験に参加していただけそうですよ。

☑ 1 **医師**：臨床試験に参加しなくても注射か経口投与のいずれかを選択することを理解してもらえたかな。自分で決められないから❶お任せしますでは困るよね。しっかり説明してから同意を得てください。

☑ 2 **看護師**：ᴬ同意書の説明日の日付で私が立会人の❷署名をしておきましょうか。同意日は出勤日ではないので，用意していただけますか。

☑ 3 **医師**：ᴮᶜᴰ僕は次回の来院日に同意を確認して日付と署名を書くよ。患者の夫の様子はどうだった？　臨床試験の説明を急いで前振りなしで突然にしたので，まるで人体実験するという誤解をされたのが心配だね。

薬剤師：そうですね。研究的な要素を持った治療だという説明をしました。ボランティアの役割だけど，臨床試験に参加することで後に続く患者さんに役立つことを理解していただけましたが，自分の妻にすぐに役立たないことが不満のようでした。患者さんご自身は人に役立つことに興味を持たれたようです。ただ，自分で治療方法を決められない状況なので，抽選で治療方法を決めてくれる臨床試験に興味を持たれた印象でした。

看護師：確か，再発をICした日の午後にあった電話の時もどうして良いかわからないって泣かれていました。ICを受けた直後の混乱は収まったようですが，不安が先行してますね。❸夫婦への説明が必要だと思いました。

☑ 4 **医師**：薬剤師さん，ᴱ有害事象の説明なども夫婦でしたいので❹再同意をもらう時は，なるべく夫婦にするように記録しておいてください。

薬剤師：ところで患者は臨床試験に参加すると医療費が安くなると期待されていました。治験と臨床試験の違いは，患者にはわかりにくいです。医療者でもよく理解できていない人も多いくらいなので仕方ないですね。

医師：私も❺治験の医療費を正確に理解していないよ。教えて

---

❶ 不安が先行すると決断が難しくなり，医師にお任せということになりかねない

❷ 同意書の署名は原則，代筆不可。指先がしびれていても代筆は認めない

❸ 患者自身の同意では家庭内の支援を含めた協力が得られにくい

❹ 臨床試験期間中に患者に知らせるべき新たな安全性情報を入手した場合，説明文書を用いて告知する。また試験を続行する意思の確認後に同意書に署名をいただく

❺ 表1を参照

　　　　くれる？
看護師：私も教えてください。
薬剤師：医療費の説明は明確にしておかないと，後でトラブルになることがあります。臨床試験の説明不足で信頼関係が崩壊することもあるので先生がお考えのように注意が必要です。今から簡単に説明しますね。
医　師：看護師さん，患者の腕の血管の状態，確認しておいて。
☑ 5　　薬剤師さん，がん化学療法室に連絡をしておいて。

表1　臨床試験，医師主導治験，治験実施中の一般的な医療費負担比較

	検査費用の負担	薬剤費用の負担	負担軽減費の支払	重篤な有害事象の治療費用
臨床試験	健康保険	健康保険	無	健康保険
医師主導治験	健康保険	研究者	有または無	健康保険または研究者
治験	企業	企業	有	企業

💡 コミュニケーション・ポイント

- "自分で決められないからお任せします"→発言の真意は？→ICの説明を理解して決められないのか，ICの説明がわからないので決められないのか，説明を再度行う必要性を探る
- "まるで人体実験をするという誤解"→心理的背景は？→がんの再発のIC直後に行った臨床試験の説明に対する戸惑いには，時間をかけた説明を行う
- "再発をICした日の午後にあった電話"→患者の不安は何？→電話で看護師に話した内容を再確認する
- "臨床試験に参加すると医療費が安くなる"→ボランティアとしての報酬？→臨床試験に参加すると医療費が安くなる期待は多い，トラブルを回避するため説明文書で正確に説明する

カンファレンス後に患者に確認しよう！

A 説明日の記録
B 同意日の記録
C 同意書のコピー保管
D 同意書に家族の署名
E 有害事象の説明と再同意日の記録
F 臨床試験参加前後の医療費　　　　　　　　　　　　　　　　　　　　　　　　　など

参考文献

1) 久保田一徳，鳥井原彰，藤岡友之ほか：乳腺，日本内分泌・甲状腺外科学会雑誌，32 (2)，92-97，2015.
2) 山本景子，嶋本隆司：新薬の研究開発　抗悪性腫瘍薬を中心に，Organ Biology，21 (1)，49-59，2014.
3) 田口哲也，阪口晃一：化学療法による手足症候群の支持療法，京府医大誌 124 (7)，467-474，2015.

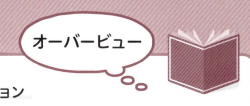

患者とのコミュニケーション

　臨床試験を選択した患者の生きる意欲に応える前向きな医療コミュニケーションを行いながら随時，予想される有害事象の発現頻度と時期，対策方法の説明を行う。併せて有害事象のモニタリングを行い，患者情報としてカルテのSOAPのS欄にCTCAEのgrade分類に従い記載することで副作用発現・重症度分類の確認ができる。これらを用いて改善・悪化を時系列で評価した会話にする。

　定期撮影のCT画像の評価は，①撮影した部位にがんが見つけられない，②微小のがんを画像で確認することは難しい，血液検査結果の評価は，①結果は体調による変動や測定誤差があるので1回の検査結果のみで評価できない，②検査は複数の結果を併せて総合的に考えることを患者とのコミュニケーションの中で説明することを怠らない。

処方設計

　臨床試験ではプロトコルに記載された主要評価項目の評価に影響する同種同効薬が併用禁止薬になり，さらに併用注意薬・併用制限薬がリストされる。これらが患者に処方されていないか確認する。

　患者が他院に受診することを想定して「臨床試験参加カード」を他の医療機関向けに作成，患者に他院受診時に提示することを依頼する。患者とのコミュニケーションから他院への受診や健康診断の結果情報等を入手する。健康診断の結果はカルテに記載されることが少ないため，問診を行いSOAPのS欄に記載をしておく。

医療スタッフとのコミュニケーション

　臨床試験ではプロトコルに従い血液検査や画像撮影が決まっていることから，あらかじめ他の医療スタッフに臨床試験の実施スケジュールの情報提供を行うことで，患者の理解を深めることができる。実施期間中の有害事象の発現と合併症の進行を薬理学的に区別して，因果関係の評価を行うことが必要になるため，治験を遂行するための医師への支援が欠かせない。

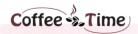

支持療法における薬剤師の取り組みと成果：論文発表のすすめ

　2016年春，厚生労働省は，がんに伴う症状，抗がん剤などの治療による副作用や後遺症などについて，症状の軽減や予防を目指す治療「支持療法」の診療ガイドラインを作成すると発表しました。必要な調査・研究を開始し，臨床試験などを実施して具体的な治療法を開発し，ガイドラインを作成することで治療に取り組む患者の負担軽減や，日常生活の改善につなげる予定です。それに先駆けて日本病院薬剤師会薬剤業務委員会は，「医療の質向上のためのチーム医療への薬剤師の関与とその成果に関する論文実例集（1）がん化学療法領域における薬剤師の取り組みと成果」をまとめています。これは，全国の会員施設を対象として，薬剤師が病棟，ICU，外来（化学療法室），手術室等でのチーム医療において，医療安全の確保，医師業務の負担軽減，患者・家族満足度の向上，治療の向上，医療経済面等に貢献したと思われる事例で学術論文として投稿されたものについて，数値による評価を含む論文内容の要約，著者，論文題名についての情報収集を行ったものです。論文は405件あり，例えば薬剤師外来（サポート外来）の開設で，主治医が診察する前に薬剤師が患者に対して問診および視触診を実施するとともに，カルテ情報から患者の状態（全身状態，疼痛や有害事象のgrade評価）を把握します。薬剤師はこれらの情報を電子カルテに記載するとともに適切な支持療法の処方提案を実施し，患者には生活指導や副作用の自己管理法，薬剤の使用法の情報提供を行うことで安全確保と医師業務の負担軽減を可能にしています。また，病院薬剤師および開局薬剤師間の連携によるシームレスな患者へのケア，薬剤師による副作用対策が治療効果の向上に繋がったことを示した論文もあります。一方，副作用対策，治療効果の改善，医療事故防止等で貢献したにもかかわらず，論文として公表されていないものも多くあると考えられます。やはり薬剤師としての仕事の成果は論文化されることが情報共有とさらなる発展のために必要といえるでしょう。

参考文献

日本病院薬剤師会薬剤業務委員会　医療の質向上のためのチーム医療への薬剤師の関与とその成果に関する論文実例集（1）がん化学療法領域における薬剤師の取り組みと成果，日病薬誌 第47巻8号（983-1002）2011年

第 2 章

メンタル

不眠

夜眠れないのは何らかの前兆が潜んでいる

傾聴Point

- 「眠れない」＝「睡眠薬」という単純な方程式ではないと理解しておく
- 不眠は身体的な要素と心因的な要素が絡み合って引き起こされる
- 会話の中に不眠を誘発する要因がいくつも隠れていることを知る

不眠とは

　不眠の治療は，数値での評価が可能な血圧や血糖値などと異なり，"眠れない"という患者の主観的な訴えに対し，その誘発要因を探ることから始まる。患者が不眠と感じている状況について傾聴し，聴取した医療情報を多角的にとらえることで，睡眠関連薬を主軸とした薬物療法のみならず，睡眠環境指導などの非薬物療法でのアプローチも治療の選択肢となる。

　慢性的な不眠を訴える患者の約20％がうつ病患者ともいわれており，がん患者においてはその病態が多様かつ複雑である。また，目の前の眠れない患者が不眠症なのか，あるいは不眠症状を呈するその他の睡眠障害なのかの鑑別も求められる。これらのことからも，睡眠は非常に重要なバイタルサインのひとつといえる。

こんな言葉に注意！

- 疲れやすい　倦怠感（19ページ）
- 眠たいのに眠れない
- あのことが不安
- 周囲が騒がしい
- 息苦しい
- トイレに何度も行く　排泄障害（89ページ）
- 咳が出る
- 吐き気がする　悪心・嘔吐（49ページ）
- 痛みがある
- 熱がある
- かゆい　皮疹（105ページ）

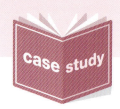

患者情報

Nさん　39歳　女性
身長160cm　体重45kg　体表面積1.44m²

現病歴	: 乳がん（Stage Ⅲ b）
治療段階	: FEC療法 1コース目day5
主訴	: 不眠，食欲低下，全身倦怠感
所見	: 元来元気であったが，乳がんと診断され，抗がん剤治療のため初めての入院。FEC療法day2頃より悪心に伴う食欲低下と全身倦怠感が持続しており，昼間はほぼ臥床して過ごしている。夜間の寝つきはいいが，中途覚醒した後に眠れないとの訴えがあり，薬剤師に相談してきた。

検査値

	基準値	1コース day 7	1コース day 14	2コース day 1（面談当日）
WBC（×10³/μL）	3.5〜9.0	3.9	2.4	4.3
RBC（×10⁴/μL）	350〜500	495	469	486
Hb（g/dL）	12〜16	12.2	11.9	12.5
Plt（×10⁴/μL）	15〜35	28	14	36　↑
Ht（%）	35〜45	43	41	42
Neu（%）	40〜70	51	55	53
AST（U/L）	10〜35	16	18	17
ALT（U/L）	5〜30	20	19	19
T-Bil（mg/dL）	0.2〜1.2	0.5	0.4	0.5
Cr（mg/dL）	0.4〜0.8	0.8	0.9	0.8
BUN（mg/dL）	8〜20	9	9	10

• 不眠

薬 歴

- FEC療法：フルオロウラシル　　500mg/m^2 day1
  　　　　　エピルビシン　　　　100mg/m^2 day1
  　　　　　シクロホスファミド　　500mg/m^2 day1

【day1】
- アプレピタントカプセル125mg　1C　1日1回化学療法1時間半前
- パロノセトロン注　0.75mg　　　静注
- デキサメタゾン注　12mg　　　　静注

【day2, 3】
- アプレピタントカプセル　80mg　1C　1日1回　朝
- デキサメタゾン錠　4mg　　　　2錠　1日2回　朝・昼

その他：電解質，血糖値，胸部症状，心電図，甲状腺機能，呼吸機能に異常所見は認めず．

時系列で見よう

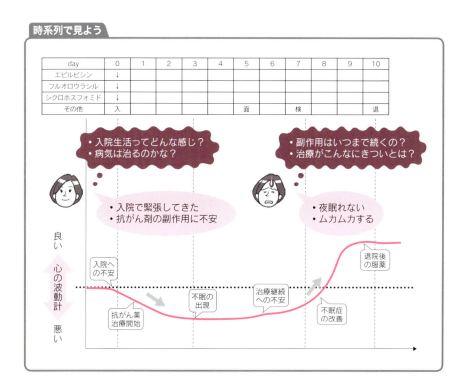

患者と話してみよう！

患　者：抗がん剤の治療をした後からムカムカして食事があまり摂れていません。今までずっと元気で病気なんてしたことないし，❶初めての入院で周りの人のことも気になって，夜眠れないんですよ。

薬剤師：夜眠れないのはきついですね。お気持ちはよくわかります。ところで，眠れないというのはいつ頃からですか？

患　者：抗がん剤の治療が始まって❷3日目頃からです。　day3

薬剤師：食事の方はいかがですか？　どのくらい食べられていますか？

患　者：点滴をした次の日くらいからムカムカして，少ししかご飯が食べられないんです。❸これって副作用ですか？

薬剤師：ご飯が食べられないのはお辛いですね。抗がん剤の吐き気は点滴して間もなく起こることもあって，それを抑えるためにデキサメタゾン錠を飲んでいただいていたのですが，その薬の働きで眠れなくなることもあるようです。

患　者：そうなんですね…（沈黙）❹でも，寝つきは良いんですけど，2～3時間ですぐに目が醒めてしまって，そのあとが眠れないんですよね。

薬剤師：Nさんはお昼寝をされたりすることはありますか？

患　者：いいえ，眠れないせいか，抗がん剤のせいかはわからないんですが，なんだか❺昼間も体がとてもだるいのでベッドにいつも横になってます。お昼寝ができれば少しは楽になるんでしょうけどね…。それに…，昼間はざわついてそうでもないんですが，❺夜目が覚めるといろいろと考えごとをしてしまって，それで眠れなくなるんですよね。

薬剤師：…（沈黙）。差しつかえなければご不安に思っていらっしゃることなどあればお聞かせいただけますか？

患　者：やっぱり今後のことがいろいろ心配ですね。仕事も家族のこととかも…。もちろん，治療は頑張りたいとは思っていますが，想像していたよりも副作用がきついので，続けていけるのか心配になりますね。❻…（沈黙）。

❶生活環境の変化が不眠要因と考え，その出現時期を確認する

❷隠された情報を収集するためオープンクエスチョンで確認する

❸薬による副作用が要因のひとつである可能性を患者に伝える。"副作用"という文言は不安材料になることに留意する

❹沈黙のあとに表出した「なんとかして欲しい」という患者の本音を汲み取り，1日の睡眠量を把握する

❺不眠の原因を探る

❻患者の気持ちを受けとめるために沈黙の時間を共有し，辛い思いや不安要素を探る。また，患者の基準となる睡眠量を確認する

・不眠

　　　　　余計なことまでいろいろ考えてしまってここ数日ほとんど眠れていないので，ぐっすり眠りたいです。
薬剤師：…（沈黙）。Nさんは，ご病気をする前は睡眠をよくとれていたほうですか？
患者：ええ，そうですね。だいたい毎日6時間以上は寝ていました。夫はハル…，ハルシオンですかね？　あれを今も飲んでいるんですけど…。睡眠薬は飲み続けると効かなくなるって聞いたことがあるのですが，大丈夫ですかね？　ちょっと心配です。
薬剤師：Nさんがぐっすり眠れるように状況に合わせて対応策を検討したいと思います。Nさんのようにご心配なことがあって眠れないという場合，症状によっては眠りを助けるお薬なども❼選択肢のひとつになると思いますので，先生とも相談させていただこうと思います。
患者：わかりました。お薬で眠れるなら試してみようかな。
薬剤師：いろいろお話しいただいてありがとうございます。❽先生や看護師さんともお話しして，夜ゆっくりおやすみできるようにみんなで対応させていただきますね。
患者：ありがとうございます。よろしくお願いします。

❼不眠の性質（入眠困難，中途覚醒，早期覚醒）などのほか，心因性との関係を説明し，症状にあわせて薬剤選択を検討する

❽複数の医療スタッフで問題点を解決していくことを伝え，患者に安心感を与える

💡 コミュニケーション・ポイント

- "今までずっと元気で病気なんてしたことない"→不安？心配？→生活環境の変化が要因となる可能性を考慮する
- "3日目頃から"→薬剤性？心因性？→不眠の出現時期を確認する
- "副作用"→抗がん剤？ステロイド薬？→不眠を発現する可能性のある薬剤を説明する
- "ここ数日ほとんど眠れていない"→心理的な背景は？→健康な時期の睡眠の質を確認する

✅ ここもチェック！

―確認できなかった場合は，医師や看護師に確認しよう！

Check1 　周囲の患者との会話は？
Check2 　気持ちのつらさを話す相手は？（キーパーソンは？）
Check3 　患者の経済的な状況は？
Check4 　痛みはないか？
Check5 　今後の治療スケジュールは？　　　　　　　　　　　　　　　など

　　　　　　　　　　　　　　　　　　[実践！カンファレンス] で確認 ➡

処方設計をしてみよう！

■ 不眠の原因は？

不眠治療の第一歩は眠れない原因をとらえることから始まる**（表1）**。

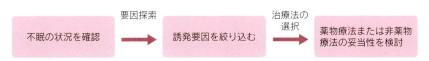

「初めての入院」と「抗がん剤の治療を継続する」という不安の集積から生理的，心理的，精神的な影響による不眠であることが考えられるため薬物療法と非薬物療法の両側面から治療を検討する。

表1　不眠の原因

不眠の原因	具体例
身体的原因（Physical）	痛み，かゆみ，咳，呼吸苦，悪心・嘔吐，下痢，頻尿，倦怠感，発熱，錐体外路症状（パーキンソン症状，アカシジア），睡眠時ミオクローヌスなど
生理的原因（Physiological）	環境変化，交代制勤務，時差，騒音など
心理的原因（Psychological）	ストレス，ライフイベント，同室者との関係性など
精神医学的要因（Psychiatric）	不安，抑うつ，せん妄，恐怖，アルコール依存症，統合失調症など
薬理学的要因（Pharmacological）	ステロイド薬，甲状腺ホルモン薬，降圧薬，消化性潰瘍薬，気管支拡張薬，抗パーキンソン病薬，免疫抑制薬，抗がん剤，嗜好品（カフェイン，ニコチン，アルコール等）

（谷向仁：月刊薬事55，2167-2171，2013より）

■「不眠症」と「睡眠障害」の違いは？

睡眠障害国際分類（The International Classification of Sleep Disorders, Second Edition：ICSD - Ⅱ）では睡眠障害がその症状や病因によって分類されており，そのひとつに不眠症がある。

不眠の治療を始める前に「不眠」か不眠症状を引き起こすその他の「睡眠障害」かの鑑別が必要となる。また，「睡眠障害」の中には睡眠薬が無効もしくは症状が増悪する場合もある。睡眠障害の例を**表2**に示す。

表2 不眠症以外の睡眠障害の例

睡眠障害例	内容
うつ病による不眠	早朝覚醒，中途覚醒が多く，食欲低下や意欲の減退，興味の喪失がみられる。
閉塞性睡眠時無呼吸	男性に多く，頻回の中途覚醒など不眠症状を伴い日中の過剰な眠気がある。睡眠中の呼吸停止や強いいびきがみられる。
過眠症	夜間に十分寝ているにもかかわらず，日中の過剰な眠気があるナルコレプシーや突発性過眠症などが代表的。
概日リズム睡眠障害（睡眠・覚醒リズム障害）	著しい入眠障害と起床困難がみられる。昼夜逆転など睡眠時間帯の異常が持続する場合に疑う。
睡眠時随伴症	睡眠中に大声を上げたり，歩き回るなどの異常行動がみられる。
レストレスレッグス症候群	脚がむずむずしてじっとしていられない。脚がぴくぴくして寝つけないなどの症状がみられる。

「眠れない」状況を具体的に確認 → 睡眠環境チェック → 「眠れない」以外の症状を確認 → 併存症チェック → 不眠を引き起こしている睡眠障害の鑑別

> がん患者特有の不眠症治療として確立したものはない。非薬物療法を他職種と相談のうえ，一般的な不眠症治療に準じた薬物療法を行っていく。

■ 不眠症の薬物療法は？

　不眠症治療の主軸は睡眠薬を用いた薬物療法である。しかし，「眠れない」という患者の訴えに対し漫然と睡眠薬を投与するのではなく，リスク・ベネフィットバランスを考慮しながら治療の"ゴール"（＝良質な睡眠の確保と日中の機能改善）を目指す。

　薬物代謝では尿中未変化体排泄率が60％以上の薬剤は水溶性薬物で腎排泄型薬物，40〜60％のとき肝・腎排泄型薬物，40％以下の薬剤のとき肝排泄型薬物であり脂溶性薬物の目安になる。臓器障害や組織移行性を検討するうえで欠かせないポイントである。

1. ベンゾジアゼピン（BZ）受容体作動薬

　不眠の出現状況に応じて各薬剤の最高血中濃度（C_{max}），最高血中濃度到達時間（T_{max}），消失半減期（$T_{1/2}$）などを考慮し薬剤を選択する。各薬剤において軽度の抗不安作用が見られる。そのため，せん妄のリスクが高い患者には単剤での使用を避けること。例えば，認知症があり，心不全などで状態が悪化する場合には，せん妄のリスクが高くなる。

- 不眠

非BZ系

BZ系と比較して筋弛緩作用が小さいため転倒リスクが低く，高齢者の不眠症に対して推奨される。ただし，ゾルピデムは高齢者においてC_{max}が2倍となるため注意を要する。非BZ系の中でエスゾピクロンは夜間転倒による頭部外傷率が低率の報告がある。

参考文献

Tom SE, Wickwire EM, Park Y, Albrecht JS. Nonbenzodiazepine Sedative Hypnotics and Risk of Fall-Related Injury. 39(5), 1009-14, 2016

作用時間	不眠の状況	一般名	商品名	消失半減期（時間）	鎮静・催眠作用	筋弛緩作用
超短時間作用型	入眠困難	ゾルピデム	マイスリー	2	++	±
		ゾピクロン	アモバン	4	++	±
		エスゾピクロン	ルネスタ	5〜6	++	±

BZ系

長期連用による身体的または精神的な依存が問題となっている。特に高齢者では筋弛緩作用による転倒や骨折に注意を要する。また，認知機能低下や健忘，運動失調などの頻度が高い。

作用時間	不眠の状況	一般名	商品名	消失半減期（時間）	鎮静・催眠作用	筋弛緩作用
超短時間作用型	入眠困難	トリアゾラム	ハルシオン	2〜4	+++	+
短時間作用型	入眠困難中途覚醒	ブロチゾラム	レンドルミン	7	+++	+
		リルマザホン	リスミー	10	++	±
		ロルメタゼパム	エバミールロラメット	10	++	+
中間作用型	中途覚醒	ニメタゼパム	エリミン	21	++	+++
		エスタゾラム	ユーロジン	24	++	++
		フルニトラゼパム	サイレースロヒプノール	24	+++	++
		ニトラゼパム	ベンザリンネルボン	28	++	++
長時間作用型	早朝覚醒	クアゼパム	ドラール	36	++	+
		フルラゼパム	ダルメートベノジール	65	++	+++
		ハロキサゾラム	ソメリン	85	++	++

2. メラトニン受容体作動薬

体内時計機構に関与する。翌朝の持ち越し効果や筋弛緩作用がないため安全性が高いが、薬効の評価に2～4週間程度を要し、早期に効果を実感しにくい。

作用時間	不眠の状況	一般名	商品名	消失半減期（時間）	鎮静・催眠作用	筋弛緩作用
超短時間作用型	入眠困難	ラメルテオン	ロゼレム	1	―	―

3. オレキシン受容体拮抗薬

過剰に作用している覚醒システムを抑制し、脳を生理的に覚醒から睡眠の状態に切り替え自然な眠りをもたらす。

作用時間	不眠の状況	一般名	商品名	消失半減期（時間）	鎮静・催眠作用	筋弛緩作用
短時間作用型	入眠困難 中途覚醒	スボレキサント	ベルソムラ	10	―	―

➕ 睡眠薬服用後の転倒リスクは？

睡眠薬の適正使用・休薬ガイドライン（2013年）において、ベンゾジアゼピン系薬剤は、筋弛緩作用をもつ薬剤が多く含まれ**(表3)** 転倒リスクが高く、高齢者では使用しないことが推奨される一方で、非ベンゾジアゼピン系ではその危険性が比較的少ない。

表3 不眠症のタイプによる睡眠薬・抗不安薬の選択

	入眠障害（超短時間型，短時間型）	中途覚醒，早期覚醒（中時間型，長時間型）
神経症的傾向が弱い場合 脱力・ふらつきが出やすい場合	ゾルピデム（マイスリー®） ゾピクロン（アモバン®） エスゾピクロン（ルネスタ®） ラメルテオン（ロゼレム®）	クアゼパム（ドラール®） スボレキサント（ベルソムラ®）
神経症的傾向が強い場合 肩こりなどを伴う場合	トリアゾラム（ハルシオン®） ブロチゾラム（レンドルミン®） エチゾラムなど（デパス®）	フルニトラゼパム（ロヒプノール®，サイレース®） ニトラゼパム（ベンザリン®） エスタゾラム（ユーロジン®）
腎機能障害，肝機能障害がある場合	ロルメタゼパム（エバミール®，ロラメット®）	ロラゼパム（ワイパックス®）

（梶村尚史：睡眠障害の対応と治療ガイドライン　第2版（内山真編集），p111，じほう，2012一部改変）

睡眠薬はいつまで飲むの？

睡眠薬を突然中止してしまうと反跳性不眠や不安，振戦，吐き気などの離脱症状が出現する可能性がある。そのため，「夜間不眠症状の改善」，「昼間の調子の良さ」という2つの条件が揃った場合に睡眠薬の漸減・休薬を検討する。

睡眠薬の漸減・休薬の方法
- 漸減法：服用量を1〜2週間かけてゆっくり減らす
- 隔日法：中間作用型や長期作用型に可能で休薬期間を延長させる　　　　　など

睡眠薬の適正使用・休薬ガイドラインに準拠

睡眠薬服用を開始 →（副作用モニタリング）→ 効果と副作用の確認 →（睡眠状況チェック）→ 症状が改善すれば漸減・休薬を提案

今回のケース
効果を早期に評価するためBZ受容体作動薬などの睡眠薬の服用を開始し，症状が改善されたら漸減・休薬を行う

Side Discussion
不眠症の非薬物療法は？

非薬物療法では睡眠環境指導（表4）や認知行動療法を組み合わせることが推奨されている。

- 認知行動療法（Cognitive Behavioral Therapy for Insomnia：CBT-I）

うつ病などの精神疾患に伴う不眠，高齢者やがん患者の不眠などに対して有効であるとされている治療法であるが，現在は保険適応外となっている。一般的には表5に示す1〜5)の項目を1回30分以上，4〜8回実施することで効果が期待される。

表4　睡眠環境のための指導内容
1) 定期的に適度な有酸素運動を行う
2) 快適な寝室環境を整える
3) 規則正しい食生活をし，空腹のまま寝ない
4) 就寝前に水分を摂り過ぎないようにする
5) 就寝4時間前にカフェインを摂取しない
6) 就寝前に飲酒をしない

表5　認知症行動療法
1) 睡眠環境指導
　睡眠に関する正しい知識を習得し生活を改善する
2) 刺激制御法
　眠くなるまで寝床に入らないようにする
3) 睡眠制限法
　睡眠時間に合わせて就寝時刻を設定する
4) 漸進的筋弛緩法
　全身の筋肉を弛緩させてリラックス状態を促進する
5) 認知療法
　不眠に関連した考え方や行動を修正する

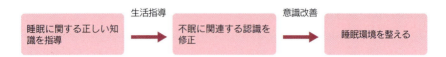

> 睡眠薬による薬物療法に加え，非薬物療法である睡眠環境指導も行う。具体的には病棟内を歩行するなど適度な運動を促したり，心配事や不安な気持ちを寝床に持ち込まないように指導する。

🞥 睡眠薬の等価換算ってあるの？

睡眠薬・抗不安薬として使用される主な薬剤の等価換算を**表6**に示す。ロルメタゼパム1mg，フルニトラゼパム1mgを基準に考えるとわかりやすい。

表6 睡眠薬・抗不安薬の等価換算 −稲垣・稲田2012年版

一般名	商品名	等価換算（mg）
トリアゾラム	ハルシオンなど	0.25
ゾルピデム	マイスリーなど	10
ゾピクロン	アモバンなど	7.5
エスゾピクロン	ルネスタ	2.5
リルマザホン	リスミーなど	2
ロルメタゼパム	ロラメットなど	1
ブロチゾラム	レンドルミンなど	0.25
フルニトラゼパム	サイレースなど	1
ニトラゼパム	ベンザリンなど	5
エスタゾラム	ユーロジンなど	2
クアゼパム	ドラールなど	15
ロラゼパム	ワイパックスなど	1.2
アルプラゾラム	ソラナックスなど	0.8
ブロマゼパム	レキソタンなど	2.5
クロチアゼパム	リーゼなど	10
ジアゼパム	セルシンなど	5
ロフラゼプ酸エチル	メイラックスなど	1.67

（稲垣中，稲田俊也：第24回抗不安薬・睡眠薬の等価換算（その3），臨床精神薬理，15（8），139-142，2012を改変）

• 不眠

漢方薬の使い方についてどう考える？

　西洋医学の睡眠薬と比較して効果が遅いものの，習慣性がなく副作用が少ないのが特徴である。

漢方薬の使い分け
1) 緊張や怒りのために興奮したり，イライラする時 …………………………抑肝散
2) 心身の疲労や神経過敏などを伴う時……………………………………………酸棗仁湯
3) 虚弱体質で精神不安や微熱がある時……………………………………………加味帰脾湯

| 不眠の状況に応じ漢方薬を提唱 | → 検査値チェック → | 甘草含有製剤による低K血症に注意 | → 副作用モニタリング → | 効果と副作用を考慮し服用継続の必要性を検討 |

　効果を早期に期待する場合はBZ受容体作動薬が第一選択となるが，睡眠薬に抵抗感がある場合は漢方薬も選択肢のひとつとなる。

実践！カンファレンス

薬剤師：看護師さん，Nさん，<u>A 夜あまり眠れてないみたいです</u>ね。

看護師：<u>ご飯も少ししか食べられてない</u>ですよね…。❶<u>抗がん剤の副作用が強いのかな。</u>

薬剤師：抗がん剤の副作用でムカムカするのもあるみたいなんですが，これからのこととか不安なことがあるみたいで，いろいろ考えごとをしてしまうっておっしゃっていました。

看護師：まだお若いし，治療は頑張ってもらいたいんですけどね…。❷<u>今まで全然病気したことないっておっしゃっていたし，初めての入院が抗がん剤の治療というのはとてもお辛いでしょうね。</u>

薬剤師：同室の方とは会話されているようですか？
☑ 1

看護師：ええ，<u>同年代の同じ疾患の方</u>がいらっしゃるので，その方とはよくお話しされているようですよ。

薬剤師：ちなみにNさんのキーパーソンってどなたですか？
☑ 2

看護師：ご主人ですね。ご主人がお見舞いから帰られた後の<u>B 夜勤時も特に問題はないですよ。</u>❸<u>同室のみなさんは症状が落ち着いていますので…。</u>

医　師：そうだね。ところで，Nさんはどのくらい眠れているのかな？

薬剤師：寝つきはいいみたいですけど，<u>C 2〜3時間で目が覚め</u>
☑ 3　　てしまって，それからがなかなか眠れないみたいですよ。そういえば，入院費のことも心配されているようでした。

医　師：高額医療費のことはご存じだろうけど，一度メディカルソーシャルワーカーの方にも説明してもらった方がよさそうだね。でもまずはぐっすり眠れるように今夜から❹<u>睡眠薬を処方しておこう。</u>何がいいかな？

薬剤師：先生，その前に教えていただきたいのですが，Nさんは夜間に大声を出したりするような異常な行動はないです

❶ 副作用以外の要因について情報共有する

❷ 周囲との関係性を確認する

❸ 夜間の騒音など環境が要因となっていないかを他職種より確認する

❹ "不眠症"と"睡眠障害"の鑑別を行う

・不眠

か？　うつ症状や脚がむずむずしたりするような症状もなかったですかね。
医師：^D夜間に異常な行動はないみたいだよ。あと…，レストレスレッグス症候群[*]のことだよね。いや，ないよ。それにうつ症状もないね。だからNさんは^❺不眠症として治療をしていこうと思うよ。

❺ 睡眠の性質から薬剤選択を検討し，患者説明の必要性をアピールする

薬剤師：わかりました。退院も近いですし，効果を早く評価したいのでベンゾジアゼピン受容体作動薬がいいのではないかと考えます。それと，Nさんは中途覚醒しているので，短時間作用型のブロチゾラムなどはいかがでしょうか。ただ，その前に睡眠薬に対してあまりいい印象がないようなので，安全性を説明してから使用した方がよいと思うのですが…。
医師：そうだね。薬剤師さんから説明してもらえると^❻Nさんも安心すると思うよ。

❻ 患者の不安を和らげるために，薬剤減量についても説明する

薬剤師：わかりました。^E不眠が改善したら睡眠薬を減らしていけることもNさんに伝えておきますね。あとひとつ確認ですが，体の痛みなどはないのでしょうか？
☑ 4

医師：痛みはないみたいだよ。では，不眠が改善されたら，睡眠薬を少しずつ減らしていこう。
看護師：あと，睡眠環境の指導も同時に行うのはどうかしら？
医師：それは大切なことだね。^❼Nさんはいつもベッドにいるから，少し病棟内を散歩してもらうのもいいね。FEC療法の2コース目も控えているし。
☑ 5

❼ 下肢の筋力低下の可能性があり確認が必要

薬剤師：ところで，Nさんは病棟内の歩行はできているのでしょうか？　足腰が弱っていると薬の影響で転倒する可能性もあるので注意しておいた方がいいと思いまして…。
看護師：その点は大丈夫ですよ。
医師：それじゃあ，Nさんにはブロチゾラムを処方しておくね。
薬剤師：では，さっそく今夜から服用してもらいますね。あとは不安な気持ちをベッドに持っていかないようにも伝えておきますね。

*レストレスレッグス症候群：夕方～夜にかけて下肢を中心に不快感が出現し，動かさないと落ち着かないため不眠の原因となる。

💡 コミュニケーション・ポイント

- "ご飯も少ししか食べられていない"→排便？嚥下困難？精神面？→器質的障害の有無，ADLを確認する
- "初めての入院"→緊張？→全身倦怠感の有無も含め夜間はリラックスできる環境か確認する
- "同世代の同じ疾患の方"→心は開いている？→周囲からの情報収集を行う
- "レストレスレッグス症候群"→イライラは？全身倦怠感の出現時期は？→むずむず感が出現し脚を動かしたい欲求がみられるか確認する（レストレスレッグス症候群は就寝時や静止時に出現しやすく，アカシジアの場合はそうとは限らない）

✅ カンファレンス後に患者に確認しよう！

A　昼夜が逆転していないか？
B　夜間のトイレの回数は？
C　ふらつきはないか？
D　朝の持ち越しはないか？
E　日中（特に午前中）に傾眠はないか？　　　　　　　　　　　　　　など

参考文献

1) 三島和夫：睡眠薬の適正使用・休薬ガイドライン．じほう，2014
2) 米国睡眠医学会：睡眠障害国際分類 第2版．医学書院，1-2　2010
3) 林田健一：いきなり名医！どう診る？ 日常診療に潜む睡眠障害．日本医事新報社，2011
4) 仙波純一，他：精神薬理学エセンシャルズ 第3版．メディカル・サイエンス・インターナショナル，2010
5) 融 道男：向精神薬マニュアル　第3版，医学書院，2008
6) 谷向仁：がん患者にみられる不眠，55, 月刊薬事，じほう，2167-2171, 2013
7) 睡眠医療，449-457，ライフサイエンス，2014
8) Soldatos CR, Allaert FA et al：How do individuals sleep around the world? Results from a single-day survey in ten countries. Sleep Med, 5-13, 2005
9) 黒山政一，他：この患者・この症例にいちばん適切な薬剤が選べる 同効薬比較ガイド1，じほう，2014

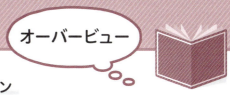

患者とのコミュニケーション

　患者が「眠れない」と訴えた場合，まずはその原因を会話の中から探っていく。不眠を引き起こしている原因を多角的にとらえるためには会話の中だけでなく，患者の睡眠環境にも着眼していくことが重要である。したがって，医師や看護師から周囲の患者との会話の状況や，同室者の夜間の状況などの確認も必須となる。さらに不眠の原因として精神的要因も可能性として考えられるため，キーパーソンを把握するとともに，患者の経済的な状況も可能な限り情報収集しておく。患者が睡眠薬に対する抵抗感が強い場合は，安全性について説明し，症状が改善すれば減量・休薬できることも伝えておく。

処方設計

　患者との会話の中から汲み取れたことを十分に吟味し治療方法を検討する。「眠れない」＝「睡眠薬を処方」と自動的に決断するのではなく，睡眠薬が無効もしくは睡眠薬の服用により症状が悪化する場合があることを熟知した上で，「不眠症」と「不眠を引き起こすその他の睡眠障害」の鑑別が優先される。また，薬物療法だけでなく睡眠や不眠に関する正しい知識を患者に指導するなど睡眠環境を整える非薬物療法も選択肢として考慮する。睡眠薬の使用を開始した場合は漫然と服用継続するのではなく，症状が改善されれば漸減・休薬も検討すべきである。また，睡眠薬と比較して効果の発現は遅いが，習慣性がなく副作用の少ない漢方薬も必要に応じて処方提案していく。

医療スタッフとのコミュニケーション

　臨床現場では「眠れない」と訴える患者に対して容易に睡眠薬を開始しがちであるが，薬剤師が患者と接することの少ない夜間帯の状況や同室患者との会話の頻度など，不眠につながる要因を他職種から聞き出すことも必要である。睡眠環境が不眠の原因となっている場合は環境を整えることも治療法のひとつとなり得る。また，閉塞性睡眠時無呼吸やレストレスレッグス症候群などの症状の有無を確認した上で睡眠薬を開始する。その際には筋弛緩作用による転倒リスクを考慮し，適切な薬剤を選択する必要があるが，場合によっては漢方薬も考慮すべきであると医師や看護師に情報提供していく。

うつ

がん患者の5～10％がうつ病と診断され，その約10％が自殺するといわれている

傾聴Point

- "気持ちのつらさ" は数値化し客観的に評価することができる
- "患者" だけでなく患者を見守る "家族" の気持ちのつらさも汲み取る
- "死にたい" と思うほどつらい患者の気持ちに寄り添うことで最善の治療を提供できる

うつとは

　がん患者において適応障害とうつは高頻度にみられる症状であるが，身体的苦痛とは異なり精神的な苦痛は患者自身が積極的に症状を訴えないことが多い。そのため，患者の"気持ちのつらさ"が医療者に適切に評価されていない場合が少なくない。精神的な問題はQOLの低下や希死念慮，治療に対する意欲の低下などにつながる可能性があり，患者と上手くコミュニケーションを取りながら早期に介入し対応していくことが求められる。がん患者の精神症状に対して"がん患者さんだから"と見過ごすことなく，苦しみに寄り添った精神的サポートを基盤とした上で，適切な薬物療法が望まれる。

こんな言葉に注意！

何もしたくない	落ち込んでいる 食欲不振（3ページ）	死にたい
つらい	不安	眠れない 不眠（217ページ）
食欲がない	興味がなくなった	すぐ疲れる 倦怠感（19ページ）
自信がない	イライラする	集中できない

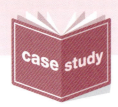

患者情報

  Nさん 39歳 女性
身長160cm 体重45kg 体表面積1.44m²

現病歴	：大腸がん（StageⅣ）
治療段階	：IRIS＋セツキシマブ療法 3コース目day5
主訴	：希死念慮，食欲低下，全身倦怠感
所見	：これまでいくつかの化学療法を行ってきたが，現在はIRIS＋セツキシマブ療法を施行している。抗がん剤の副作用による顔面全体のざ瘡様皮疹の出現あり。さらにここ最近は気分が落ち込み"死にたい"と訴えている。また全身倦怠感が強く，食欲が低下しているため薬剤師に相談してきた。

検査値

	基準値	day 1	day 7
WBC (×10³/μL)	3.5〜9.0	6.5	2.5
RBC (×10⁴/μL)	350〜500	520 ↑	350
Plt (×10⁴/μL)	15〜35	25.6	20.5
Ht (%)	35〜45	45	42
Neu (%)	40〜70	58.5	53.0
AST (U/L)	10〜35	35	33
ALT (U/L)	5〜30	30	32
ALP (U/L)	100〜350	230	225
Mg (mEq/L)	1.8〜2.4	2.2	1.8
K (mEq/L)	3.5〜4.5	4.5	4.0
Ca (mEq/L)	8.5〜10.0	9.0	8.8
Cr (mg/dL)	0.4〜0.8	0.8	0.7
BUN (mg/dL)	8〜20	15	18
BS (mg/dL)	80〜110	108	98

• うつ

薬　歴

- IRIS：CPT-11 125mg/m² day1 ＋ S-1 day1-14
- セツキシマブ 500mg/m² day1

その他：電解質，血糖値，胸部症状，心電図，甲状腺機能，呼吸機能に異常所見は認めず

時系列で見よう

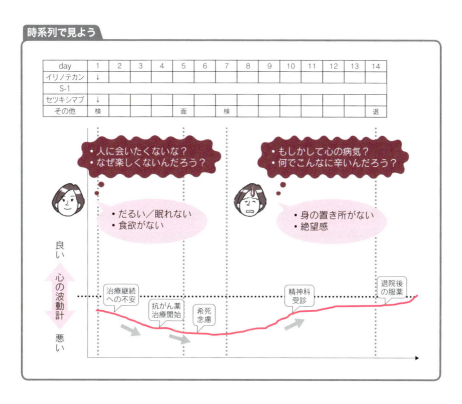

患者と話してみよう！

患　者：抗がん剤のせいで顔にニキビみたいなのがたくさんできています。だんだん顔の色も黒くなってくるし，❶このまま治療を続けるのが本当につらいです。食欲もあまりわきません。 day5

薬剤師：それはおつらいですね。ところでＮさん，夜は眠れてますか？

患　者：夜はなんとか眠れていますけど…。ただ，このままいつまで抗がん剤を続けるのかと思うと不安です。先生にもなかなか尋ねにくいですしね…。それに❷体がだるくて気持ちもすっきりしないんですよね。 day1～5

薬剤師：そのようなお気持ちをどなたかにお話しすることはありますか？

患　者：いいえ，ここ最近は❸誰とも話したいと思わないので…。

薬剤師：痛みや吐き気など体で気になることはありますか？

患　者：痛いところや特に❹体で気になるところはないです。吐き気もありません。

薬剤師：Ｎさんのお気持ちをつらくさせるのは具体的にはどのようなことですか？

患　者：そうですね…（沈黙）。❺これから先のことを考えるといろいろつらいです。いつまで生きられるのかなと思ってしまいます。このまま生きていても仕方がないと思うこともあります。

薬剤師：そのように思われるのですね。生きていても仕方ないとおっしゃいましたが，そう思われることについてもう少しお話しいただきたいのですがよろしいでしょうか？

患　者：はい…いいですよ。

薬剤師：Ｎさんは今まで楽しめていたことが楽しめなくなっていますか？

患　者：そうですね。以前は外を散歩したり出かけたりするのが好きだったんですが，今は人に会いたくないのでほとんど病室にいます。

薬剤師：では，Ｎさんのお気持ちのつらさについて数値で教えて

❶外見の変化が精神的苦痛を与えている可能性もあり，睡眠状況を確認する

❷"体がだるい"，"気持ち"というキーワードからうつに関連する症状の有無を確認する

❸精神的なサポートが得られているか，うつの危険因子を探り，体の変調を確認する

❹身体的要因のほかに気持ちのつらさに与える影響を考慮する

❺うつ症状を共感し，患者の気持ちをオープンクエスチョンで確認する

いただきたいのですが，"最高につらい"を10とした場合，この1週間の気持ちのつらさは平均してどの程度でしょうか？

患者：うーん…，❻6か7くらいですかね。

薬剤師：その気持ちのつらさのためにどの程度，❼日常生活に支障がありますか？　これも"最高に支障がある"を10としてどの程度，支障があるか教えてください。

患者：そうですね…，4くらいでしょうか。

薬剤師：あとはイライラしてじっとしていられなかったり，足がむずむずするようなことはありませんか？

患者：そのようなことはないですね。

薬剤師：わかりました。おつらい中，いろいろお話しいただいてありがとうございます。Nさんのお気持ちのつらさについては先生や看護師さんとも一緒に考えていこうと思います。まずはわたしからひとつ提案ですが，心の専門の先生にご相談されてみるのはいかがでしょうか。

患者：えっ？　それってもしかして精神科ってことですか…？

薬剤師：精神科と聞いて最初はびっくりされる方も多くいらっしゃいますが，専門の先生に相談されてお気持ちが楽になられる方もたくさんいらっしゃいます。

患者：そうですか…。それなら少しお話だけでも聞いてもらおうかしら…。

薬剤師：わかりました。主治医の先生や看護師さんにも相談しておきますね。

❻ "つらさと支障の寒暖計"*を用いたスクリーニングによりケアの必要性を確認する

❼ うつ以外の疾患との鑑別目的でアカシジアやレストレスレッグス症候群の有無を確認する

＊がん患者の適応障害やうつ病のスクリーニングに用いられる。1週間を平均した気持ちのつらさとそれによる日常生活への支障を10点満点で評価し，つらさが4点以上かつ支障が3点以上の場合は治療介入の必要性が高いといわれている。

💡 コミュニケーション・ポイント

- "顔の色も黒くなってくるし"→副作用？→抗がん剤の副作用への対応と，副作用（貧血，光線過敏症，肝機能障害など）による外見の変化が与える精神的苦痛を考慮する
- "生きていても仕方がない"→希死念慮？→その言葉の意味を考えるとともに，精神科医や心療内科医，臨床心理士の介入を提案する
- "今は人に会いたくない"→ケアが必要？ADLは？→"つらさと支障の寒暖計"などのスクリーニング法を用いて確認する

- "もしかして精神科"→精神科に対する誤解や偏見？→精神科受診への抵抗感の有無を確認する

✓ ここもチェック！

―確認できなかった場合は，医師や看護師に確認しよう！
Check1　周囲の患者との会話は？
Check2　せん妄の意識障害はないか？
Check3　気持ちのつらさを話す相手は？キーパーソンは？
Check4　栄養状態は？
Check5　希死念慮は？　　　　　　　　　　　　　　など

実践！カンファレンス で確認 ➡

•うつ

処方設計をしてみよう！

■ 検査値からみえるものは？

　気持ちのつらさについてまずは患者の話を傾聴し，批判や判断をすることなく受け入れることが基本となる。その際，身体的苦痛が原因となっている場合は症状に応じて適切な薬物療法を検討する。さらに精神的苦痛については抗不安薬などの処方設計を行う前に肝機能や腎機能，電解質等の検査値を確認し，患者の全身状態を把握しておく必要がある。

各検査値から生理機能の全体像を把握 →（関連項目チェック）→ 肝機能および腎機能検査，電解質などを時系列に整理・確認 →（異常値チェック）→ 検査値に応じて投与量を設計

　気持ちのつらさのスクリーニング法によりケアが必要であると判断。患者の苦しみに寄り添いながら思いを傾聴するといった "精神的サポート" を継続して行う。肝機能，腎機能など検査値に異常はみられない。薬物療法として抗不安薬の可否を考える。

■ つらい気持ちに対しての薬物療法はどうする？

1. 軽症の場合

　ベンゾジアゼピン（BZ）系抗不安薬であるアルプラゾラム0.4mgまたはロラゼパム0.5mgを1回1錠，1日2〜3回から開始する。頓用から開始して効果があるようであれば継続して服用してもよい。ただし高齢者や肝機能障害，腎機能障害がある場合は半量から開始する。薬効評価は数日で行ってもよいが1週間を経過しても "気持ちが楽になった" と感じない場合は中等症〜重症の場合の抗うつ薬（次項）を検討する。

抗不安薬を頓用で服用開始 →（副作用チェック）→ 眠気やふらつきを確認 →（薬効評価）→ "気持ちが楽になった" か？　数日から1週間程度を目安

　アルプラゾラム0.4mgを頓用で開始し，眠気やふらつき等の副作用の有無を確認。服用開始1週間程度で薬効評価を行う。ただし長期連用は依存の問題が生じる可能性があるため，症状の寛解により減量を考慮する。

2. 中等症から重症の場合

　抗不安薬での改善がない場合は抗うつ薬の使用を検討する。選択的セロトニン再取り込み阻害薬（selective serotonin reuptake inhibitor：SSRI）のセルトラリンやエスシタロプラム，またはセロトニン・ノルアドレナリン再取り込み阻害薬（serotonin and noradrenaline reuptake inhibitor：SNRI）のミルナシプランやデュロキセチン，ノルアドレナリン作動性・特異的セロトニン作動性抗うつ薬（noradrenergic and specific serotonergic antidepressant：NaSSA）のミルタザピンのいずれかを選択する。その中でも，鎮静作用のある抗うつ薬としてミアンセリン，ミルタザピン，トラゾドンなどがある。

　抗うつ薬の服用による悪心は，1週間程度で耐性が生じることが多く可能な限り継続する。ただし不安や焦燥感，不眠や頭痛などの副作用に注意が必要である。

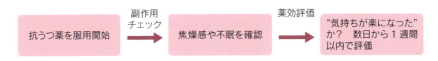

　ミルタザピン15 mgを就寝前に服用開始し焦燥感や不眠等の副作用の有無を確認。飲み始めは翌日の朝方にふらつきが出現しやすい。服用開始1週間程度で効果の有無を確認し，効果がなければ中等症から重症の場合に用いる別の抗うつ薬を検討する。ただし，抗うつ薬は効果が現れるまでに時間がかかることを説明し，自己中断しないよう説明しておく。

• うつ

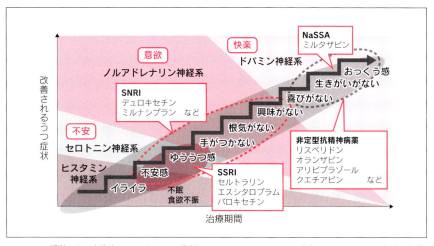

(鼎談 うつ病治療によるドパミンの役割, Progrss in Medicine, 30(9), 2372, 2010を参考に作成)

図 うつ症状が改善するプロセスとモノアミンの関与

Side Discussion
➕ 漢方薬の使い方についてどう考える？
西洋医学の抗不安薬と比較して習慣性がなく副作用が少ないのが特徴である。

- 不眠やイライラなど精神症状がある時
    柴胡加竜骨牡蛎湯，抑肝散（甘草含有1.5g/7.5g中）
- 気持ちがふさいで咽頭に異物感がある時
    半夏厚朴湯
- 神経過敏，疲労感や精神不安がある時
    桂枝加竜骨牡蛎湯（甘草含有2.0g/7.5g中）
- 顔色が悪く貧血気味で不眠がある時
    加味帰脾湯（甘草含有1.0g/7.5g中）

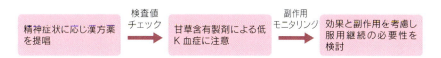

> 効果を早期に期待する場合はBZ系が第一選択となるが，抵抗がある場合は漢方薬も選択肢のひとつになる。

📝 スキルアップコラム

患者が"死にたい"と言ったら

　患者が"死にたい"という気持ちを表出しても，否定せずにいつでもその気持ちに寄り添い傾聴できる準備をしておく必要があります。患者の"生きていても仕方がない"という言葉に対して即座に"そんなことを言ってはいけない"と諭すような態度を示すのではなく，"死にたいと思うくらいつらいのですね"と患者に共感し，患者の気持ちに"応じよう"とする姿勢を見せるのが大事です。

　今回のケースでは，患者が"生きていても仕方がない"という精神的苦痛を吐露したので，"そのように思われるのですね"と患者の思いを否定せずに応じました。さらに，医療スタッフで支えることを示した上で，精神科の受診を提案しました。この時に，精神科に抵抗があることも多いので，そのケアを忘れないこと。

実践！カンファレンス

薬剤師：Nさん，ここ最近，^A元気がないみたいですね。
看護師：^Bご飯も少ししか食べられてないですよね。❶抗がん剤の副作用が強いのかな。
薬剤師：吐き気はないっておっしゃってましたよ。それよりも治療をいつまで続けるのか先生に聞けないし，治療を続けることが不安だそうです。
医　師：そうなんだね。実はNさん，先日のCTの結果からみても今の治療が効いてないみたいだから，そろそろ治療方針を変更していく話をしようと思っていたところだったよ。
看護師：そうですか。❷全身状態はいいし，抗がん剤を変更しても治療はまだ続けられそうですよね。
薬剤師：でも，気持ちがすっきりしなくて生きていても仕方がないとおっしゃっていましたよ。わたしがお話しした印象ではとてもつらそうでした。
看護師：そんなことおっしゃるなんて，治療が^C精神的にきついんでしょうか。
医　師：抗がん剤の副作用で皮膚障害が起きているし，外見の変化も苦痛なんだと思うよ。ところで夜は眠れてるのかな。
薬剤師：夜は眠れてるみたいですね。
看護師：そうですね。夜勤時は特に問題なさそうです。
薬剤師：同室の方とは会話されているようですか？
☑1
看護師：いいえ，❸昼間もカーテンを閉めてしまっていてほとんど人と会話をしているところは見かけませんね。
薬剤師：意識障害やぼーっとしているようなこともないですか？
☑2
医　師：せん妄のことだね。そのような症状はないよ。
薬剤師：Nさんはもともとおとなしい性格なのでしょうか？
医　師：そんなことはないよ。趣味が海外旅行って話もしていたし，地域の行事にも積極的に参加するような，❹とても活動的な人だよ。

❶副作用以外の誘発要因を共有する

❷身体的症状に加え，精神的苦痛を確認する

❸意識的か無意識的かを確認する

❹心と体のバランスを図り，精神的なサポートの必要性を検討する

|薬剤師|：Nさんのキーパーソンってどなたですか？

☑3

|看護師|：ご主人ですね。ただ，ご主人も仕事がお忙しいみたいであまりお見舞いにも来られていないようですね。ご主人に迷惑をかけたくないという気持ちがあるような話をおっしゃっていたのを以前は聞いたことがあります。

|薬剤師|：ご家族の精神的なサポートがやや欠如しがちな状況だということですね。

|医　師|：ところで，Nさんは食事をどのくらい食べられている？

☑4

|看護師|：いつも ⁵半分くらい残されていますよ。

|薬剤師|：食欲がわかないようですが，特に吐き気や便秘などはないみたいです。Nさんの気持ちのつらさについてスクリーニングをしてみたんですが，つらさが6～7で生活への支障が4だとおっしゃっていたのでおそらくケアが必要だと考えます。

|医　師|：そうだね。それではまずは抗不安薬を処方しよう。何がいいかな？

|薬剤師|：即効性があって，筋弛緩作用が弱く抗不安作用としては中程度のアルプラゾラム0.4mgを頓用から始めてはいかがでしょうか？

|医　師|：⁶何か気をつけることはあるかな？

|薬剤師|：持ち越し効果による ᴰ朝の眠気がないか確認しようと思います。看護師さん，Nさんは普段は病棟内を歩行できていますか？

|看護師|：今はベッドにいることが多いけれど，検査で呼ばれた時などは特にふらつくこともないし…大丈夫ですよ。

|薬剤師|：ᴱ抗不安薬も飲み始めは歩行時の転倒に気をつけないといけないですからね。

|看護師|：わかりました。他の看護師にもその点には気をつけるように言っておきますね。

|薬剤師|：先生，1週間を目安に期待した効果がなければ，次の選択肢として抗うつ薬を検討しておく必要があります。

|医　師|：抗不安薬はすぐには反応がないかもしれないってことだね。わかったよ。

❺残食を通して気分不良または排便コントロールの有無を推察する

❻副作用の他に，次の一手となる情報提供（夜間転倒の危険回避など）を行う

• うつ

看護師	：Nさん，生きていても仕方がないっておっしゃってるみたいですが…。
薬剤師	：ご主人にもそのようなことはおっしゃってるんでしょうか？
看護師	：いいえ，❼ご主人からはそのようなお話は聞いたことがありませんね。
薬剤師	：抗不安薬を開始して少し様子をみて，必要であれば精神科の先生にご相談してはいかがでしょうか？
医　師	：そうだね．1週間くらい様子をみて検討してみよう．

☑5

❼ネガティブな情報共有ができていない場合は，早めにリエゾンへのコンサルトの必要性が高い

💡 コミュニケーション・ポイント

- "ご飯も少ししか食べられてない"→排便は？嚥下困難は？→器質的な障害の有無を確認する
- "先生に聞けない"→コミュニケーション不足？→患者のパーソナリティを確認する
- "外見の変化"→睡眠は？→精神的苦痛が生活に与える影響を確認する
- "人と会話をしているところは見かけません"→キーパーソンは？→周囲からの情報収集を行う
- "生きていても仕方がない"→家族に対しては？→精神科受診を考慮する

☑ カンファレンス後に患者に確認しよう！

A　倦怠感の増強はないか？
B　吐き気はないか？
C　気持ちが楽になったか？
D　朝の持ち越しはないか？
E　ふらつきはないか？　　　　　　　　　　　　　　など

📖 参考文献

1) 伊藤敬雄：不安を訴えられたとき～抑うつの評価と治療，レジデント，医学出版，42-50, No.11, 2012
2) 仙波純一，松浦雅人，中山和彦，宮田久嗣：精神薬理学エセンシャルズ 第3版．メディカル・サイエンス・インターナショナル，2010
3) 融道男：向精神薬マニュアル　第3版，医学書院，2008
4) 亀山梨絵：がん患者の適応障害とうつ病，55，月刊薬事，じほう，2185-2189, 2013
5) 菊池未紗子：死にたいと訴える患者，55，月刊薬事，じほう，2173-2177, 2013
6) 黒山政一，明石貴雄，片山志郎，高橋美由紀，平山武司：この患者・この症例にいちばん適切な薬剤が選べる 同効薬比較ガイド1，じほう，2014

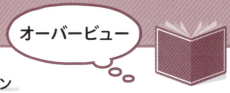

患者とのコミュニケーション

　患者が"つらい"と訴えた場合，まずはその原因を会話や態度の中から探っていく。気持ちのつらさは身体的苦痛と比較して患者自身が積極的に表出しない傾向にあるため，少なからず医療者側も患者の精神的苦痛を見過ごす傾向にある。そのような現状を踏まえつつ，医療者側から能動的に患者の苦しみに寄り添ったコミュニケーションを行っていく必要がある。その際，患者だけでなく，患者に寄り添う家族の気持ちのつらさにも焦点を当てながら早期に介入していく。希死念慮を訴える患者に対しては思いを否定したり"そのように考えてはいけない"と諭したりするのではなく，"死にたい"という気持ちに応えず応じる態度で接することが求められる。また，"精神科"への抵抗感の有無を確認した上で，必要に応じて精神科受診を提案していく。

処方設計

　患者との会話の中から汲み取れたことを十分に吟味し治療方法を検討する。気持ちのつらさに対しては時間をかけて患者の話にじっと耳を傾け，苦痛を共感し受け入れるといった"精神的サポート"がすべての基本となる。その上で適切な薬物療法を検討していく。薬物療法としては抗不安薬から開始するが，早期に効果を期待するのではなく，数日〜1週間程度を目安に評価する。その際，副作用の発現に注意すると同時に依存性も問題となる可能性があるため長期連用は避け，症状が改善されれば減量も検討すべきである。抗不安薬で症状が改善されない場合は抗うつ薬の適用も考慮していく。抗うつ薬による不安や焦燥感，不眠などの副作用に注意しておくとともに，効果が出現するまでには時間がかかることを患者に説明し，自己中断しないよう伝えておく。

医療スタッフとのコミュニケーション

　臨床現場では"気持ちがつらい"と訴えるがん患者を"がん患者だから"と過小評価されることも少なくない。患者が精神的苦痛を訴えた場合は，身体的苦痛の有無や患者のパーソナリティなど，気持ちのつらさを引き起こしている要因を多角的な視点で医療スタッフから聞き出すことが必要となる。薬物療法としては，せん妄やアカシジア，レストレスレッグス症候群などの症状の有無を確認した上で抗不安薬より開始するが，その際，数日から1週間を目安に評価し，効果を認めない場合は抗うつ薬の適応を検討する。

　また，場合によっては漢方薬も考慮すべきであると医師や看護師に情報提供していく。

せん妄

せん妄は終末期のがん患者の30〜90％にみられる

傾聴Point

- "せん妄" = "難しい病態" という先入観をもたない
- 会話のなかにせん妄を誘発する要因がいくつも隠れている
- 低活動型のせん妄はうつ病や不眠症と症状が類似している

せん妄とは

せん妄はがん患者において高頻度に出現する。終末期のがん患者では30〜40％，死の直前においては90％がせん妄状態にあるとされ，誰しもが経験する精神疾患といえる。せん妄は意識障害を基盤とした脳の機能障害による精神症状であり，睡眠覚醒リズムの障害（昼夜逆転）や注意力低下，その原因を同定し適切な対応を行うことが重要である。

せん妄は，患者の危険な行動が治療の妨げとなり，家族とのコミュニケーションを円滑に取れなくなり，病状の早期発見・対応が困難となる問題が生じる可能性がある。そのため，せん妄を適切に評価し，それぞれの原因に応じた薬物療法や非薬物療法を行うとともに，患者・家族への精神的な配慮も求められる。

こんな言葉に注意!

- ぼーっとする
- 興奮している
- 忘れっぽい
- 話のつじつまが合わない
- 怒りっぽい
- 昼夜の区別がつかない
- 眠れない 不眠（217ページ）
- 幻覚がみえる
- 落ち着きがない
- 居場所がわからない
- 点滴を知らずに抜く
- 集中できない

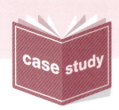

患者情報

Nさん　69歳　女性
身長160cm　体重45kg　体表面積1.44m²

現病歴	：食道がん（StageⅣ）多発性骨転移
治療段階	：疼痛コントロール目的で入院3日目
主訴	：大腿部痛，全身倦怠感
所見	：外来治療中は骨転移の大腿部痛に対してロキソプロフェンナトリウム錠を内服していたが，数日前より痛みが増強し，夜間の睡眠がほとんどとれない状態であった。そのため疼痛コントロールを目的に入院し，オキシコドン塩酸塩錠10mg/日を開始したところ，NRS 0～1を経過していた。疼痛コントロールは良好であったが，服用開始3日目に「ここはどこですか？」，「早くここから出してください」とつじつまの合わないことを言い始めた。

検査値

	基準値	day 1	day 7
WBC（×10³/μL）	3.5～9.0	6.3	5.8
RBC（×10⁴/μL）	350～500	550 ↑	530
Plt（×10⁴/μL）	15～35	28.8	27.5
Ht（%）	35～45	43	40
Neu（%）	40～70	58.5	53.0
AST（U/L）	10～35	35	38
ALT（U/L）	5～30	37 ↑	35
ALP（U/L）	100～350	220	233
K（mEq/L）	3.5～4.5	4.0	4.3
Ca（mEq/L）	8.5～10.0	9.8	9.5
Cr（mg/dL）	0.4～0.8	0.7	0.6
BUN（mg/dL）	8～20	17	19
BS（mg/dL）	80～110	125 ↑	130

薬　歴

- オキシコドン錠5mg　　　　　　　　　2錠　1日2回　12時間ごと
- オキシコドン散2.5mg　　　　　　　　1包　疼痛時
- ロキソプロフェンナトリウム錠60mg　　3錠　1日3回　朝昼夕食後
- プロクロルペラジン錠5mg　　　　　　3錠　1日3回　朝昼夕食後
- 酸化マグネシウム錠330mg　　　　　　3錠　1日3回　朝昼夕食後

その他：電解質，胸部症状，心電図，甲状腺機能，呼吸機能に異常所見は認めず

時系列で見よう

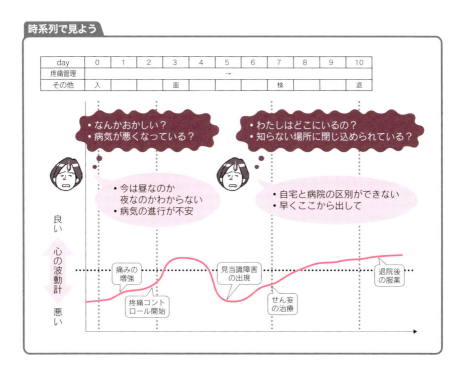

患者と話してみよう！

薬剤師：Nさん，痛みの具合はいかがですか？
患 者：数日前から太ももの辺りが痛くて夜ほとんど眠れなかったんですが，今はなんとなくぼーっとしています。ところで❶ここはどこですか？ 仕事があるので家に帰らないと…。早くここから出してくれませんかね？

　　　　　面談の数日前

薬剤師：❷そうですね。Nさん，わたしは薬剤師です。ここは病院で，Nさんが痛みが強くて夜が眠れないとおっしゃっていたので，痛みがなくなるように痛み止めを調節しているところです。主治医の先生や看護師さんと一緒にNさんの痛みについて話し合いをしています。❸安全な環境ですので，ご心配なさらなくて大丈夫ですよ。
患 者：そうですか…（沈黙）。
薬剤師：ところでNさん，今はだいたい何時ごろかわかりますか？ 午前か午後かだけでもいいので…。
患 者：うーん。よくわかりませんね。❹午後ですかね？
薬剤師：それではお部屋のカーテンを開けて光を採り入れましょうね。あと，❺時計が少し見えにくいところに置いてあるようなので見えやすい位置に移動させておきますね。
患 者：ありがとうございます。これで時間がすぐにわかりますね。
薬剤師：Nさん，3日前から痛み止めを飲み始めていただいていますが，痛みはいかがですか？ 最も痛かったときを10とすると今はどのくらいでしょうか？　day0
患 者：今はほどんどゼロに近いです。
薬剤師：❻口や喉が渇くようなことはないですか？
患 者：そういうことはないです。水分はたくさん摂っているので。
薬剤師：お通じはいかがでしょうか？
患 者：今日はまだ行ってないかなぁ…忘れました。
薬剤師：それでは，よかったらこのカレンダーに❼トイレの回数を記録しませんか？ あとは検査の予定なども…。
患 者：そうですね。その方がわかりやすいですね。
薬剤師：ところでNさんは自宅ではテレビを見るのがお好きです

❶せん妄の初期症状か？ コミュニケーションを継続する

❷つじつまの合わない会話でも否定せず，クリアカットな対応をする

❸不安が強い患者に対して安心感を与える説明をする

❹昼夜逆転現象の対応策を検討する

❺せん妄の誘発因子となる環境を整備する

❻検査値で腎機能や電解質を確認するとともに脱水症状がないかを尋ねる

❼見当識障害を防ぐためにカレンダーに排尿・排泄回数や今後の予定を記録するよう提案する

患者：か？

患者：いいえ，わたしはどちらかというとラジオを聴くのが好きなんですよ。いつも朝からラジオを聴いていて，家事もラジオを聴きながらしています。

薬剤師：今はそのラジオはお持ちですか？

患者：持ってないみたいです。

薬剤師：Nさんが❽ご愛用されているラジオですが，ご面会に来られる時にご家族の方に持ってきてもらうのは可能ですか？

患者：娘に言ってみます。

薬剤師：あと，❾繰り返し同じ説明になるのですが，これからはNさんの痛みに対して主治医の先生や看護師さんと一緒に話し合ってお薬を調整していく予定です。何かご不安なことがあれば言ってくださいね。Nさんの担当薬剤師はわたしですので，お薬のことで何か疑問があればいつでも声をかけてください。わたしもまた伺いますね。

患者：わかりました。ありがとうございます。

❽ 使い慣れた物を身の回りに置くことでせん妄に対する環境的な介入を行う

❾ 今後の見通しについて繰り返し説明を行うことで安心感を与える

💡 コミュニケーション・ポイント

- "ぼーっとしています"→せん妄？オピオイドの副作用？電解質異常？→活動性が低下している要因を探る
- "何時ごろかわかりますか？"→見当識障害は？→必要に応じた環境整備を行い，看護師と情報共有する
- "カーテンを開けて"→昼夜の区別はできている？→せん妄と睡眠障害の区別として日内変動が鍵であり，日内変動の調整のため感覚的な刺激を与える
- "痛みはいかがですか"→疼痛コントロールは？→特に夜間の痛みの出現頻度を確認することで，睡眠状況を探る

✓ ここもチェック！

—確認できなかった場合は，医師や看護師に確認しよう！

Check1　認知症の有無は？
Check2　家族の反応は？
Check3　脳血管障害はないか？
Check4　睡眠状況は？
Check5　栄養状態は？

実践！カンファレンス　で確認 ➡

• せん妄

処方設計をしてみよう!

➕ せん妄の発症因子は？

せん妄の原因は準備因子，誘発因子，直接因子の3つに分類される。

準備因子	高齢，認知機能障害，脳血管障害，せん妄の既往 など
誘発因子	不眠，感覚遮断，見当識の喪失，疼痛，発熱 など
直接因子	頭蓋内病変，悪性腫瘍，感染症，電解質異常，薬剤性 など

➕ 検査値からみえるものは？

せん妄はさまざまな要因で起こる症候群である。治療においては意識障害を引き起こす直接的な要因を同定し，誘発因子に対する環境調整も必要となる。その際，入院中に新たに生じたせん妄には，肝機能や腎機能，感染，血糖値，電解質等の検査値などを確認し，患者の全身状態を把握しておく。

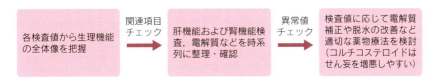

今回のケース
　口渇などの自覚症状はなく脱水を疑う所見はない。血清ナトリウムや血清カリウム，血清カルシウムなどの電解質異常や肝不全，腎不全，呼吸・循環障害や甲状腺機能障害，副腎機能障害などの臓器不全による代謝性脳症などはせん妄の要因となるため継続した検査値異常の確認が求められる。

➕ せん妄の薬物療法は？

せん妄に対する薬物療法の基本は抗精神病薬（適応外を含む）での治療となる。

1．抗精神病薬の頓用

夜間の睡眠の確保と興奮を抑制するため，眠前に投与する。眠前投与を優先し，経口摂取が不可能な場合は，皮下注または点滴を選択する**(表1)**。投与1時間後に評価を行い，必要であれば錐体外路症状やQT延長などの副作用に注意しながら初期投与量の4倍量程度まで増量できる。ただし，クエチアピンおよびオランザピンは糖尿病患

表1　せん妄に用いる薬

薬剤名	用量（頓服）	用量（定時投与）	副作用	特徴
リスペリドン	0.5mg	0.5〜2mg	アカシジア，不眠，振戦，傾眠，便秘，流涎過多	鎮静作用が強い
ハロペリドール	0.75mg（皮下注，点滴は2.5mg）	0.75〜3mg（皮下注，点滴は2.5〜5mg）	アカシジア，不眠，振戦，焦燥感，神経過敏	鎮静作用は弱い
クエチアピン	25mg	25〜100mg	不眠，神経過敏，傾眠，倦怠感，不安，高血糖	半減期が短い，糖尿病禁忌
オランザピン	2.5mg	2.5〜10mg	体重増加，アカシジア，傾眠，不眠，口渇	制吐作用あり，糖尿病禁忌

者には禁忌である。

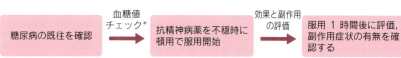

＊血糖値：既往に糖尿病がなければ空腹時血糖値が126mg/dLを超えることはない。

> 今回のケース
> リスペリドン0.5mgを頓用で開始し，副作用の有無を確認。効果があれば頓用を継続し，効果がなければ抗精神病薬の定時投与に移行する。ただし長期連用は副作用出現（錐体外路症状やQT延長など）の問題が生じる可能性があるため，症状の寛解により減量を考慮する。その他，リスペリドンは高プロラクチン血症を生じやすく，乳汁分泌や無月経などの症状がみられることもある。

2. 抗精神病薬の定時投与

　抗精神病薬の頓用で効果不十分な場合は定時投与を検討する。定時投与は基本的に眠前に行う（表1）。効果不十分の場合は頓用で定時投与の1回分量を1時間あけて2回まで追加できる。または，定時投与の増量を検討する。

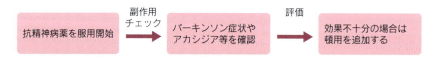

• せん妄

> **今回のケース**
> リスペリドン0.5mgを眠前に服用開始し，手足のふるえや身体のこわばりなどの錐体外路症状の有無を確認する。その際，レストレスレッグス症候群（むずむず脚症候群）との違いに留意しておく。服用開始1時間程度で効果がなければ増量を検討する。副作用として翌日の朝方に眠気やふらつきが出現することがあるため注意する。

抗精神病薬だけでは効果不十分な場合はどうする？

抗精神病薬のみでは効果不十分な場合はベンゾジアゼピン（以下，BZ）系薬剤を併用する。ただし，BZ系薬剤のみの使用はせん妄を誘発するため推奨されない。抗精神病薬の定時投与に加えて，注射の場合はフルニトラゼパム1mgを1時間で点滴し，坐剤の場合はブロマゼパム3mgまたはジアゼパム6mgを使用する。それでも効果不十分の場合は頓用として定時投与の1回分量を追加する。BZ系薬剤の副作用に呼吸抑制があるため，患者の全身状態をみながら使用を検討すること。

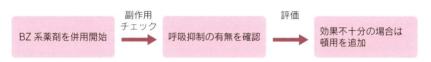

Side Discussion

漢方薬の使い方についてどう考える？

漢方薬は西洋医学の抗不安薬と比較して，習慣性がなく副作用が少ないのが特徴である。

- 体力は中等度で神経過敏で興奮しているとき
    抑肝散[甘草含有：1.5g/7.5g中]
- 虚弱な体質で慢性的に神経がたかぶるとき
    抑肝散加陳皮半夏[甘草含有1.5g/7.5g中]

精神症状に応じ漢方薬を提案 → **検査値チェック** → 甘草含有製剤による低カリウム血症に注意 → **副作用モニタリング** → 効果と副作用を考慮し服用継続の必要性を検討

> **今回のケース**
> 効果を早期に期待する場合は抗精神病薬が第一選択となるが，抗精神病薬に抵抗感がある場合は漢方薬も選択肢の一つになる。

実践！カンファレンス

薬剤師：看護師さん，Ｎさんに少しつじつまが合わないような言動がみられたのですが，何か気づいたことはありましたか？

看護師：いいえ。オキシコドンを開始して疼痛コントロールも良くなってきてるし，❶特に問題はないと考えていたんですが…。

医師：そうだね。Aレスキューもほとんど使ってないしね。

薬剤師：それが…Ｎさん，ここが病院ってことがわかっていらっしゃらないようで，「ここはどこですか？」と聞かれました。あと，「仕事があるから早くここから出してほしい」と言われました。

医師（☑1,2）：本当ですか？入院前は特に❷認知機能が低下している様子もなかったし，ご家族からもそのような話は聞いたことないけどね。Bもしかしたらオキシコドンの副作用かな？

薬剤師（☑3）：痛みはないみたいですね。ただ，Cぼーっとするとおっしゃってました。ところで，Ｎさんは脳の検査は何かされていますか？

医師：CTの結果では脳の方は何も問題なかったよ。

薬剤師（☑4）：そうなんですね。夜は眠れているんでしょうか？

看護師（☑5）：睡眠薬も飲んでないし，夜は眠れているようですよ。食事もほとんど食べていらっしゃるし，ご家族からの差し入れもあるようで栄養状態もいいですよね？先生？

医師：採血の結果を見ても特に問題はないと考えてるよ。あとは疼痛コントロールが落ち着いたらそろそろ退院してもいいかなと思っていたんだけど…。それにしても❸話のつじつまが合わないのは気になるね。

薬剤師：昼と夜の区別がつかないみたいで，カーテンが閉めてあったので光を採り入れるように伝えました。時計が見えにくい位置に置いてあったので，それも移動しました。

医師：Dぼーっとしていて昼と夜の区別がつかないって，もし

❶患者面談で得た情報を報告する前後に他職種の考えを引き出す

❷認知症の有無を確認する

❸面談時の生活環境を患者に確認し，どのような対応をとったか報告する

• せん妄

薬剤師：わたしももしかしたらそうではないかと思うのですが…。もし，せん妄だとしたらオキシコドンが原因となっている可能性も考えられるので，その場合はオキシコドンを減量もしくは中止するか，あるいはオピオイドスイッチングをするのはいかがでしょうか？

医師：そうだね。Nさん，疼痛コントロールはうまくいってるみたいだし，そろそろオキシコドンを中止してもいいかもね。

薬剤師：そうですね。ロキソプロフェンだけで様子をみてもいいかもしれませんね。

医師：でも，もしまた何かつじつまの合わない言動がみられたら❹そのときはどうしたらいいかな？

薬剤師：薬剤を選択する前に伺いたいのですが，Nさん，糖尿病はなかったですよね？

医師：血糖値は特に問題なかったよ。

薬剤師：それではまずは作用時間が長く低用量の規格があるリスペリドン液0.5mgを就寝前に頓用で使用するのはいかがでしょうか？

医師：では看護師さん，❺今夜もしNさんに不穏な言動がみられたらリスペリドン液を頓用で使ってくださいね。それでも効果がなかった場合はどうしたらいい？

薬剤師：服用して1時間後に評価をして，それでも症状が改善しない場合は追加で投与できます。

医師：わかったよ。ありがとう。

❹ 薬剤選択のほか，薬物療法の注意点を確認する

💡 コミュニケーション・ポイント

- "何か気づいた？"→気のせい？一過性のこと？→過去の不穏な言動の有無を確認する
- "CTの結果"→脳機能障害は？→器質的な要因を確認する
- "疼痛コントロールが落ち着いたらそろそろ退院してもいい"→オピオイドの副作用は？→せん妄の原因薬剤を検索する
- "血糖値"→糖尿病の既往は？→使用可能な薬剤を選択する
- "効果がなかった場合"→頓用で効果がない場合は？→抗精神病薬の定時投与を考慮する

✓ カンファレンス後に患者に確認しよう！

A　きちんと内服できたか？
B　朝の持ち越しはないか？
C　ふらつきはないか？
D　錐体外路症状は？
E　不穏の増悪はないか？　　　　　　　　　　　　　　　　　　　など

参考文献

1) 加藤雅志：がん患者におけるせん妄とその対応．緩和医療学，7（2）：137-145，2005
2) 伊達泰彦：がん患者のせん妄．月刊薬事，55（12）：2179-2183，2013
3) 堀川直史，他：外科医のための緩和ケア・マニュアル　精神的ケア　せん妄．外科治療，85（5）：547-552，2001
4) 浅井清剛，他：せん妄に対する Serotonin-Dopamine Antagonist（SDA）の有用性．精神医学，46（2）：173-182，2004

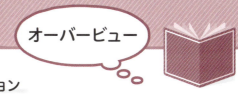

患者とのコミュニケーション

　患者が不穏な言動をとった場合，まずはその原因を会話や態度のなかから探っていく。がん患者においてせん妄は高頻度で出現するが，今まで経験したことのない"予期せぬ行動"は患者だけでなく家族にとっても悲痛なことである。そのため患者だけでなく，大切なひと（＝患者）がせん妄を引き起こしたことによる家族の精神的負担への配慮も求められる。また，医療者はせん妄に対して"難しい病態"という先入観をもつのではなく，患者とうまくコミュニケーションを取りながら適切な治療法を検討していく。そのなかで，使い慣れた物を身の回りに置いたり，病室にカレンダーや時計を設置したりするなど，環境的な介入も選択肢のひとつとなる。

処方設計

　患者との会話のなかから汲み取れたことを十分に吟味し治療方法を検討する。まずはせん妄を誘発している要因を検索し，薬剤性であれば被疑薬を直ちに減量・中止する。薬物療法では抗精神病薬を頓用で使用開始し，パーキンソン症状やアカシジアなどの錐体外路症状等の副作用に注意しながら評価する。頓用での効果が不十分な場合は抗精神病薬の定時投与に移行していく。それでも症状が改善されない場合は抗精神病薬とBZ系薬剤の併用を検討する必要があるが，BZ系薬剤の副作用に呼吸抑制があるため，使用は患者の全身状態に応じて熟考すべきである。ただし，BZ系薬剤の睡眠薬や抗不安薬の単独使用はせん妄を悪化する可能性があるため，抗精神病薬と併用し使用することが必須である。

医療スタッフとのコミュニケーション

　臨床現場では"せん妄"は取り扱いにくい病態であると懸念されることも少なくない。患者が会話のなかでつじつまの合わない言動をとった場合は，どのような時間帯に著明に出現し，他職種や患者の家族に対しても同様の行動をしていないか情報収集する必要がある。そこでせん妄の原因を十分に検索したうえで病状に適した抗精神病薬の使用を検討する。ただし，場合によっては漢方薬も考慮すべきであると医師や看護師に情報提供していき，薬物療法に加えて患者の入院生活の環境整備など非薬物療法も提案する。

治療方針変更（時の関わり）
抗がん剤の変更は患者状態に変化をもたらす

傾聴Point
- 症状の有無や変化をオープンクエスチョンで抽出する
- 患者からの訴えがないが，出現や残存が予想される症状はわかりやすい質問で聞き取る
- 個々の症状に対する患者の受容状況や，ADLへの影響の有無や程度を確認する

　再発，病勢の進行，許容できない副作用の出現など，がん化学療法中には治療レジメンを変更する機会が何度か訪れる。抗がん剤を変更すると新たな副作用が生じるが，同時期に病状の変化やそれに伴う精神面での変調を伴うことが多いため，症状の鑑別は容易ではない。あらゆる可能性を考慮して患者の苦痛緩和に努めなければならない。

こんな言葉に注意！

だるい 倦怠感（19ページ）	眠気が強い 不眠（217ページ）	食欲がない 食欲不振（3ページ）
便秘 排泄障害（89ページ）	口が渇く 口内炎（33ページ）	浮腫む
痛い	指先が痺れる	息苦しい
咳が出る	熱が出る	体重が変化した

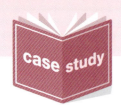

患者情報

Iさん　43歳　女性
身長160cm　体重47kg　体表面積1.46m^2

現病歴：10ヶ月前に左乳がんc-stage ⅢAに対して，乳房部分切除，腋下リンパ節郭清術を施行。術後病理結果は腫瘍径：2.5cm，ER：陽性，PgR：陽性，HER2：陰性，Ki-67：21％，核異型度：グレード2，腋下リンパ節転移：3個，Ly：＋，V：－で，p-stage ⅢA（pT2pN2aM0）のluminal B（HER2陰性）であった。術後放射線療法（50Gy/25Fr）後は，患者希望で化学療法は省略してタモキシフェン錠20mgによるホルモン療法を導入していたが，骨転移と肝転移を認めて再発治療開始となる。

治療段階：ベバシズマブ（BEV）＋パクリタキセル（PTX）療法3コース目　day1

主　訴：食欲不振，疲労感，手指の痺れ，便秘，上腕の痛み

所　見：治療開始後より持続する手指の感覚異常の訴えあり。悪心はないが食欲不振が続いている。脱毛が進行した2コース目開始時から表情が乏しくなり，医療者の問いかけにも反応が乏しくなった。疲労感が強く，先週から体調不良で仕事を休んでおり，3コース目は患者希望で入院施行となった。入院後も体調不良が顕著なので副作用症状の評価と対症療法の検討を目的として，主治医から薬剤師に介入依頼があった。

検査値

	基準値	1コース目開始日	2コース目開始日	3コース目開始日 （面談時）
WBC（×10^3/μL）	3.5〜9.0	5.4	3.8	3.5
Band（％）	0〜5	0.2	3.3	6.2　↑
Seg（％）	40〜70	62.1	52.4	44.7
Hb（g/dL）	12〜16	13.1	12.8	13.8
Plt（×10^4/μL）	15〜35	34.2	26.8	24.2
AST（U/L）	10〜35	42	48	57　↑
ALT（U/L）	5〜30	39	50	55　↑
γ-GTP（U/L）	10〜30	22	26	24
ALP（U/L）	100〜350	392	408	422　↑
T-Bil（mg/dL）	0.2〜1.2	0.5	0.5	0.6

• 治療方針変更(時の関わり)

	基準値	1コース目開始日	2コース目開始日	3コース目開始日 (面談時)	
Alb (g/dL)	4.0〜5.0	4.2	3.8	3.3	↓
BUN (mg/dL)	8〜20	12.4	16.8	25.6	↑
Cr (mg/dL)	0.4〜0.8	0.61	0.72	0.84	↑
Na (mEq/L)	135〜145	142	137	134	↓
K (mEq/L)	3.5〜4.5	3.8	4.1	4.5	
Cl (mEq/L)	100〜110	104	97	93	↓
BS (mg/dL)	80〜110	94	96	92	

薬 歴

• BEV＋PTX療法(ベバシズマブ+パクリタキセル療法)

	医薬品名,投与量	投与方法 投与時間	1	2	〜	7	8	9	〜	14	15	16	〜	27	28
Rp1	ジフェンヒドラミン錠10mg　5錠	内服	↓				↓				↓				
Rp2	生理食塩液 50mL デキサメタゾン注 6.6mg ラニチジン注 50mg	点滴静注 15分	↓				↓				↓				
Rp3	生理食塩液 250mL パクリタキセル注 90mg/m²	点滴静注 60分	↓				↓				↓				
Rp4	生理食塩液 100mL ベバシズマブ注 10mg/kg	点滴静注 初回90分 (2回目60分,以降は30分に短縮可)	↓												
Rp5	生理食塩液 50mL	急速静注	↓				↓				↓				

• 酸化マグネシウム330mg　6錠分3　1日3回　朝昼夕食後
• センノシド錠12mg　2錠　便秘時

その他

血圧：132/88mmHg，尿タンパク：2＋

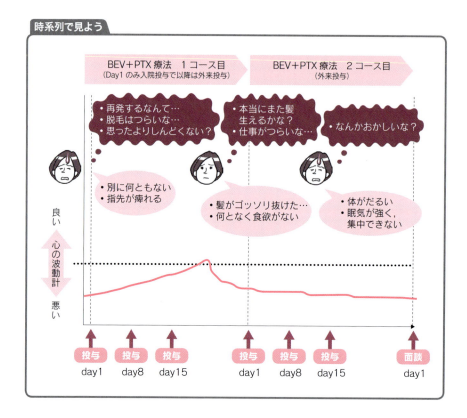

• 治療方針変更（時の関わり）

患者と話してみよう！

薬剤師：おひさしぶりです。治療説明をさせていただいて以来ですが，❶その後はいかがですか？

患者：抗がん剤は思っていたよりもしんどくなくてよかったです。でも，1コース目の終わり頃に❷脱毛が始まって，2コース目が始まると食欲がなくなって体がだるくなってきました。

薬剤師：脱毛のショックが大きかったですか？

患者：つらかったけどあらかじめ聞いていたので❸受け入れているつもりです。

薬剤師：治療を始めてからお仕事や生活に何か不自由はありませんか？

患者：❹指先が痺れてきたし，左手首も押さえると痛くて…。先週から休職しています。

薬剤師：そうですか。お仕事ではパソコン作業も多いでしょうし，不自由ですよね。痺れがよくなればお仕事がんばれそうですか？

患者：痺れや手首の痛みは仕事に支障ありません。それよりも，眠気が強くて…集中力が落ちて仕事が手に付かないのが本音です。❺夜もよく眠れているのにどうしてだろう…？

薬剤師：それはおつらいですね。先ほど，❻食欲がないとおっしゃってましたが，水分は摂れていますか？ お通じはどうですか？

患者：❼便秘体質なのもあるけど，カマグを使っても週1回ぐらいしか出なくなりました。食べてないから仕方ないですよね？ でも，ガスは溜まりやすくてよく出ますよ（笑）。最近は暑いせいか，口が異常に渇くから水分を大量に摂っていて，よくトイレに行っています。

薬剤師：1週間に1度は少ないですね。便秘を改善するようにお薬を考えますね。口の渇きも気になるので先生と相談しますね。他に痛みとかはないですか？

患者：❽…。

薬剤師：…痛みは大丈夫ですかね？

❶治療開始後の印象を確認する

❷心因性を探る

❸治療や副作用に対する受け入れは見かけ上は良好であるが，別の視点で確認する

❹末梢神経障害は明らかだが，痛みは血管痛？ 仕事を休むほどの症状なら漏出の可能性も考慮する

❺睡眠不足によらない眠気と集中力の低下でADLに支障を生じている

❻脱水の危険度はどの程度か？ 食欲不振の原因として便秘はないか？ 確認する

❼イレウスは呈していないが強い便秘がある。口渇・多飲・多尿の原因を究明する必要あり

❽沈黙の心理とその裏にある真実を明らかにする

患者	：実は1ヶ月前ぐらいから❾背中が痛くて。座りっぱなしで仕事をするのがつらいです。	❾痛みの性状を確認する
薬剤師	：❿どこがどのように痛みますか？　動くと痛みが強くなりますか？	❿痛みの性状を確認する
患者	：座っていると右の肩甲骨の下の辺りが鈍く痛みます。体を捻ったり，反らしても痛みがあります。	
薬剤師	：それではお仕事にも集中できませんね。先生には伝えていますか？	
患者	：骨転移が悪くなっていると言われそうだから⓫先生には伝えていません。	⓫心の底には病気に関する不安を抱えている
薬剤師	：我慢していてもつらいだけなので痛みは取りましょう。任せてください。	
患者	：はい。では，よろしくお願いします。	

💡 コミュニケーション・ポイント

- "食欲がなくなって体がだるくなってきました"→抗がん剤の副作用？精神症状？→悪心や味覚異常の有無など症状の詳細や電解質異常を確認する
- "眠気が強くて…集中力が落ちて"→うつ？→睡眠状況や栄養状態，電解質異常の有無を確認。うつの簡易診断*を実施する
- "カマグを使っても週1回"→抗がん剤の副作用？食事摂取量やADLの低下？→便秘のタイプを評価，電解質異常の有無を確認する
- "口が異常に渇く"，"よくトイレに行っています"→糖尿病？尿崩症？→血糖値および電解質異常の有無を確認する
- "肩甲骨の下の辺りが鈍く痛みます"→骨転移の悪化？→痛みのタイプを評価，胆道系酵素および血清カルシウム値の確認も怠らない

＊M.I.N.I.（簡易構造化面接法：Mini International Neuropsychiatric Interview）大うつ病エピソード診断などがある。

✓ ここもチェック！

Check1　ADLの変化は？
Check2　血圧の変化は？
Check3　食事摂取状況は？
Check4　体重の変化は？

実践！カンファレンス　で確認 ➡

• 治療方針変更（時の関わり）

処方設計をしてみよう！

➕ 検査値からみえるものは？

　抗がん剤による影響（骨髄抑制，肝および腎機能障害，蛋白尿），感染の有無や栄養状態の推定，脱水の有無や種類の推定，骨転移の有無の推定，電解質異常に伴う諸症状の推定を行う。

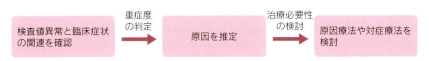

　抗がん剤による顕著な検査値異常はないものの，ベバシズマブが原因と考えられる蛋白尿を認める。BUN/Cr比やヘモグロビン値（2コース目より上昇）からは脱水所見が認められるが，アルブミン値は低下しており，真のアルブミン値はさらに低いと考える。骨転移が存在し，脱水や中枢神経症状を認める症例なので血清カルシウム値の確認が必要不可欠である。

➕ 食欲不振についてどうする？

　抗がん剤の副作用，電解質異常（高カルシウム血症，低マグネシウム血症，低カリウム血症），悪心，味覚異常，悪液質，疼痛等の苦痛，生活習慣の変化，消化管運動の低下などの有無を確認する。異常がなければ精神疾患も考慮する。

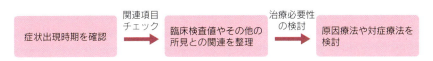

　悪心や味覚異常を伴わず，抗がん剤投与のタイミングとも相関がないのでパクリタキセルに起因する食欲不振は否定的である。疼痛や排便状況の悪化，電解質異常が誘発因子と考えられるので，各々の対症療法を検討する。"ガスは溜まりやすく排出もある"ので閉塞はなく腸蠕動が低下していると考えられるので，モサプリドクエン酸錠5mg 3錠 分3の追加を検討する。

➕ 指先の痺れ・手首の痛みについてどうする？

　抗がん剤の副作用，血管外漏出，頚椎浸潤，外傷，電解質異常（低カルシウム血症，高・低カリウム血症）の有無について確認する。

症状の特徴や出現時期，外観変化などを確認 → 原因を推測 → 電解質異常の有無を確認 → 原因を推定 → 対症療法や投与経路の検討

> 👉 **今回のケース**　動作を制限しない両側性の痺れなのでパクリタキセルによるgrade1の末梢神経障害と考えられる。左手首の疼痛部位に血管の走行に沿った色素沈着と血管の硬化を認めたため，静脈炎の既往を疑う。末梢神経障害はあるがgrade1で苦痛も軽く，日常的な眠気が強い状態であるため，副作用に眠気を有するデュロキセチン[1]の導入は不適と判断する。パクリタキセルの減量基準にも該当しないので経過観察でよい。静脈炎を予防するためにホットパックの使用を促し，効果不良であればCVポートの造設を検討していく。

➕ 眠気・集中力の低下についてどうする？

　腎機能障害，肝機能障害，低ナトリウム血症，高カルシウム血症，低血糖で起こりやすく，薬剤性，感染，副甲状腺機能亢進症，脳転移が除外されれば，うつなど精神疾患を疑う。

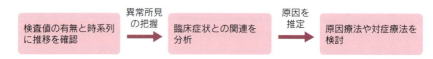

> 👉 **今回のケース**　臨床検査値に顕著な異常は認めないが，血清カルシウム値がフォローされていないため，追加検査を提案する。高カルシウム血症を認めた場合，脱水所見がみられるので生理食塩液の急速静注（100〜200mL/hr）とゾレドロン酸水和物，中枢神経症状も認めるので即効性が期待できるエルカトニンも投与を検討する。

➕ 疼痛についてどうする？

　骨転移の制御が不十分である場合，疼痛増強，γ-GTP正常でのALP異常高値，高カルシウム血症の悪化を認めやすい。

・治療方針変更（時の関わり）

CTCAE v4.0	Grade 1	Grade 2	Grade 3	Grade 4
末梢性感覚ニューロパチー	症状がない；深部腱反射の低下または知覚異常	中等度の症状がある；身の回り以外の日常生活動作の制限	高度の症状がある；身の回りの日常生活動作の制限	生命を脅かす；緊急処置を要する

「有害事象共通用語規準v4.0日本語訳JCOG版JCOGホームページ（http://www.jcog.jp）」より引用改変
部分的に省略を行っているため，日本語訳JCOG版の原文を参照のこと（JCOGホームページhttp://www.jcog.jp）

疼痛の部位や特徴，検査値異常の有無から種類を評価 →（関連項目チェック）→ ADLや肝・腎機能を確認 →（使用可能薬剤の抽出）→ 鎮痛薬処方を設計

> **今回のケース**
> 体性痛の増強とγ-GTPの上昇を伴わないALPの上昇を認めるため，骨転移痛としてロキソプロフェンナトリウム錠 3錠 分3およびランソプラゾール錠15mg 1錠 分1の投与を検討する。高カルシウム血症を伴えばゾレドロン酸水和物も投与する。

実践！カンファレンス

看護師☑1：❶Ⓐいつも眠そうでボーっとしていて食欲もないし，脱毛のショックで抑うつ状態になっているみたいなので抗うつ剤とか開始した方がいいと思います。

医師☑1：確かに最近は低活動だけど，治療には前向きだし，会話もできているから，典型的なうつではない気がする。

薬剤師：眠気や集中力の低下はもちろんですが，口渇・多尿や強度の便秘も気になります。骨転移もありますし，高カルシウム血症が疑わしいと思いますが，先生どうでしょうか？

医師：それもそうだね。今すぐ追加採血オーダーを出すよ！それと，抗がん剤の副作用で痺れが出てきたみたいだからデュロキセチンを始めるべきかな？

薬剤師：❷grade1の症状は認めますが，さほど苦痛ではないようです。今は眠気もあるのでデュロキセチン開始で眠気が増強する可能性も高いですから経過観察でよいと思います。静脈炎があるようなので❸今後のことを考えてCVポートを作ってはいかがでしょう？

医師：治療開始するときに勧めたんだけど，キッパリ断られたよ。でも，また勧めてみる必要があるね。

看護師☑1：CVポートを作るまでの間はホットパックで血管を広げたり，太めの血管を使うようにして対応してみます。Ⓑあと，背中の痛みが強くなったみたいで更衣でさえつらそうなのが気になります。

医師：肩甲骨に骨転移があるからね。でも，❹僕には痛くないって言ってたよ。

薬剤師：先生には言えてないみたいですが，1ヶ月ぐらい前から痛いそうです。治療変更してがんばっているのに骨転移が進んでるって思いたくないんでしょうね。

医師：我慢していたのか。この3コース目が終わったらCTで評価してみよう。せめて肝転移に効いていればいいけどね。❺痛み止めはNSAIDsでいいかな？

薬剤師：はい。ロキソプロフェン3錠分3と潰瘍予防にランソプ

---

❶うつを疑う精神症状と，口渇や多飲，便秘も併発する高Ca血症が好発する背景なので医師に検査を促す

❷予測されるメリットとデメリットを評価して，相応しくない薬剤の追加を防止する

❸今後起こりうる有害事象を未然に防ぐ方策を検討する

❹他職種との情報の差異を調整し，事実と患者の心理を共有する

❺副作用予防対策も忘れず提案する

• 治療方針変更（時の関わり）

<u>ラゾール15mgを1錠加えましょう。</u>
医師：じゃ，そうしようか。他には気になる症状ないかな？
薬剤師：❻<u>ベバシズマブの影響と考えられますが，尿蛋白が2＋</u>
☑ 2 <u>になっています。血圧は132/88mmHgでgrade1なの</u>
<u>ですが，以前と比べてどうですか？</u>

❻ベバシズマブの安全施行を再認識させるために情報と意識の共有を行う

看護師：<u>治療開始の頃は収縮期が100ちょっとで拡張期は60台</u>
<u>だったので，徐々に上がってきています。</u>
医師：そうか。今後はベバシズマブの投与基準をもっと意識して施行判断も慎重にしていこう。もう他にないかな？
看護師：❻<u>味覚異常があるわけではないのに食事が2〜3割しか</u>
☑ 3, 4 <u>摂れてなくて体重が1ヶ月で4kg減っています。</u>❼<u>食欲</u>
<u>を出すためにステロイドとかは使えませんか？</u>

❼ステロイドは患者が最も苦痛に感じている精神症状を悪化させる可能性が高いので代替案を提案する

薬剤師：眠気などの中枢神経症状があるので，せん妄惹起のリスクを考えるとステロイドは避けるべきと思います。食欲不振はコントロールされていない背部痛や排便停止の影響が大きいと思います。腸蠕動が弱いようなのでモサプリドを追加して消化管運動を賦活してはどうでしょう？でも，高カルシウム血症があった場合は，補正するだけで便秘も食欲不振も改善するかもしれませんが…。
医師：あっ，さっきの追加検査結果がもう出てる…。❽<u>血清</u>
<u>Ca値13.3mg/dLだって！？</u> 精神症状も便秘も口渇や多尿も高Ca血症が原因だったか！！

❽低Alb血症患者では，血清Ca値の補正が必要である

薬剤師：低Alb血症があるので，補正したら…。❾<u>補正Ca濃度</u>
<u>(mg/dL) = 実測Ca値(mg/dL) + {4 - 血清アルブミ</u>
<u>ン値(g/dL)} から計算すると，13.3 + (4 - 3.3) = </u>
<u>14.0mg/dLですよ！！</u> ゾレドロン酸と，脱水もありますから生食の急速静注を開始して，中枢神経症状もあるのでエルカトニンも併用しましょう！❾<u>C_{cr}は64mL/min</u>
<u>なのでゾレドロン酸は4mgで大丈夫です</u>[2)]。

❾腎機能低下患者ではゾレドロン酸の投与量に注意が必要である

医師：❿<u>ゾレドロン酸とエルカトニンを同時に投与しても大丈</u>
<u>夫？</u>

❿効果発現時間の違いと，血清Ca値のモニタリングの重要性について説明する

薬剤師：ゾレドロン酸は即効性がなく効果発現までに3日はかかるので，即効性のあるエルカトニンで早期の改善が期待できます。血清Ca値をモニタリングして下げすぎないように注意しながら治療していきましょう。

💡 コミュニケーション・ポイント

- "いつも眠そうでボーっとしていて食欲もない"，"典型的なうつではない気がする"
→うつ以外の可能性は？→原因検索のための臨床検査を追加する
- "副作用で痺れが出てきたみたいだからデュロキセチン"→予測されるリスクとベネフィットは？→患者背景に適した対症療法を選定する
- "治療開始の頃は収縮期が100ちょっとで拡張期は60台だったので，徐々に上がってきています"→有害事象が出現する→チームで投与基準を再認識し，モニタリングを強化する

✓ カンファレンス後に患者に確認しよう！

A 眠気・集中力の低下など精神症状の改善度
B 疼痛の改善度
C 便秘や食欲不振の改善度
D 血清カルシウム値の推移

📖 参考文献

1) Smith EM, Pang H, Cirrincione C, et al. Effect of duloxetine on pain, function, and quality of life among patients with chemotherapy-induced painful peripheral neuropathy：A randomized clinical trial. JAMA. 2013；309：1359-1367.
2) ゾメタ注添付文書

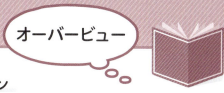

患者とのコミュニケーション

　治療変更時には，副作用のほか，がんの進行に伴う症状，不安や悲観に伴う精神症状など，患者状態に多くの変調をもたらす。限られた面談時間の中ですべての症状や訴えを聞き出し，評価することは困難なので，面談前に事前情報の収集を行うことが必須である。臨床検査値，他職種の得た情報，当該原疾患や使用中の抗がん剤で起こりうる事象を総合的に理解した上で面談に臨むことで，効率的かつ適切なコミュニケーションが実践できる。

処方設計

　通常は複数の症状が併発している場合が多いので，対症療法検討の際には他症状を増悪・誘発するリスクがある薬剤は極力回避するよう留意しなければならない。各々の有害事象は適切に重症度評価を行い，患者の苦痛の大きさや医学的に優先度の高い症状から対応し，不要な投薬を制御することも薬剤師の役割である。

医療スタッフとのコミュニケーション

　治療変更直後には患者状態に新たな変化が生じるので，注目すべき観察項目の詳細を看護師から収集する。変更後の治療や初期投与量への忍容性が明らかではないので主治医には治療をマネジメントする上での注意事項をリマインドする。新たに生じた有害事象を共有し，各々の対症療法の効果や重症度の推移を医療チームとしてモニタリングしていけるよう，治療遂行に必要な情報を適切に提供する。

副作用全般

がん化学療法では，いくつもの副作用が同時に出現することも多い

傾聴Point

- 観察力と患者の話を聞くことが副作用対策の基本である
- 複合的にアセスメントする際には可能性を最大限に考え，除外方法も解決への近道である
- 薬による副作用以外にも目を向ける

　これまでの項目では，コミュニケーションを駆使して患者から情報を引き出し，個々の身体症状や精神症状に対する処方設計やカンファレンスなどを紹介してきた。本項では，それらの症状が複合的に絡み合う場合の除外方法やアセスメントを解説する。

　医師が診断を行う際には，患者の様子や問診，そして身体所見を基にして関連疾患の否定を行い，検査の異常から鑑別疾患を考え，除外診断というものを行っている。その結果に基づいて薬物治療を開始し，処置や手術を行う。薬剤師も同様に，患者からの情報や検査値，臨床症状などを基に，有害事象なのか，加齢による症状なのか，それともがんの進行に伴う症状なのかといった多角的なアセスメントを行う必要がある。

　患者から引き出すことができる情報には，とても大きなヒントが隠されていることが多く，日常会話の中から重要な情報をいかに引き出すことができるかが鍵となる。

　また，内服抗がん剤の進歩などにより化学療法の主体は外来に移行しつつある。本項では外来化学療法における有害事象に対して，薬剤師がどのようにアセスメントしていくかについても述べたい。

こんな言葉に注意！

- 痛い
- しびれる
- 手が赤く腫れる
- 歩きにくい
- ピリピリする
- チクチクする
- ボタンがとめられない
- お箸が持ちにくい
- ひび割れが痛い
- 皮がむける
- 喉が締め付けられる
- 水泡ができた
- 手が黒くなった
- 指紋が消えた

など

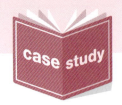

患者情報

Yさん　76歳　女性
身長150cm　体重45kg　体表面積1.37m²

| 現病歴 | ：進行大腸がん (stage Ⅳ)
| 治療段階 | ：初回治療としてXELOX療法3コース終了
| 所　見 | ：XELOX療法4コースが開始された。2コース目からは外来化学療法に移行。1〜2コース目には特記すべき副作用の訴えはなかったが，今回は4コース目の治療前にYさんは医師の診察前面談として不安な様子で薬剤部を訪れた。

検査値：特記事項なし

薬　歴

- XELOX療法：オキサリプラチン (L-OHP) 130mg/m² day1，
  カペシタビン 3,000mg/day　1日2回　朝夕食後　day1〜14

【day1〜】
- ヘパリン類似物質クリーム　4本　1日5回
  初回内服開始時より，手のひらと足の裏に塗擦

その他：電解質，血糖値，胸部レントゲン，心電図に異常所見は認めず

• 副作用全般

時系列で見よう

コース		1コース目 (外来)			2コース目 (外来)			3コース目 (外来)			4コース目 (外来)	
day	0	1	2〜13	14	1	2〜13	14	1	2〜13	14	1	2〜
L-OHP		↓	…		↓	…		↓	…		↓	…
カペシタビン			→			→			→			→
その他	入		…	退		…			…		面	…

・思ったよりはしんどくなさそう
・ある程度は年のせいもあり仕方ない
・このくらいなら我慢できるだろう

・こんなはずじゃなかったのに
・この状況がいつまで続くのだろう

・軽度の倦怠感
・初めての治療に対する不安

・しびれによる疼痛増強
・歩きにくい

良い ← 心の波動計 → 悪い

急性末梢神経障害

手足症候群による疼痛

手の先の違和感

副作用は経時的に改善

患者と話してみよう！

薬剤師：❶何か困っていることはありませんか？
患　者：最初はまぁこんなもんかなと思ってたんですけど，しびれもあるし歩きにくくて痛くなってきました。それでも，お父さんのご飯を作らないと，あの人は一人では何もできないんです。❷先日は一人でスーパーに買い物に行くのも大変でした。
薬剤師：歩きにくいのは，足の裏が痛いからですか？
患　者：そうです。❸足の裏が痛くて。
薬剤師：そうですか。しびれはありますか？
患　者：そうそう，❹しびれてるんよ。ある程度は年だから仕方ないんだけどね。
薬剤師：そうなんですか。イメージとしては，雲の上を歩いているような感じでしょうか？
患　者：いや，そうじゃなくてただ単に痛いんです。それに❺しびれているのはもう1年以上前からです。
薬剤師：1年以上前？ それは今回の治療を開始する前のことですか？
患　者：そうそう，❻年をとったら，みんなしびれてくるでしょう？
薬剤師：Yさんのおっしゃられるしびれというのは，筋力が低下してきて歩きにくくなってきたということですか？
患　者：そうそう。
薬剤師：しびれて痛くもなってきたとおっしゃっていましたが，痛みは最近出てきたのですか？
患　者：3回目の治療が始まって10日ぐらいしてから，❼足の裏が赤くなって痛くなってきました。痛みが出てきたら飲み薬は中止するように言われてたんですけど。まだこれくらいなら我慢できると思ってたら，急に痛みが強くなってきて，まさかこんなに痛くなるとは思ってもなかったので…。
薬剤師：❽ちょっと足の裏を見せてくださいね。…おや，まだ赤くて腫れてますね。前回までは特に変わりはなかったと

❶隠された情報収集のため，最初はオープンクエスチョンで尋ねる

❷オキサリプラチンの起因性を確認するため，末梢神経障害のgradeを加味しながら，部位を探る

❸痛みとしびれが混在していることを常に意識する

❹しびれの性状を具現化する

❺化学療法の開始時期との関連性をみる

❻経験しやすい症状の中に，隠された情報が混在していることもあり，再確認作業を行う

❼患者が知りうる副作用の説明と現状がリンクしないこともあり，時系列で経過を明らかにする

❽直接，視覚で有害事象の確認を行う

• 副作用全般

おっしゃってましたが，治療開始前に撮っておいた足の裏の写真と比べてみましょう…Yさん，これは以前の写真と比べても明らかに赤くなってますね。❾自宅で一番ひどかった時と比べたらいかがですか？

患者：今日はこれでもまだマシになってきたほうです。

薬剤師：カペシタビンの休薬期間に入って❿1週間ほど経過したから少し治ってきたのでしょうね。そういえばローションは塗っていますか？

患者：先生に怒られてしまうかもしれませんけど，実は2回目の治療が終わってもそれほどたいした副作用は出なかったので，最近は塗ったり塗らなかったりになってました。

薬剤師：⓫症状もないのに塗り続けるというのは，なかなか難しいことかもしれませんね。しかしながら，ローションは手足症候群を予防するお薬ですので，また今回からちゃんと塗ってみましょうか。

患者：手足症候群は2回目の治療で出る人が多いと聞いていたので，私はもう大丈夫なのかと思って甘く見ていたところがあります。

薬剤師：今後は継続的に塗ってくださいね。⓬他にお困りのことはないですか？

患者：点滴の治療をしてから1週間ぐらいは，水を飲むと喉が締め付けられるようになります。

薬剤師：⓭それはいつからですか？ 1週間後には改善していましたか？

患者：⓮最初の治療からです。だんだんマシにはなります。5日ぐらいで治るときもあるけど，10日近く続くときもあります。

薬剤師：その症状とは別で，常時，手や足がビリビリしたりチクチクしたりすることはありませんか？

患者：それはないですけど，手の先に違和感があります。

薬剤師：食欲がないとか，下痢をしているとか，副作用以外でも何か他にお困りのことはありませんか？

患者：下痢とかそういうのはないです。何かあったら先生にすぐに相談しますね。

❾ 在宅において手足症候群は最も増悪するため，MAXのgradeを確認する

❿ 症状の程度からアドヒアランスを探る

⓫ 患者目線で共感的表現を用い，アドヒアランス向上にむけた説明を行う

⓬ 隠された医療情報が潜んでいる場合もあり，オープンクエスチョンを行う

⓭ 起因性を探るため時期を確認する

⓮ 一過性か連続性かを確認して，対応の即時性を判断する

コミュニケーション・ポイント

- "しびれ"→オキサリプラチンによるもの？冷感刺激によるもの？蓄積性のもの？筋力低下によるもの？→対策案を簡潔に説明する
- "3回目の治療が始まって10日ぐらいしてから"，"5日ぐらいで治るときもあるけど，10日近く続くときもあります"→オキサリプラチン投与後の即時性の末梢神経障害（chemotherapy-induced peripheral neuropathy；CIPN）？それとも少し早いが蓄積性のCIPN？→次回の治療までに改善しているかを確認する。改善していれば即時性のCIPNを疑う。改善していなければ蓄積性のCIPNを疑い，grade2を超えてくるようであれば，オキサリプラチンを休薬し回復してから再投与する方法なども検討する[1,2]。
- "足の裏が赤くなって痛くなってきました"→手足症候群（hand foot syndrome；HFS）による症状？→類似の症状が否定できるか確認する。冬季のしもやけ，手であれば手湿疹（洗剤皮膚炎，進行性指掌角皮症），足であれば白癬なども否定しておく必要があり，治療開始前に白癬の有無や異汗性湿疹などをチェックしておくことが望ましい。
- "塗ったり塗らなかったり"→コンプライアンスは？アドヒアランスは？→支持療法薬を服用・外用できているかを確認する。ノンアドヒアランスは，患者が意図的に服用・外用をやめるものと，服用・外用を忘れてしまうものとに分かれる[3]。薬の重要性を理解していないために，用法を勘違いしていることも多いので，薬識を改めて確認する。

ここもチェック！

―確認できなかった場合は，医師や看護師に確認しよう！

Check1　アドヒアランスと支持療法薬剤の使用状況確認
Check2　HFSに対するスキンケアと発現時の対処法の説明（日常生活や仕事で注意すべきこと）
Check3　セルフケアの復習

実践！カンファレンス で確認 ➡

• 副作用全般

処方設計をしてみよう！

◾ HFSの薬物療法と非薬物療法

- HFSに対する確立された予防法や治療法はない。
- 局所皮膚に対する熱，圧力，摩擦などの刺激予防など看護，生活上の注意を行う。
- 一般的なHFSの対処法として，局所的には保湿剤，ステロイド外用剤が，全身的にはビタミンB_6*，NSAIDs内服などが使用されている。

＊：ビタミンB_6：ピリドキサール内服による予防効果や症状緩和効果があることを報告している[4]が，エビデンスとして確立しているわけではない。一方でカペシタビンによるHFSに対して，ビタミンB_6製剤であるピドキサールは効果がないと報告している[4]。この報告をもって，すでに医師がピドキサールを処方している場合に薬剤師は全面否定を行うというものではないが，積極的に支持療法として医師に提案することは控えるべきである。

HFS予防時の保湿剤の処方例

・ヘパリン類似物質クリーム　25g　4本　1日5回
初回内服開始時より，手のひらと足の裏に塗擦

発赤や腫脹が出現 → 薬剤選択 → 亀裂部がある場合には，しみるため尿素製剤は避ける → 関連項目チェック → 日常生活での注意点を確認（×重いものを持つ，×立ちっぱなし）

・処方（3週間分）：ヘパリン類似物質クリーム　25g　1本　塗布
・疑義照会後の処方：ヘパリン類似物質クリーム　25g　4本　1日5回　初回内服開始時より，手のひらと足の裏に塗擦

1）用法・用量
　具体的に「1日5回」，「初回内服開始時より，手のひらと足の裏に」と明記。また，薬の吸収量・効果を上げるために，薄く塗り広げる「塗布」ではなく，擦り込むように塗る「塗擦」に変更した[5]。

2）処方量
　1FTU（約0.5g）は手のひら2枚分である。両方の手のひらと足の裏に塗擦するため，1回あたりの用量は約1.0g。1日5回で3週間なので1×5×21＝105となるので，25g製剤を4本とした。

◾ HFSによる休薬と減量

カペシタビンはgrade3または2回目のgrade2のHFS発現でただちに休薬し，再開時には減量する。

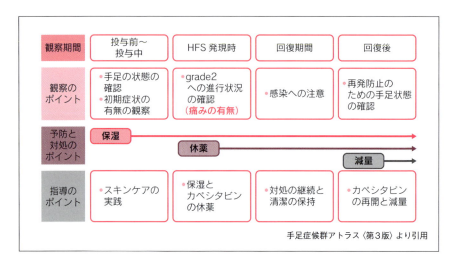

手足症候群アトラス〈第3版〉より引用

▍ステロイド外用剤の処方例

・ジフルプレドナート軟膏5g　1本　1日2回　足の裏に塗擦

　grade2以上に進行した場合は，カペシタビンの休薬とともに，保湿剤に加え，抗炎症作用を持つステロイド外用剤（ストロング以上）を併用する。また，亀裂がある場合は，患部に十分厚く塗布することが重要である。

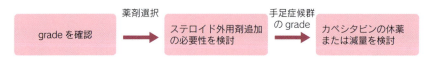

蓄積性CIPNの治療
→牛車腎気丸，デュロキセチン，Stop & Goなど（神経障害性疼痛67ページへ）

Side Discussion
➕ CIPN と HFS の臨床症状の違いは？

XELOX療法においては，カペシタビンによるHFSとオキサリプラチンによるCIPNが混同されやすい。この両者を区別して評価するために，CIPNは手と足それぞれの神経症状を問診する。例えば「おはしを持ちにくかったり，ボタンがとめにくいということはありませんか？」，「足のしびれで歩いて，つまずいてしまうことはありませんか？」と具体的な状況下での障害を想定して聞くことが重要である。

一方で，HFSがgrade2以上になっていないかの判断として，痛みの有無を聞き出す以外に，皮膚の症状を目でモニタリングする。皮膚状態の変化を写真などで比較することも有用である。医療従事者の目に触れることのない，自宅でのMAX grade時の写真を撮ってきてもらうことも，減量を考慮する一つの判断材料として有用である。

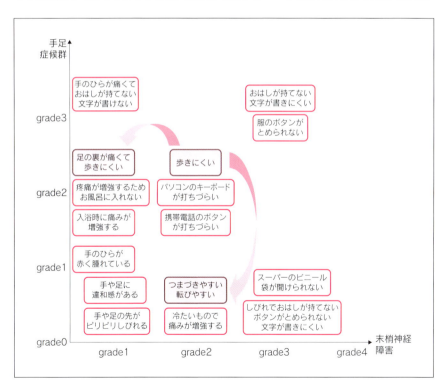

➕ 分子標的薬でみられるHFS・ざ瘡様皮疹・爪囲炎・乾皮症での症状や薬物療法は違うの？

　HFSはフッ化ピリミジン系抗がん剤でも特にカペシタビンに特徴的な副作用であり，手のひらや足の裏，爪といった四肢の末端部位に限局するという特徴がある。例えば手のひらには生じやすいが，手の甲には出現しない。最初は比較的びまん性の発赤から生じ，内服期間が長期になるにつれて指紋が消失して皮膚表面に光沢が出てきて，色素沈着が認められる。一方で，チロシンキナーゼインヒビターと呼ばれる分子標的薬によるHFSでは，カペシタビンのようにびまん性ではなく角化傾向が強いという特徴がある。

　分子標的薬によるざ瘡様皮疹・爪囲炎・乾皮症は，8〜9割を超える患者で出現し，欧米人に比べて日本人では発現率が高い。ニキビのような皮疹（ざ瘡様皮疹）が出現してから，皮膚が乾燥する乾皮症，そして数日から数週間遅れて爪囲炎が出現する。

　どちらも保湿剤をベースに用いて，適宜ステロイドを追加するが，塗布する部位が手のひらや足の裏といったステロイドの吸収が悪い部位が多いカペシタビンによるHFSではストロング以上を用いる。全身に出現しうる分子標的薬による皮疹に対するステロイドは，部位に応じてランクダウンやランクアップを考慮しなければならない。

• 副作用全般

実践！カンファレンス

薬剤師：患者さんの足の発赤および痛みは，カペシタビンによる可能性が一番高く，痛みを生じていますので手足症候群のgrade2になります。本日からの化学療法再開は難しいと考えられますので，オキサリプラチンの点滴およびカペシタビン内服は次週まで1週間休薬されてはいかがでしょうか。

看護師：いつもはスタスタと歩いてケモ室まで来られているのですが，今日は歩くのもままならないみたいでした。

医　師：そうなんだ。今日は外来が忙しくて，手足を直接見てチェックするのを忘れてたな。❶私の前では何も言わなかったし，治療も頑張りますって言ってたけどなあ。ⒶでもA，確かに今日はやや動作がいつもより緩慢だったかもしれないね。

薬剤師：先生，こちらの写真を見てください。❷これは治療開始前の足の裏の写真で，こちらが今日の写真です。本日はこんなに赤く腫れています。水疱形成などは認めませんが，患者さんは痛くてまだ歩くのも辛そうでした。Ⓑ最初に手足症候群の写真もお見せして説明しておいたのですが，ここまでとは思われてなかったようです。

看護師：初回治療前に靴は軟らかいものを履くように指導しましたし，❸旦那さんにも買い物は一緒について行ってあげるようにお願いして，Ⓒ買い物袋などは持ってあげるように説明したのですが…。

薬剤師：☑1 治療の初期には思っていたよりも副作用が出現しなかったので，買い物も一人で行くことが増えちゃったみたいです。それに，❹2コース目終了までは手足症候群が出現しなかったため，面倒になってⒹ保湿剤を塗布する回数も減っていたようです。

看護師：☑2 1日5回はなかなか大変かもしれないですね。主婦なら台所仕事なんかもあるから，ついついこれをしてから塗ろうと後回しになっちゃうことも多いでしょうし…。

医　師：❺今日からの化学療法は中止ですね。治療に慣れてきて

❶ 医療者間で情報収集の時期が異なることに留意するとともに職種間で患者情報を共有する

❷ 薬剤師の視点で時系列にとらえ，医療情報の共有を行う

❸ 日常生活において遵守されていない状況を入手し，加えて，コンプライアンスの質についての情報を促す

❹ 患者目線に立ち，コンプライアンス低下に至った経緯を説明する

❺ 中止期間についてエビデンスを提示する

[薬剤師]：そうですね。オキサリプラチンによる蓄積性の末梢神経障害もgrade2以上になってきたら、一度gradeが改善するまで休薬することも検討しないといけませんね。

[看護師]：ご家族にも、もう一度生活上の注意点を説明して、協力していただけるようにお願いしておきますね。
☑3

[医師]：うん、お願いしますね。

[看護師]：今後増強してくることが予想される蓄積性の[E]末梢神経障害は、❻何に気を付けて観察したらいいですか？

❻ADLに影響しやすい項目を意識する

[薬剤師]：そうですね。現在は手の指先の違和感があるようなのでgrade1ですが、最も重要なのは身の回りの生活動作に支障が出てくるよりも少し前に気づくことです。具体的にお箸が持ちにくくはないかとか、靴が履きにくいといったこともチェックしてくれませんか。

[医師]：ただ単にCTCAEのgradeだけでなく、QOLや趣味、生活上の希望なんかも加味しておいたほうがいいかもしれないね。

[看護師]：❼休薬以外には対処方法はないのですか？

[薬剤師]：[F]牛車腎気丸やデュロキセチン、プレガバリンなどを使われることがありますが、オキサリプラチンによる末梢神経障害に対してエビデンスがあるのはデュロキセチンです。

❼薬剤選択のバリエーションを持ちながら、エビデンスを提示する

💡 コミュニケーション・ポイント

- "手足症候群のgrade2"→カペシタビンは継続投与可能か？→適切な休薬と減量

HFSによるカペシタビンの休薬と減量
1）1回目のgrade2→ただちに休薬後、grade1以下に回復してから同量で再開
2）2回目のgrade2→ただちに休薬して、grade1以下に回復してから再開時には減量
3）1回目のgrade3→ただちに休薬して、grade1以下に回復してから再開時には減量

- "蓄積性の末梢神経障害"→即時性の末梢神経障害と混同しないか？→Max grade や次回オキサリプラチン投与までに回復するかどうかも重要であり，投与日の病院でのgradeや在宅でのMAX gradeチェックも欠かせない。

オキサリプラチンによる末梢神経障害の発現状況
All grade 78%，grade3以上 11%（XELOX：NO16968試験より）
All grade 92%，grade3以上 12.5%（FOLFOX：MOSAIC試験より）
grade3の末梢神経障害発現までの中央値は8.8コース（投与量700mg/m^2）

- "エビデンス"→不要な支持療法薬剤は処方提案しないか？→現在のエビデンスがどうなっているかを再確認する。

ASCOガイドラインにはCIPNの予防薬と治療薬について以下のように記されている。
①予防薬として，有効性が確立され推奨されている薬剤はない。
②CIPN発現例に対してデュロキセチン投与を提案してもよい[6]。

✓ 投与後に患者に確認しよう！

A 治療への理解
B 副作用に対する恐怖心
C 生活習慣に対する認識
D 薬に対する理解不足
E 副作用に対する知識
F 薬剤効果の認識

参考文献

1) Tournigand C, et al；J Clin Oncol, 24 (3)：394-400, 2006
2) Buyse M, et al；ESMO 2006：abst.
3) Gatti M, et al；Relationship between beliefs about medications and adherence. Am J Health-Syst Pharm, 66：657-664, 2009
4) Fabian CJ, et al；Pyridoxine therapy for palmar-plantar erythrodysesthesia associated with continuous 5-fluorouracil infusion., New Drugs8 (1)，57-63, 1990
5) Yoon-Koo Kang, et al；Journal of Clinical Oncology, 28：3824-3829, 2010
6) 久木浩平，日本薬理学雑誌，79 (6)，461-485, 1982
7) CALGB170601試験：Smith EM, et al；JAMA, 309：1359-1367, 2013

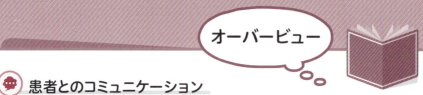

患者とのコミュニケーション

◆閉じた質問と開いた質問を使い分ける

患者面談を行う際に，より詳しい情報を入手するには質問の方法を使い分けることが必要である。具体的には，「はい」か「いいえ」での答えを求める質問方法と，「はい」や「いいえ」ではなく患者の言葉での答えを求める方法である。基本的には，まずは開いた質問を使ってみると，患者がより困っている症状から訴えることが多いので，現在の問題点を確認するのには有効で効率的である。1番の問題点が何かを明らかにして，そこから掘り下げていくのもよい。

"しびれ"は非常に大雑把な表現であり，実際には感覚障害はなくても「筋力低下」を自覚している際に患者は「しびれ」と表現することもある。つまり「しびれがありますか？」ではなく，一歩踏み込んで感覚機能がどうかを確認する必要がある。靴は自分で履けているか，歩くときにふらついていないかなど，触覚や温度感覚の有無について具体的な表現で聞いてみるのもよい。

患者の訴えには十分耳を傾けることが重要であるが，必ずしも患者がすべてのことを伝えてくれるわけではない。医師の前では良いところを見せようとして我慢したり，無理をする場合もある。薬剤師の前では必ずしもすべてのことを打ち明けてくれているとも限らないため，家族からの情報を得ることが副作用を見落とさないためのコツでもある。また，患者の表現方法の癖を読み取ることも，ポイントとなる。

処方設計

HFSにおける処方は，外用剤が主体となる。ステロイド外用剤は，皮膚からの吸収度について把握しておく必要がある。ステロイド外用剤はより強力なベリーストロングやストロンゲストを用いれば，より速やかに改善するが，同時に副作用のリスクも増えてしまう。特にストロンゲストのステロイドを高齢者の皮膚に連用することは，皮膚萎縮や血管拡張，局所の感染などの副作用を生じやすくなる。前腕の内側を1.0とした場合のステロイド外用剤の吸収度は，頭部では3.5，頬部では13.0，頸部では6.0と吸収度が高くなる。一方で，手のひらでは0.83，足首では0.42，足の裏では0.14と吸収度は低くなり，HFSの塗布部位である手のひらと足の裏では，より強いクラスのステロイド外用剤が必要となる。また，ステロイドは中止すべき状態であっても，使うと一時的に赤みが引くように見えるので，患者は好んで使うため要注意である。

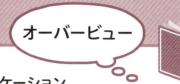

オーバービュー

 医療スタッフとのコミュニケーション

　カンファレンスとは，お互いの情報を持ち合って共有し，解決策を導き出すディスカッションの場である。基本的に医師は診断や治療を，看護師はケアを，薬剤師は薬物治療を専門としており，お互いの職種をリスペクトすることはいうまでもないが，ときにはオーバーラップしてお互いを補完するのがチーム医療の根幹である。可能な限り副作用を予防し，それでも出現した副作用には，薬剤師からの情報提供によりエビデンスの高い支持療法を選択し，すでにがんで苦しんでいるがん患者にこれ以上抗がん薬による副作用で苦しむことのないようチームでサポートする。

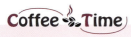

精神療法

がん対策推進基本計画では，がんと診断されたときから身体的苦痛だけでなく，不安や抑うつ状態等の精神的苦痛などへのケアを推進すべきことが明記されています。わが国におけるがん患者のうつ病罹患率は約3〜10%で，適応障害を含めると15〜40%にのぼると言われています[1]。がん患者のうつ状態等の支援としては，グループアプローチ（集団精神療法），（支持的）精神療法，ピアサポート，認知行動療法，問題解決療法，心理教育，リラクゼーションなどがあります。それらの効果についてはいくつかの研究がありますが，精神療法，認知行動療法，問題解決療法が有意に抑うつ状態を改善すること[2]などがわかっています。

集団精神療法は，患者同士が同じ境遇におかれたものとして，グループリーダーからのアプローチを軸とした相互支持の前提に，お互いの精神的援助や情報交換を通じて，より適応的な対処方法を身につけていく治療法です[3]。この療法の実施によって，誰かの役に立てるという愛他性，感情表現とカタルシスなどが得られます。また，基本的な精神療法の1つとして支持的精神療法があります。これは医療従事者が患者に対して，受容，支持，共感，傾聴，肯定，保証を行うことで，がんの罹患によって生じた喪失感や，不安，抑うつなどの精神的苦痛を，支持的な医療従事者との関係，コミュニケーションを通じて軽減することを目標とするものです[3]。

がん患者への精神療法として精神腫瘍科がかかわる機会は増えています[4]。また，患者の抑うつ状態に対する精神看護専門看護師のケアの効果の報告もあります。これは2週間，週に2回専門看護師が面接し，1)患者との信頼関係を築く，2)包括的アセスメントによる問題の整理，3)目標の共有，4)精神科薬物療法の理解，5)抑うつ状態と対処方法の理解，6)抑うつ状態への具体的対処方法の検討，7)患者の対処スキルの強化，を行うことで，うつ傾向が有意に改善されたというものです[5]。通常，がんと診断されたり，再発が告げられたりすると，患者は危機状態に陥りますが，2週間以内に悲嘆や絶望感は改善し，適応が始まって現実問題に取り組めるようになると言われています[6]。しかし，2，3ケ月経っても自然回復ができずに10〜30%は適応障害に，3〜10%はうつ病に陥ります[4]。したがって精神療法は介入の内容とタイミングの両方が極めて重要といえるでしょう。

参考文献

1) 明智龍男,内富庸介(2008)：がん患者のうつと自殺,学術の動向，13(3)，44-48.2008
2) Barsevick A. M., Sweeney C., Haney E., et al. (2002)：A systematic qualitative analysis of psychoeducational interventions for depression in patients with cancer, Oncol. Nurs. Forum, 29 (1), 73-87.
3) 明智龍男：がん患者に対する精神療法，精神経誌 2009 111-1 68-72
4) 大谷恭平，内富庸介：がん患者の心理と心のケア 日耳鼻 113：45-52, 2010
5) 野末聖香，宇佐見しおり，福田紀子等：がん患者の抑うつ状態に対する精神看護専門看護師によるケアの効果　日本看護科学会誌 J. Jpn. Acad. Nurs. Sci., Vol. 36, pp. 147-155, 2016
6) 内富庸介：がんに対する通常の心理反応とその基本的対応，内富庸介，小川朝生編，精神腫瘍学，43-50, 医学書院(2011)

第 3 章

在宅

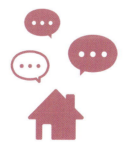

退院前カンファレンス

患者と家族が安心して退院し在宅療養生活が送れるよう，多職種の視点から調整を行う

傾聴Point

- 患者の現時点の病状やADLを理解し在宅生活の目標をとらえる
- 薬の管理において，問題点がないかを把握する
- 今後起こりうる合併症などを想定して備える

退院前カンファレンスとは

　退院後にも，患者と家族が安心して在宅生活を送ることができるよう，入院チームが在宅チームへ引き継ぐために情報を共有する多職種カンファレンスである。

　患者にとって薬物療法は不可欠であるため，退院と同時に患者本人または家族による薬剤管理が必要となる。このため，薬剤師視点での退院前の薬剤整理や支援が必要となる。

　特に処方が多い場合や注射薬，経腸栄養剤等を使用している場合は，薬に関する患者の不安が一層大きいと考えられる。

　薬剤師が積極的に他職種と連携を持ちながら介入することは，患者の安心感に繋がる。

こんな言葉に注意！

うちに帰りたい	ペットに会いたい	後始末をしたい
薬が多い	薬の服用回数が多い	飲み方がわからない
眠れない	痛みがつらい	不安だ
頻尿で困る	移動がつらい	息苦しい

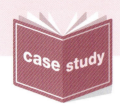

患者情報

Mさん　62歳　男性
身長165cm　体重50kg　体表面積1.53m²

現病歴	：小細胞肺がん (stage IV)，腰椎骨転移

治療段階：X-1年5月1st：シスプラチン＋イリノテカン合計6コース→progressive disease (PD)
　　　　　　X-1年10月2nd：アムルビシン合計6コース→PD
　　　　　　X年3月3rd：カルボプラチン＋エトポシド　4週ごと
　　　　　　4th：ノギテカン1コース→PD

合併症：狭心症のためX-2年12月まで循環器科で経過観察

その他：(医師の診療情報提供書より抜粋)
　　　縦隔リンパ節転移による嚥下困難に対し放射線療法を行い，改善している。服薬，摂食が可能である。また，がん性胸膜炎による呼吸困難の軽減目的に胸水穿刺し，performance status (PS) が悪化し，酸素療法が必要になっている。
　　　患者の妻には厳しい状況と説明し，いつでも急変する可能性があることを説明。放射線療法が終了したら，すぐに退院できるよう準備をしましょうと話し，すでに家族の覚悟はできているようである。

検査値（採血データはないことも多い）

	基準値	退院時	
WBC (×10³/μL)	3.5〜9.0	12.0	↑
Alb (g/dL)	4.0〜5.0	1.8	↓
BUN (mg/dL)	8〜20	28	↑
Cr (mg/dL)	0.5〜1.0	1.05	↑
ChE (U/L)	200〜450	130	↓
LDH (U/L)	120〜220	2,350	↑
ALP (U/L)	100〜350	1,440	↑

• 退院前カンファレンス

薬　歴

退院時処方
- オキシコドン散10mg　　　　　2包　頓服　　10回分
- オキシコドン錠40mg　　　　　4錠　1日2回　7時，19時
- アセトアミノフェン錠500mg　　4錠　1日4回　朝昼夕食後，寝る前
- エソメプラゾールカプセル20mg　1C　1日1回　朝食後
- 酸化マグネシウム末0.5g　　　　3包　1日3回　朝昼夕食後
- センノシド錠12mg　　　　　　1錠　1日1回　寝る前
- ニコランジル錠5mg　　　　　　3錠　1日3回　朝昼夕食後
- ニソルジピン錠5mg　　　　　　2錠　1日2回　朝食後，寝る前

時系列で見よう

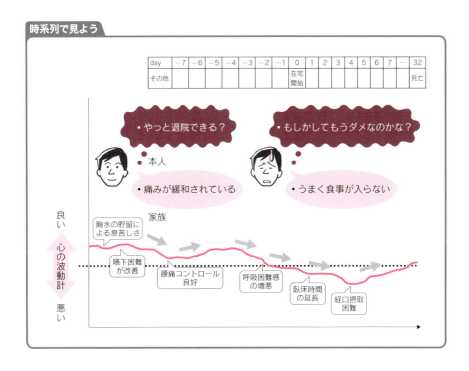

患者と話してみよう！

薬剤師：こんにちは。Mさん，調子はいかがですか？
患者：❶大丈夫。
薬剤師：腰の痛みは悪化していませんか？
患者：うん。ベッドで横になっていれば，大丈夫だね。
薬剤師：よかったです。
妻：退院後早速，❷家族で念願のお寺の御朱印もらって来たんです。車いす押して，並んでね。
患者：本当によかった。これでもう大丈夫って思った。
薬剤師：オキシコドン（40）6錠から4錠へ減量しましたが，背部痛は良さそうですね。痛くなったときに使うオキノームは，どれくらいの頻度で使っていますか？
患者：1日1回使うかどうか。❸飲むと楽になって眠くなるね。
薬剤師：そうですか，眠くなって寝てしまうのですね。目覚めたときに痛みは軽減していますか？
患者：そうだね。
薬剤師：わかりました。
妻：食事の摂取量が少なくてね。❹もう少し食べてほしいんですけれど。
薬剤師：そうですね。ご本人にとっては食べたいと思うとき，食べられる量が適量なのだと思います。今の時期は，食べられていることをよしと評価していきましょうか。そのほかにお困りのことはありますか？
患者：そうだね，❺時々痰で息苦しいことがあるんだ。自分で出せなくてね。
薬剤師：そうですか。お薬を使った方が良さそうでしょうか？先生や看護師さんとも相談してみますね。
患者：うん，そうだね，お願いします。

2回目の訪問

患者：…。（目を閉じている）
薬剤師：Mさん，大丈夫ですか？
患者：…。（声かけにうなずく）

---

❶ ベッドで臥床したまま新聞を読んでいる。返答は問題なくできるが，症状を確認する

❷ ADLが向上しており，鎮痛薬の使用量について確認する

❸ 鎮痛効果と使用頻度を確認（オキシコドン過用量など）し，睡眠の動向も観察

❹ 食欲のあることの意義を伝える

❺ 痰の苦しさについて，カンファレンスで確認する

| 薬剤師 | :（患者の妻へ）先生や看護師さんからお聞きになっていらっしゃると思いますが，高血圧の薬の影響で血圧が少し低めですので，中止としますね。そのほかの薬は飲めそうでしょうか？ |
| 妻 | :❻なんとか飲んでいます。|

❻剤形変更も考慮する

| 薬剤師 | :もし錠剤が飲みにくいようでしたら，つぶして粉にもできますし，飲み薬ではない坐薬もありますので，状況に応じて対応することができます。 |
| 妻 | :それは助かります。❼好きな梅の実をとりに行きたいと言っていたので行ければいいのですが。|

❼共感的対応を行い，コンプライアンス向上にむけて確認する

薬剤師	:そうですか，行けるといいですね。痛みは，今の薬の量で大丈夫そうでしょうか。
妻	:はい。痛くて困っているということは，ありません。
薬剤師	:前回の痰や息の苦しさですが，今はいかがでしょうか。
妻	:❽ときどき苦しそうにはしています。

❽医療者間で情報共有しており，次の対応も備えている旨を伝え不安を払拭する

| 薬剤師 | :カンファレンスでは，薬が増えることによる負担を考えて，少し様子をみていこうという話し合いとなりました。訪問看護師にも相談してみてください。|
| 妻 | :ありがとうございます。|

3回目）
退院後32日目に自宅にて永眠されたと訪問看護師より連絡をいただく。

💡 コミュニケーション・ポイント

- "食事の摂取量が少なくてね"→嘔気？嚥下困難？→嚥下に問題はないかの確認を行い，経口投与に問題があれば，優先順位を決めて投薬することを提案する。同時に食欲低下は病態の影響も考慮する
- "それは助かります"→剤形の妥当性は？→内服薬以外にも，吐き気，鎮痛，鎮静目的として，坐薬の使用が可能であることを伝える
- "痛くて困っているということは，ありません"→その真意は？→痛みの評価を日常生活の変化，Activities of Daily Living（ADL）低下に伴う体動痛減少などから推察し，苦痛を伴う要因を探る

✓ ここもチェック！

―確認できなかった場合は，医師や看護師に確認しよう！

Check1　呼吸状態の変化
Check2　鎮痛薬の用量調節
Check3　ADL確認
Check4　ポータブルトイレの必要性
Check5　一包化の妥当性　　　　　　　　　　　　　　　　　など

実践！カンファレンス で確認 ➡

• 退院前カンファレンス

2ヶ月後にお悔やみ訪問

薬剤師：このたびはお寂しくなりましたね。その節はお疲れさまでした。

妻：ありがとうございます。退院してから，うちで付きっきりの❶介護をやり遂げたから，今は，いなくなってしまった喪失感がつらくて寂しくて。❶このような思いをするくらいなら，在宅医療を選択しなければよかったのではないかとさえ思うんです。ずっと入院していたら，時々私が病院に行って，ここまで濃密な関わり方じゃない分，このギャップに苦しまずに済んだかも知れないと思うとね。

薬剤師：おつらいですよね。そんな風に思うのですね。それでも，退院されるときのご主人や奥さまの「帰りたい」という思いが実現できたことはよかったと思います。帰りたいと思う誰もが在宅療養生活を実現することができるわけではなく，Мさんのように介護してくださる奥さまや支えてくださるご家族，家の環境が整っている状況だったので，実現できたことだったと思います。ご主人は退院早々，ご自分の目標を叶えられて幸せだったのではないかと思います。御朱印をもらいに行くことをご家族で団結して叶えられて，私たちもみんなで感激していました。

妻：そうですね。ありがとうございます。わたしは薬剤師さんが来てくださるとは思いませんでした。往診の先生と看護師さんだけだと思っていたのですが，専門が違うので，心強く頼りになり，いろいろ聞くことができてありがたかったです。今から思えば，状況に応じた指示の変更（薬の減量，散剤化など）は，とてもありがたいなぁと思っていたのですが，だんだん悪くなっているとは❷全然思わなかったんです。

薬剤師：そうですか。そのことをお伝えした方が良かったのでしょうか？

妻：いえ，そうじゃないんです。わからなかったから頑張

❶介護のプロセスではどのような関わりを行っても，遺族として後悔の念が生じやすいため，共感しつつグリーフケアを行う

❷"全然"という言葉の裏腹に本当は理解されていることが少なくない。思いつめた気持ちを表出できる環境づくりを行う

れたのだと思います。本人も「もうダメだ」って言ったかと思うと，次の日は大丈夫だったりするので，亡くなるとは思っていませんでした。前医の先生も1ヶ月後の外来予約を入れてくださったので，「まだ大丈夫なんだ」と励みに思っていました。亡くなったことを（前医の病院に）連絡したら，後から先生が，❸<u>自ら電話をくださった</u>のでどちらの先生にも本当に感謝しています。

薬剤師：お亡くなりになったことは，おつらいことですが，わたしたちは，がん拠点病院からの在宅医療への事例として，とても貴重な時間を過ごさせていただけたと思っています。

妻：そうですか。そう言っていただけたら，お父さんも喜んでくれると思います。やっと，これでよかったんだと思えるようになりました。ありがとうございました。

❸医療者も完璧ではなく，常に患者・家族から多くのことを学びとしている旨を伝える

• 退院前カンファレンス

処方設計をしてみよう！

薬剤師のかかわり
検査値から見えるものは？

　検査値は在宅患者の訪問薬剤管理指導を行うにあたって，基準値から外れている項目が少なくなく，大切な情報源であり，今回の症例のようにAlb, ChE, BUN, WBCの値をみると，月単位での予後予測となる。生命予後の予測評価には，Palliative Prognostic ScoreやPalliative Prognostic Indexなどの参考となる指標もある。

　施設によりBiological Prognostic Score 2版，3版（BPS2, 3）(https://www.jstage.jst.go.jp/article/jspm/12/1/12_140/_pdf)を使用している。

生命予後の評価に用いられる基準：Palliative Prognostic Score

臨床的な予後の予測	1〜2週	8.5
	3〜4週	6.0
	5〜6週	4.5
	7〜10週	2.5
	11〜12週	2.0
	＞12週	0
Karnofsky Performance Scale*	10〜20	2.5
	≧30	0
食思不振	あり	1.5
呼吸困難	あり	1.0
白血球数	＞11,000	1.5
	8,501〜11,000	0.5
	≦8,500	0
リンパ球%	0〜11.9%	2.5
	12〜19.9%	1.0

【使用方法】臨床的な予後の予測，Karnofsky Performance Scale*, 食思不振，呼吸困難，白血球数，リンパ球%の該当得点を合計する。合計得点が0〜5.5，5.6〜11，11.1〜17.5の場合，30日生存確率（生存期間の95%信頼区間）が，それぞれ，＞70%（67〜87日），30〜70%（28〜39日），＜30%（11〜18日）である。
https://www.jspm.ne.jp/guidelines/sedation/2010/chapter05/05_03_01.phpより
(Maltoni M, et al. J Pain Symptom Manage 1999；17：240-7)

* Karmofsky Performance Scale

普通の生活・労働が可能 特に看護する必要はない		100 90 80
労働はできないが，家庭での療養が可能 日常生活の大部分で床上に応じて介助が必要		70 60 50
自分自身の世話ができず，入院治療が必要。 疾患がすみやかに進行している	動けず，適切な医療・介護が必要	40
	全く動けず，入院が必要	30
	入院が必要。重症，精力的な治療が必要	20
	危篤状態	10

Palliative Prognostic Index

Palliative Performance Scale*	10 – 20	4.0
	30 – 50	2.5
	≧60	0
経口摂取注	著明に減少（数口以下）	2.5
	中程度減少（減少しているが数口よりは多い）	1.0
	正常	0
浮　腫	あり	1.0
安静時の呼吸困難	あり	3.5
せん妄	あり（原因が薬物単独，臓器障害に伴わないものは含めない）	4.0

【使用方法】Palliative Performance Scale*，経口摂取，浮腫，安静時の呼吸困難，せん妄の該当得点を合計する。合計得点が6より大きい場合，患者が3週間以内に死亡する確率は感度80%，特異度85%，陽性反応適中度71%，陰性反応適中度90%である。
注：消化管閉塞のために高カロリー輸液を受けている場合は「正常」とする。
https://www.jspm.ne.jp/guidelines/sedation/2010/chapter05/05_03_01.php より
（Morita T, et al. Supprt Care Cancer 1999；7：128-33）

Palliative Performance Scale

	起居	活動と症状	ADL	経口摂取	意識レベル
100	100%起居している	正常の活動・仕事が可能 症状なし	自立	正常	清明
90		正常の可能が可能 いくらかの症状がある			
80		いくらかの症状があるが 正常の活動が可能			
70	ほとんど起居している	何らかの症状があり 通常の仕事や業務が困難		正常または減少	
60		明らかな症状があり 趣味や家事を行うことが困難	ときに介助		清明もしくは混乱
50	ほとんど座位もしくは臥床	著明な症状がありどんな仕事もすることが困難	しばしば介助		
40	ほとんど臥床	著明な症状があり ほとんどの行動が制限される	ほとんど介助		清明もしくは傾眠±混乱
30	常に臥床	著明な症状があり いかなる活動も行うことができない	全介助		
20				数口以下	
10				マウスケアのみ	

https://www.jspm.ne.jp/guidelines/sedation/2010/chapter05/05_03_01.php より
(Anderson F, et al. J Palliat Care 1996；12：5-11)

在宅で薬剤師が意識すべき内容とは？

　在宅療養では生活の一部に医療が含まれており，食事，排泄，入浴など家族によるケアが基本となる。患者の負担を考慮し，できるだけ服薬回数を減らすこと，服薬困難となってきた場合には減らせる薬がないかを検討する。また本人の意向に沿うことが重要で，生活（起床，就寝，食事）に合わせた服薬時間の意識も大切である。一包化を希望しない患者には，まずは医療者と信頼関係を築く工夫をする。さらには，患者や家族は，刻々と変化する病状に対する理解と不安な気持ちが錯誤することもあるため，薬剤師は体調の変化から「不安を来している」ことを医師に伝え，改めて「病状説明」の依頼も行う。

　保険算定とは別に，在宅患者訪問薬剤管理指導では地理上の問題や，それまでの関わりなどから患家の所在地まで16km[*]を超えるケースも少なくない。

[*]医療保険である在宅患者訪問薬剤管理指導料では，保険薬局の所在地と患家の所在地の距離が16kmを超えた場合にあたっては，特殊の事情があった場合を除き算定できない。ただし，介護保険である「居宅療養管理指導費」，「介護予防居宅療養管理指導費」については算定要件としての距離要件の記載はない。

緩和薬物療法の考え方は？

患者の症状を包括的にアセスメントし，他の医療者と協働してチームで関わることが大切である。世界保健機関（WHO）は，緩和ケアとは，"治癒を目指した治療が有効でなくなった患者に対する積極的な全人的ケアである"と定義している。すなわち，痛みなどの肉体的苦痛症状のコントロール，社会的苦痛，精神的苦痛，そして霊的（スピリチュアリティ）な問題の解決が最も重要な課題となる。

痛みの性質，部位，変動を観察し，がん性疼痛か非がん性慢性疼痛かの評価を行い，オピオイド鎮痛薬を適切に使用することが重要である。非がん性慢性疼痛のオピオイド鎮痛薬は第一選択薬ではなく，プレガバリンやデュロキセチン等を用いても難治である場合にトラマドール，ブプレノルフィン貼付剤，コデイン，モルヒネ，フェンタニル貼付剤が使用できる。
（医療用麻薬適正使用ガイダンス平成29年4月版）
http://www.mhlw.go.jp/bunya/iyakuhin/yakubuturanyou/other/iryo_tekisei_guide.html

慢性化したがんの痛みは，がん痛と非がん慢性痛の両方の性質を持つことも多い。

がん患者さんの痛みのあらまし

	（1）がん性疼痛	（2）非がん性慢性疼痛（癌の証拠がない長期の痛み）
痛みの評価	難しくないことが多い	難しいことが多い
	問診，視診，触診，打診などと画像所見の整合性が大切	
痛みの性質	体性痛，内臓痛，神経障害性疼痛（末梢性）	神経障害性疼痛（末梢性，中枢性）が多いといわれる しかし状況により，筋痛（体性痛）＞＞神経障害性疼痛 神経障害性疼痛の診断が大切（客観的で正確な診断は困難？）
痛みの部位	癌の部位に一致しやすい	癌の部位と一致しないことが少なくない 癌の部位よりも広範囲に及ぶことも少なくない 患者の自覚する部位と圧痛，叩打痛，擦痛などの部位が一致しないことが少なくない 数日or数週or数ヶ月or数年間隔で，部位が変化することが多い
痛みの変化	癌の病勢と一致しやすい	癌の病勢と一致しないことが少なくない

WHO 三段階除痛ラダー

○ がん疼痛に対する薬物療法は，WHO方式がん疼痛治療法に則って実施されることが基本である。
○ WHO方式がん疼痛治療法では，70～90％の患者で効果的に痛みの軽減が得られることが明らかになっている。

• 退院前カンファレンス

○ WHO方式がん疼痛治療法は，鎮痛薬の使用について，痛みの強さに応じた段階的な選択などの5つの基本原則から成り立っている（**表1**，**図1**）。

表1　WHO方式がん疼痛治療法の5原則

● 経口的に	● 患者ごとの個別的な量で
● 時刻を決めて規則正しく	● その上で細かい配慮を
● 除痛ラダーにそって効力の順に	

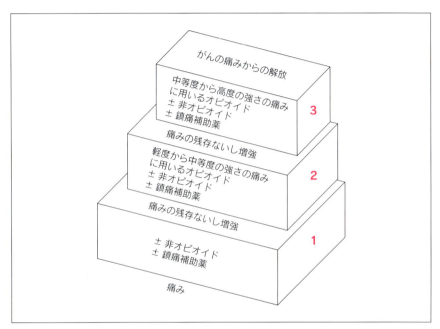

図1　WHO方式三段階除痛ラダー

オピオイド鎮痛薬とは？

・オピオイド鎮痛薬のポイント（オピオイドの種類，剤形，徐放・速放，副作用）

　トラマドールは，麻薬処方せんが不要で口腔内崩壊錠は服薬が簡便かつ安価であり，便秘等の副作用も少なく導入しやすい。弱いμオピオイド受容体作動作用とセロトニン・ノルアドレナリン再取り込み阻害作用による鎮痛作用を有する。強オピオイドによる難治性便秘の際にトラマドールへのスイッチングや，トラマドール注射薬は筋注のみの保険適応であるが，施設によっては持続静注・皮下注も行っている。

　フェンタニル注射剤・貼付剤は，末期腎不全においても他のオピオイド鎮痛薬に比べて安全に使用でき，経口できない場合にも有用であるが，貼付剤は効果出現に12時

間以上を要すため，タイトレーションには不向きな製剤であり，速放性製剤の併用が必要となる。また，増量しても痛みが軽減せず，最大用量貼付剤を複数以上貼付する場合には，漫然と増量せず，痛みの原因と鎮痛効果を再度アセスメントし，他のオピオイド鎮痛薬等との併用も検討する。

ROO（Rapid onset opioid）製剤であるフェンタニル口腔内崩壊錠や舌下錠は，PS 3，4の高齢者においては，鎮痛効果の評価が困難であり，使用しにくい印象がある。また，非がん性慢性疼痛には使用してはならないため，注意を要する。

タペンタドール錠は，μ受容体作動作用とノルアドレナリン再取り込み阻害作用を有す鎮痛剤であり，グルクロン酸抱合で代謝され他剤との相互作用の問題が少ないが，徐放性で錠剤が大きく分割や粉砕ができないため高齢者には不向きであるようである。

メサドン錠は，μオピオイド受容体作動作用とNMDA受容体拮抗作用を合わせもつ鎮痛剤で，難治性がん痛にのみ使用する。消失半減期が30～40時間と長く定常状態となるまでに7日ほどを要し個人差の大きい薬物動態を示すほか，主にCYP3A4等により代謝されるため，多くの薬剤と相互作用の注意も要する。また，流通規制がありe-learningを受講し確認試験を通過した処方医師，調剤薬剤師登録の後に処方・調剤が可能となる。

ヒドロモルフォン錠は，μオピオイド作動作用を有しグルクロン酸抱合で代謝され，併用薬との相互作用が少なく，腎機能障害時でも比較的安全に使用することができ，経口徐放製剤・速放製剤がある。

◧ レスキュー薬使用時のポイント

EAPC（European Association for Palliative Care）のガイドラインでは，「ベースラインの痛みがコントロールされていない時の突出痛には，レスキュー薬だけで対応してはならない」とあり，定時薬の増量や投与間隔を検討する。

レスキュー薬使用後は効果発現時間に，鎮痛効果を評価し，気分の変容，不安の解消目的等で使用していないか，万が一，鎮痛効果以外の目的で使用している場合には予後を鑑み他の薬剤も検討する。

レスキュー薬の投与量は，ベースで使用しているオピオイドの投与量とは比例しないことがある。突出痛に必要なレスキュー薬の投与量をタイトレーションする必要もあることを念頭に入れておく。

一方，オピオイド鎮痛剤は高額な薬価であり，「高いから痛みを我慢する」ことのないよう，医療者も考えなければいけない。

◧ 緩和ケアにおいての主なオピオイドスイッチングの事例

・経口オピオイド製剤から，貼付剤へのスイッチング

貼付剤の効果発現時間12時間までをフォローする。

・貼付剤から注射剤へのスイッチング
　痛みのある場合には貼付剤と等換算用量の注射薬半量分以下を貼付剤剥離と同時より開始し，眠気や呼吸抑制等の過量症状に十分留意しながら，半減期を迎える約20時間後に等換算用量となるよう流速を調整する（患者ごとの痛みの状況に十分留意する）。

・注射剤から経口剤へのスイッチング
　経口剤のT_{max}を考慮して効果発現時間2～3時間までをフォローし注射剤を中止する。

・オキシコドンからトラマドールへのスイッチング
　便秘等に難渋する場合，いったんトラマドールへスイッチングを行い評価する。錠剤の数が多くなる場合は1日2回に分割する。

➕ オピオイド鎮痛薬のスイッチングで気をつけることは？

　患者の痛みの状態に配慮しながら，各種剤形の薬物動態（効果発現時間と半減期）に留意し，過量となることのないよう有害事象を観察しながら，慎重にスイッチングを行う。

オピオイド鎮痛薬の投与経路（製剤）の変更例

先行（薬）	変更（薬）	変更方法
モルヒネ12時間徐放製剤 オキシコドン徐放製剤（経口）	モルヒネ24時間徐放製剤（経口） オキシコドン徐放製剤（経口） モルヒネ坐剤 モルヒネ持続皮下注・静注	先行薬の最終投与の12時間後を目安に変更の薬を開始する
	フェンタニル貼付剤	先行薬と同時に貼付し，次回より変更薬のみ
モルヒネ24時間徐放製剤（経口）	モルヒネ12時間徐放製剤（経口） オキシコドン徐放製剤（経口） モルヒネ坐剤 モルヒネ持続皮下注・静注	先行薬の最終投与の24時間後を目安に変更の薬を開始する
	フェンタニル貼付剤	先行薬の最終投与の12時間後を目安に貼付し，次回より変更薬のみ
モルヒネ坐剤	モルヒネ12時間徐放製剤（経口） モルヒネ24時間徐放製剤（経口） オキシコドン徐放製剤（経口） モルヒネ持続皮下注・静注	先行薬の最終投与の8時間後を目安に変更の薬を開始する
	フェンタニル貼付剤	先行薬の最終投与と同時に貼付し，次回より先行薬のみ
モルヒネ持続皮下注・静注	モルヒネ12時間徐放製剤（経口） モルヒネ24時間徐放製剤（経口） オキシコドン徐放製剤（経口） モルヒネ坐剤	変更薬の開始2時間後を目安に先行薬の減量〜中止
	フェンタニル貼付剤	貼付6〜12時間後を目安に先行薬の減量〜中止
フェンタニル貼付剤	モルヒネ12時間徐放製剤（経口）	先行薬（貼付）を剥がして12時間後を目安に変更薬開始
	モルヒネ24時間徐放製剤（経口）	先行薬（貼付）を剥がすと同時に変更薬を開始する
	オキシコドン徐放製剤（経口） モルヒネ坐剤 モルヒネ持続皮下注・静注	先行薬を剥がして12時間後を目安に変更薬開始

（国立がん研究センター中央病院緩和医療科，http://www.mhlw.go.jp/bunya/iyakuhin/yakubuturanyou/dl/2012iryo_tekisei_guide_027.pdf より）

［緩和ケアにおいての主なオピオイドスイッチングの事例］
・経口オピオイド製剤から，貼付剤へのスイッチング
　　貼付剤の効果発現時間12時間までをフォローする。
・貼付剤から注射剤へのスイッチング
　　痛みのある場合には等換算用量の貼付剤を半分剥離して注射剤を開始し，眠気や呼吸抑制等の過量症状に十分留意しながら，半減期を迎える約20時間後にフルドー

ズとなるよう流速を調整する。（患者ごとの痛みの状況に十分留意する。）
・注射剤から経口剤へのスイッチング
　　経口剤の効果発現時間2時間までをフォローし注射剤を中止する。
・オキシコドンからトラマドールへのスイッチング
　　便秘等に難渋する場合，いったんトラマドールへスイッチングを行い評価する。
　　錠剤の数が多くなる場合は1日2回に分割する。

Side Discussion
➕ 経口困難となったときの対応は？
　残された時間が少ない場合，優先順位をつけて中止を検討する。継続の必要性がある，または，症状コントロールのために，クエチアピン，オランザピンなどの抗精神病薬，プレガバリン等の鎮痛補助薬等，患者の負担も考慮し，挿肛により対応する。

実践！カンファレンス

担当医：現時点の主訴である嚥下困難は，縦隔リンパ節増大に
☑1　　伴う食道圧迫と考え，放射線治療を行い，改善傾向を認めています。また，呼吸困難感は，右胸膜炎による胸水貯留が原因であり，入院中に二度穿刺を行い，酸素療法（5L/分）も行っていますが，両側に胸水貯留を認めており，厳しい状態です。

往診医：両側に貯留しているのですか？　では予後は1ヶ月くらいということですね。

担当医：そうですね。

往診医：わかりました。ほかに何かありますか？

緩和看護師：オキシコドンの用量についてですが，現在疼痛コント
☑2　　ロールは比較的良好で，むしろやや傾眠が気になります。今後，🅰オピオイド鎮痛薬の用量調整をお願いしたいのですが。

往診医：わかりました。ADLはいかがですか？
☑3

病棟看護師：現時点で食事は三分粥を摂取しており，排泄はトイレまで歩行可能です。

往診医：わかりました。今後，往診で見させていただきます。

担当医：よろしくお願いします。当科の外来でも月一度フォローしていきます。
では患者さんのご家族をお呼びしましょう。
…患者の妻が参加
往診医：初めまして。退院後，往診をさせていただきます。
訪問看護師：初めまして。週一回で訪問看護に入らせていただきます。
往診医：在宅療養生活で準備するものは？
ケアマネージャー：今後ポータブルトイレも考えていく必要がありますがレンタルも可能なのであわてません。それと，訪問入浴サービスをご希望ですよね。このほか，褥瘡予防マット，ベッド，オーバーテーブル，在宅酸素療法の導入を準備していきますね。
☑4
妻：はい，お願いします。
往診医：薬の管理に薬剤師も入ってもらってよいですか？
妻：❶薬剤師さんも入ってもらえるなら，是非お願いします。
薬剤師：よろしくお願いいたします。薬の管理は，奥さまが行ってくださいますか？
妻：はい，❷私が行います。
薬剤師：今，服用している薬を一包化にしてくすりのカレンダーにセットさせていただきますね。
妻：❸それならできそうです。
薬剤師：飲み忘れがないように1袋にまとめています。飲みにくいようでしたら，袋からあけて分けて飲んでもいいですよ。
往診医師：退院処方は，一包化で処方してください。
☑5
病棟看護師：わかりました。
妻：家にいれば，孫たちも顔を出せるのでね，うちに帰って主人に後始末をしてほしいと思っているんです。
往診医師：そうですか，それでしたらなるべく早めに対応した方がよさそうですね。
妻：そうなんですか。まだいいんじゃないかと思っていたけれど，覚悟させられました。
往診医師：いまの食事の形態はご存知ですか？　三分粥ですが大

❶薬剤管理は家族がするのか，患者本人がするのか確認する

❷一包化の意味づけとコンプライアンス向上に努める

❸家族が行う服薬コンプライアンスの低さが推察されるため，より具体的な説明を行う

•退院前カンファレンス

丈夫ですね。
妻：はい，大丈夫です。
往診医師：ほかに何か心配なことはありますか？
妻：⁶やってみないとわかりませんが，よろしくお願いします。

💡 コミュニケーション・ポイント

- "放射線治療"→照射部位の発赤は？→発赤の程度により軟膏（乾性皮膚の場合；白色ワセリン，アズノール軟膏などを検討する。掻痒感が強く顕著な発赤の場合；ステロイド入り軟膏など）を使用するが，刺激を回避するため無治療のまま経過観察することもある
- "胸水貯留"→血中薬物濃度は？→オピオイドは低Albから血管内脱水傾向になり肝血流速度が低下し，血中濃度が上昇する可能性がある
- "やや傾眠"→オキシコドンの用量は？→1週間程度で眠気が改善しなければ用量を見直す。会話中の眠気は過量投与の判断指標の一つになる
- "患者さんのご家族"→薬の管理は？→キーパーソンの薬物療法に関する理解度を確認する
- "食事の形態"→食欲は？→好みの食べ物に対する食べたい気持ちがあるか食思低下の有無を確認する

✓ ここもチェック！

―カンファレンス後に患者に確認しよう！
A　オキシコドンの用量調節
B　薬剤師に期待するもの
C　服薬コンプライアンス　　　　　　　　　　　　　　　　　　など

実践！カンファレンス で確認 ➡

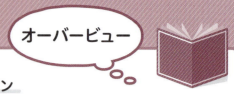

患者とのコミュニケーション

　患者との信頼関係を築くことが重要となるが，緩和ケアの場においては，長い治療歴を有する患者が自らを詳細に語ることは難しいといってよい．会話の中で，患者が「今」困っていることに対して，心を開いて話してくれるかどうか．医師の処方でも，とりきれない苦痛や不安を話してくれるかどうか．痛みや身体症状の訴え，ADLの変化（食事量，睡眠状況，起きている時間など），残薬の状況など患者の訴えの中から，医師の方針を尊重しつつ，薬剤師としてのアセスメントと提案を迅速に考え，患者に伝える．患者にチャンネルを合わせる知識・技術・態度を必要とする．専門用語は使用しないで，わかりやすくゆっくりと説明，介護者の疲労度にも配慮が必要である．

処方設計

　医師の処方設計に対して，確認行為を行う．予後約1ヶ月という患者さんに対し，関わる薬学的ポイントは，内服可能か（投与変更が必要な場合，提案），不要な薬を整理できないか，誤嚥はないか，処方されている薬は適切か，など．疑義があれば，それを伝え，医師の意見を聞く．

　薬剤師の処方提案があれば医師の見解を聞く．困ったときの次の選択肢を用意しておく．

　最終的決定は医師にあるため，意見が通らずとも，待つ姿勢は重要である．ポイントは薬剤師の意見や考えを押し付けることはせず，医師の処方意図を尋ね，質問する姿勢である．

医療スタッフとのコミュニケーション

　患者の訴えから薬に関してアセスメントしたことや共有すること，患者の不安を共有するためにカンファレンスで発言することが重要である．また，一方的な考え方を払拭するために他職種の話を聴く姿勢が大切である．患者が病状の理解がされていないと感じる場合には，医師に病状説明を依頼する．

　特にナースが困っていることを共有する．各職種の立場からの疑問や考えを気軽に伝えあうことが大切である．

在宅患者事例集
在宅（居宅）療養生活での薬物療法を支援する

傾聴Point
- 身体的苦痛（疼痛，息苦しい，夜間眠れない，落ち着かないなど）が存在する
- もうだめなのか，死んでしまうのではないかという不安をもつ
- 薬の増量に対して，怖い，心配，という不安をもつ
- 家に居たいと思う半面，家族の負担にはなりたくないと思う

在宅患者訪問薬剤管理指導とは

患者の生活の場（自宅，老人ホーム，介護施設等）へ足を運び，薬物療法を薬学的に支援することである。

訪問診療する医師や訪問看護師，ケアマネジャー等と連携しながら協働し，在宅医療チームの一員として患者の生活を支え，症状緩和を図る。

患者にとって住み慣れた場所で過ごすことは，家族や隣人，ペットなどに支えられて自分の役割を実感しながら，生きがいを見いだすこともできる。一人暮らしでも医療資源のサポートを受けて，自立した暮らしが可能となる。患者や家族の希望（ACP：アドバンスケアプランニング）に基づき，多職種の医療者と，患者の薬物療法や身体症状の変化を継続して観察する。

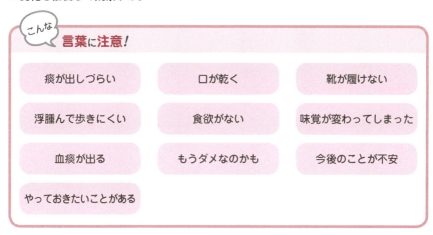

こんな言葉に注意！

- 痰が出しづらい
- 口が乾く
- 靴が履けない
- 浮腫んで歩きにくい
- 食欲がない
- 味覚が変わってしまった
- 血痰が出る
- もうダメなのかも
- 今後のことが不安
- やっておきたいことがある

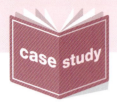

Case study 1
在宅療養一連の流れ—体調の変化に気付く—

患者情報

Mさん　83歳　男性
身長160cm　体重51kg　体表面積1.51m^2

現病歴：肝細胞がん（脳転移，肺転移，縦隔リンパ節転移，肋骨転移）
治療段階：在宅療養を開始
所　見：40年前に十二指腸潰瘍にて輸血を受け5年前にB型肝炎を経て上記を診断され，手術を受けた。今回PET検査により見つかった転移巣のうち疼痛の原因と考えられた肋骨に対し放射線治療を行い，退院。在宅療養となり訪問診療を開始した。薬の管理が困難であるとの訴えにより，在宅患者訪問管理指導を開始（退院後5日目）した。

検査値

	基準値	IC同席時（退院5日前）	
Alb (g/dL)	4.0〜5.0	3.3	↓
T-Bil (mg/dL)	0.2〜1.2	1.6	↑
AST (U/L)	10〜35	260	↑
ALT (U/L)	5〜30	170	↑
ALP (U/L)	00〜350	366	↑
ChE (U/L)	200〜450	230	
Cr (mg/dL)	0.5〜1.0	0.81	
BUN (mg/dL)	8〜20	25	↑

薬歴

オキシコドン錠5mg	2錠	1日2回	8時，20時
プレガバリンカプセル75mg	2cap	1日2回	朝夕食後
酸化マグネシウム錠500mg	3錠	1日3回	朝昼夕食後
センノシド錠12mg	1錠	1日1回	寝る前
アセトアミノフェン錠200mg	8錠	1日4回	朝昼夕食後・寝る前
クエチアピン錠25mg	1錠	1日1回	夕食後

患者と話してみよう！

【在宅ではできるだけ服薬回数を減らす】

患　者：薬の服用回数が多くて，1日中❶薬のことで振り回されてしまう。

薬剤師：入院していた時と同じような飲み方だと，1日5回薬を飲まないといけないのですね。家での生活の，起床，お食事，就寝時間を教えていただけませんか？

患　者：朝は❷6時に起きて，食事は7時，12時，18時だよ。就寝時間は21時くらいかな。

薬剤師：それでしたら，朝食と夕食の時間がほぼ12時間間隔とみなせますので，オキシコドン錠は，時間服用をやめて，朝夕食後としても大丈夫のようですから医師に提案してみますね。❸朝夕食後と寝る前の3回程度でしたらいかがですか？

患　者：そうだね…。助かる。それから，退院してから，一日中寝てばかりいる気がするよ。❹眠くて仕方がないね。

薬剤師：夜間もぐっすり眠れますか？

患　者：はい。

薬剤師：では，夕食後に飲まれるクエチアピンを中止してもよいかを先生に相談してみますね。

患　者：❺入院中は全然眠れなくてね，つらかったなぁ。家ではもともと23時頃休んでたから。

薬剤師：そうだったのですね。自宅という環境の差は大きいかもしれません。

【肺転移による血痰の症状が出現し，止血剤が処方される】

患　者：いよいよもうダメかね？

薬剤師：そんな風に思われるのですね。病気が肝臓以外にもあることは先生から聞いていらっしゃいますか？

患　者：❻あちこちに飛んでいるって言っていた。

薬剤師：そうですか。肺の中でも気管支に近いところのリンパ節にも病気があるようですので，血痰という症状が出やすいのかもしれませんが，まずは止血剤の効果をみていき

❶ 介護が妻のストレスになっていることを意識し，生活スタイルを確認する

❷ 服用間隔の見直しとコンプライアンスが維持できる妥協点を見出す

❸ 通常，1日2回服用であるが，安全性を確認の上，生活リズムに合わせた用法も提案のひとつとする

❹ 睡眠の質を確認し，その情報からクエチアピン継続の必要性を医師に確認する

❺ "全然"という奥底の背景を否定せず，処方薬の意図を確認する

❻ 病識を確認し，薬物療法の意味づけを提示する

|患 者|：そうだね…，ちょっと話を聞いてくれないか。温泉に行って，仲間と碁を打ったのは楽しかった。でもね，忘れ物が多くて，❼妻に叱られてばかりで落ち込んでしまうんだ。これは病気のせいかね？

|薬剤師|：落ち込んでしまうんですね。忘れ物は誰でもするものですから，あまり考え過ぎずに，「温泉に行って来られた」，「今日も碁が打てた」など，❽できたことに目を向けてみましょう。でも，心配されているように，病気があるためにこれからそのようなことが増えていくかもしれないのですが，奥さんに手伝ってもらって，「ありがとう」と伝えてみませんか。❾奥さんがついていてくださることは心強いですよね。ほかに困っていることなどはありませんか？

|患 者|：最近，手に力が入らなくて，❿物を落とすようになった。（縦隔リンパ節転移があり，明らかな麻痺がないのでステロイド投与を今後検討中）

|薬剤師|：そのことは先生もご承知で，心配はないと言っていますよ。ただ，お茶の入ったコップを運ぶときは気をつけてくださいね。

❼患者の理想と現実との差の落ち込みに対し，リフレーミングにより，できたことを認めていく

❽小さな達成感が大きな自信につながる

❾家族のサポートに共感する姿勢を持ちながら話を展開する

❿機械的に鎮痛補助薬を追加する前に症状を吟味する

💡 コミュニケーション・ポイント

- "服薬回数が多くて"→疼痛コントロールは？→家での生活リズムを優先し，除痛できていれば患者や介護者と一緒に考え，服薬のために睡眠が妨げられることのないよう工夫が必要である
- "1日中寝てばかりいる気がする"→眠気の要因となる薬は？→どのようなときに傾眠が出現するか確認し，鎮痛薬が過量である可能性も視野に入れる。薬原性の場合，会話中にも傾眠が出現しやすい。
- "もうダメかね？"→目に見える新たな症状への恐怖？→止血剤という治療の手段があり有用性を評価することを伝える。
- "忘れ物が多くて"→コンプライアンスは？→内服薬の場合，PTP包装シートから規則性のある取り出しができているか確認する。
- "手に力が入らなくて"→麻痺は？→原因が末梢神経障害のほか，転移巣との関係性を検証し対応策を検討する。薬剤選択の際，腎機能，体力低下，ミオパシーなども

確認する。

✓ ここもチェック！

―確認できなかった場合は，医師や看護師に確認しよう！

Check1　食事は摂れている？
Check2　排便の状況は？
Check3　疼痛コントロールは？
Check4　家族の不安は？
Check5　いつもと変化はないか？　　　　　　　　　　　　　　など

在宅カンファレンス で確認

患者と話してみよう！

【在宅指導中に労作後呼吸状態の異変】

患　者	：ちょっとトイレに行ってくる（妻に支えられながら歩行しているのを手伝う）。

薬剤師：息苦しいですか？

患　者：いや，別に苦しくない。❶(ゼイゼイハァハァしながら)

薬剤師：ちょっと脈拍をみてもよいでしょうか？（20回／10秒）奥さん，この状況はいつもと違いますよね。

妻　　：❷そうでもないと思いますが…。

薬剤師：念のため，先生に連絡しておきますね。

…

医　師：苦しくはないんだね。

患　者：はい。

　　　→医師がバイタルを測定。酸素飽和度77％，血圧92mmHg/49mmHg 心拍数109回
　　　（酸素飽和度が低い（＜80）ので在宅酸素を手配）

医　師：（落ち着かない様子をみて）せん妄だね。

　　　→自宅にあったクエチアピン錠25mg頓用1錠 内服を指示。息苦しさに対してベタメタゾン注を投与し，本人と妻の希望で入院となる。入院したことを理解し「ありがとう」と会話も成立したが，入院3日目に看取りとなった。

❶バイタルチェックにより胸水や発熱の有無を確認する

❷進捗状況を主治医に伝える

処方設計をしてみよう！

■ 酸素飽和度とは？

動脈血酸素飽和度

　動脈血酸素飽和度（SaO_2）とは，赤血球中のヘモグロビンのうち，酸素と結合しているヘモグロビンの割合のことであり，成人の動脈血酸素飽和度はおおよそ97％を示す。臨床ではパルスオキシメーターを使用するため，経皮的動脈血酸素飽和度（SpO_2）を用いることが多い。心筋梗塞，心不全，肺血栓塞栓症，気胸，COPDなどでSpO_2が低値を示す。その中でもCOPD患者の場合，安易に高濃度酸素投与はCO_2ナルコーシスを誘発するため禁忌である。

> 　SpO_2 77％を呈しており肺機能低下による酸素不足に伴う呼吸困難感の増悪が考えられる。また，血圧92mmHg/49mmHg低下や心拍数109回が増加しており全身循環不全の状況であった。

■ オキシコドン錠の服薬回数を増やす？

　がん疼痛の薬物療法に関するガイドライン（2014）では，定時鎮痛薬の切れ目の痛みに対して徐放性製剤による増量を推奨しており，副作用を考慮し，12時間徐放性製剤であれば8時間ごとに投与することも検討の余地がある。

> 　在宅では服用回数を常に意識する必要がある。生活リズムを考慮して，日中の眠気回避目的に，オキシコドン錠を1日に2回服用から3回服用に変更提案を行った。

📝 スキルアップコラム

在宅緩和ケアに求められるもの

　定期的に患者宅に訪問し薬剤の服薬状況を把握する中で，患者との会話などから，体調の重大な変化に気付くことや本人や家族の病識の理解についての理解のずれを感じた場合は，速やかに在宅医療チームで情報を共有し，多職種連携が必須となります。

Case study 2
オピオイド鎮痛薬の増量の不安を薬理作用や動態の説明で解決する

患者情報

Mさん　70歳　女性
身長150cm　体重45kg　体表面積1.37m²

現病歴	: 子宮体がん，肝・肺転移
治療段階	: 在宅にて夫が介護
所見	: 緩和ケア病棟にて疼痛緩和が図れて退院し，在宅にて約8ヶ月落ち着いた時間を過ごしていたが，病状の進行とともに下腹部の皮膚にろう孔を形成し，上腹部痛（内臓痛）の訴えも出現した。このため医師がMSコンチン®錠40mg/日から60mg/日へ増量指示を伝えたところ，不安からコンプライアンスが不良で疼痛が改善しなかった。このため，医師の依頼によって薬剤管理指導を開始した。

薬歴

- MSコンチン®錠10mg　　　4錠　1日2回　朝夕食後
- アセトアミノフェン錠500　　6錠　1日3回　朝昼夕食後
- プロクロルペラジン錠5mg　　2錠　1日2回　朝夕食後
- 酸化マグネシウム錠330mg　　3錠　1日3回　朝昼夕食後
- メジコン®錠15mg　　　　　3錠　1日3回　朝昼夕食後
- ファモチジンOD錠20mg　　1錠　1日1回　朝食後
- オプソ®内服薬5mg　　　　頓服　1包/1回
- ジクロフェナク坐剤25mg　　頓服　1個/回

患者と話してみよう！

患者の夫：簡単に❶薬を増やしてっていうけれど，心配で不安だ，先のことはわかっているが，後悔はしたくないんだ。このまま寝たきりになってしまったらと思う。

薬剤師：薬を飲んで具合が悪くなったりしましたか？

患者：❷オプソを飲んだら，気持ちが悪くなって吐いちゃったのよ。

薬剤師：オプソとMSコンチンの違いは，血中濃度の上がり方です。急に痛みが出たときには30分ほどで血中濃度が上がるオプソが効果的であるのに対し，持続的な痛みを取り除くためには，長く作用するMSコンチンを十分な量で定期的に使うことが重要ですが，人によっては吐き気が出ることもあります。
先生は，今の状態からするとMSコンチンの1回量を少し増やして，痛みをがまんしない生活にした方がよいと考えて指示されたのですが，朝方に痛みで目が覚めるということでしたら，1回量は今の量のままで，服薬間隔を短くして，薬の切れ目を短くするという方法もあります。

患者：そうね，それだったら，いいかもしれない。

患者の夫：❸じゃ，早速そうしてみよう。

薬剤師：わかりました。では，今お話ししたことを医師に報告して了解が得られたら，薬をつくり直しますね。

患者：❹朝だけ具合が悪いのよね。

薬剤師：朝は7時に薬を服用したあと，食事をされているのですね。昼は15時，夜は23時で食後ずいぶん経ってから服用しているのですね。吐いた後，調子が悪くてそのまま寝込んでしまうことはありますか？

患者：ない，ない。そのようなことは全くありません。吐いたらすっきりして薬も必要ありません。

患者の夫：退院して（在宅に帰って来て）本当に良かった。あのとき，あと3ヶ月と言われたが，もう10ヶ月過ぎている。奇跡だね。何度かの危機を乗り越えて，訪問看護師さ

❶薬の服用自体がコンプライアンス低下につながる可能性を認識する

❷レスキュー薬の役割について説明するとともに，悪心・嘔吐回避の工夫を考慮する

❸家族の積極的な関わりの中で，迅速な対応が欠かせない

❹嘔吐を誘発する原因が病態以外にMSコンチンが原因となっている可能性を想定し，薬を飲む時間と食事の時間との間隔を確認する

んや先生たちに支えられていることが本当にありがたい。うちに居れば病人という感覚は全くない。一緒にごはんを食べていると，幸せだなぁと思うんだよね。何よりも励まされるのが，「大丈夫ですよ」っていうあなたたちの笑顔なんだ。

💡 コミュニケーション・ポイント

- "気持ちが悪くなって吐いちゃった"→レスキュー薬の影響？→再現性があるか薬原性であれば薬用量の見直しや服用タイミング，オピオイドスイッチングなどを検討する
- "吐いたらすっきりして薬も必要ありません"→食欲は？食事形態は？→食事メニューを確認すると同時に，服薬に対する抵抗感を意識する

✅ ここもチェック！

―確認できなかった場合は，医師や看護師に確認しよう！

Check1　コンプライアンス・アドヒアランスは？
Check2　味覚異常は？
Check3　電解質バランスは？
Check4　褥瘡の有無は？　　　　　　　　　　　　　　　など

在宅カンファレンス で確認

スキルアップコラム

　オピオイドによる吐き気があれば，MSコンチン服薬後に血中濃度が上昇している時間帯に食事による消化管運動が嘔吐を誘発する要因となっている可能性を考え，食事の時間を遅らせる，服薬時間を早める，食事の前に制吐剤を使用する，食後に服用するなどの工夫を提案してみます。薬剤性以外にも主に病態等が原因であることを念頭に，継続性，頻度，苦痛の度合いを継続して聴取します。

　患者やその家族との信頼関係を構築するには，患者の在宅での生活を重視し，薬剤を確実に服薬できる方法を患者・家族と同じ目線で考えることが必要です。患者や介護者の話を聴く時には，なぜそう訴えているのか，その後ろに本当に言いたいことがあるのではないかという問題点を見つける思いで訊きます。現状の訴えを服薬している薬剤の影響と照らし合わせて考察し，患者や介護者に納得のいく説明をわかりやすく伝えることが，薬剤師がなせる薬剤対策と考えられ，信頼関係を築くことができます。状態が悪化したときには，病態を推測し薬剤の薬理作用や薬物動態を考え，他職種と相談し共有します。ひとつひとつの事例の今このときに，真剣にチームで関わる経験が自身の知識や知恵につながっていきます。

Case study 3
在宅療養一連の流れ―体調の変化に気付く―

患者情報

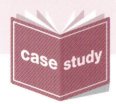

Mさん　70歳　男性
身長168cm　体重60kg　体表面積1.68m²

| 現病歴 | ：右下咽頭がん，リンパ節転移。事故による脊椎損傷の既往あり，自己導尿，自己摘便している。 |

治療段階：介護付き高齢者施設

所　見：約6年前，右頸部腫瘤の自覚より，上記のように診断され化学放射線療法を施行後，緩和ケア病棟へ転院となった。しかし，病状が安定しているため，有料老人ホームで暮らし，3年が経過している。
　　　　疼痛は，脊椎損傷に伴う電撃痛（慢性痛）が問題であり，非がん性慢性痛に対してオピオイド鎮痛薬等を使用している。慢性痛のためレスキュー薬はオピオイド鎮痛薬を使用しないよう指導している。施設で医療用麻薬を自己管理しており，趣味の絵や書，花壇の手入れなどを季節に応じて楽しみながら過ごしている。

薬　歴

フェンタニル貼付剤2.1mg	3日ごと	19時貼り替え
プレガバリンカプセル75mg	4カプセル	1日2回　朝夕食後
アセトアミノフェン錠500mg		1回2錠（疼痛時）
芍薬甘草湯2.5g	2包	朝夕食後
酸化マグネシウム錠330mg	2錠	朝夕食後
ピコスルファートナトリウム内用液10mL		便秘時
ブロチゾラム錠0.25mg	1錠	就寝前

患者と話してみよう！

薬剤師：お困りのことはございませんか？
患者：えー相変わらず，下腿から足の裏までの時々ビーーンていう，❶ギャーっていう痛みをなんとかしてほしい。
薬剤師：どのような時に痛くなりますか？
患者：朝起きて，トイレに行ったあと。午後にも，❷突然起こるよ。ギャーーって。
薬剤師：動いたことがきっかけである可能性もありそうですね。どうやって対応していますか？
患者：起きてすぐ，アセトアミノフェン（カロナール）を飲むんだ。❸しばらく治まるのを待てば良くなるので。
薬剤師：頓服薬は，1日2回か3回くらい飲んでいますね。この回数でしたら，安全ですね。1日8錠（4,000mg）を超えることはありませんか？
患者：ないね。
薬剤師：薬以外の方法で，痛みを緩和させることはできますか？
患者：❹さする（ものすごく一生懸命）。こうやって。
薬剤師：さするって行為も症状を緩和させますからね。脊椎から来る痛みは，つらいのですね。貼付剤はうまく貼れますか？
患者：❺カレンダーで日にちをみて，時間も守って忘れないように貼っているよ。
薬剤師：眠気や吐き気はありませんか？
患者：眠いのはいつもなんとなく眠いよ。❻吐き気は最近大丈夫だね。
薬剤師：他の飲み薬の影響もあって，少し眠くなるかもしれませんね。眠気のために日常，困ることはありませんか？
患者：それはないね。眠い時は寝ちゃうから。眠気は覚えていないけど，自然と気にならなくなっている。
薬剤師：夜間は少しは眠れていますか？
患者：うん，薬を飲んだらぐっすり眠れる。
薬剤師：それはよかったです。起きている時間帯で，不意に起こる電撃痛が一番問題なのですね。その他，飲み込

❶痛みの性質を確認する
❷突出痛への対応策を尋ねる
❸適正使用ができているか確認する
❹Aβ線維を興奮させ，抑制系介在ニューロンに伝え，痛みを緩和させる
❺コンプライアンスの高さがうかがえ，さらに内容（副作用など）を展開する
❻過去の検証を行っておく

に問題があったり，何か変わったことはありませんか？
患　者：飲み込みにくさは，なんとなくあるけれど，もう検査しないと決めたし，大丈夫だ。

💡 コミュニケーション・ポイント

- "起きてすぐ，アセトアミノフェン（カロナール）を飲んだ"→レスキュー薬をうまく使えている？→疼痛コントロール不良の場合，非オピオイド鎮痛薬，オピオイド鎮痛薬も視野に入れる
- "さする（ものすごく一生懸命）"→除痛ができていない？→非薬物療法を通して，患者が求める除痛度を推し量る
- "いつもなんとなく眠いよ"→薬原性？→面談中にまぶたが重い眠気の場合，薬原性の可能性が高い

✓ ここもチェック！

―確認できなかった場合は，医師や看護師に確認しよう！
Check1　一包化された薬カレンダーへのセットに誤りはないか
Check2　貼付剤の交換は適切にできているか
Check3　レスキュー薬の鎮痛効果は有効か
Check4　残薬はどれくらいあるか
Check5　疼痛増強時の対応策ができているか
Check6　自己管理表を記録しているか　　　　　　　　　　など

在宅カンファレンス で確認

参考文献

1）特定非営利活動法人　日本緩和医療学会　編：治療とケアの実際―医学的適応の検討，苦痛緩和のための鎮静に関するガイドライン2010年版
https://www.jspm.ne.jp/guidelines/sedation/2010/chapter05/05_03_01.php

スキルアップコラム

　がんの病状が安定している患者は，介護付き高齢者施設への往診が可能です。病院以外では医療用麻薬の管理義務はありませんが，患者にとって間違いのない服薬のために適切な援助を要します。経口剤であれば一包化または別包でほかの薬剤と一緒にまとめるなど，確実な服用が可能となるよう支援します。その場合，調節の必要な降圧薬，止血薬，下剤などは，中止指示の際に簡便に対応可能となるよう状況に応じて別包にしておくことが望ましいです。

　慢性痛との付き合い方，薬物療法以外の認知運動療法など，持続かつ取り除くことが困難な慢性痛とうまく付き合っていけるように促し，改善できそうなADLを一緒に考えたりできていることを認めていくようにします。

スキルアップコラム

Patient Controlled Analgesia (自己調節鎮痛法：PCA)

　医療用麻薬の混合調製については，平成26年度健康保険診療報酬改定にて，新たに加算が設けられました。

　正確な手技，清潔な環境の下において薬剤師による混合調製が施行され，責任を持った疼痛管理に関与することを目的としますが，実際には，往診医師，訪問看護師との信頼関係が成り立っていなければ困難であるため，いまだ薬剤師の調製が浸透しておらず，看護師が行っている地域も多く見受けられます。

　誰が混合調製をどのように担うかは，在宅医療チームによって異なります。介入する薬剤師は，医療用麻薬の確認行為を怠らず，よく話し合い，可能な限りの妥当な選択をすることが重要です。

在宅療養におけるインシデントの実例

①薬を飲み間違えた，飲むのを忘れた
［対応］あわてずに1日量で考えて，有害事象の評価をする。継続服薬していれば，血中濃度が安定しているため，多少の変動は大きな影響を受けない可能性がある。

②違う坐薬を誤って使ってしまった（類似医薬品）
［対応］20分ほど時間をおいて本来の効果を目的とする薬を使用し，有害事象がないか観察する→薬袋に薬品名と使用目的をはっきりと記載する。

③坐薬を肛門ではなく膣に入れてしまった
［対応］坐薬が溶解後，一部は吸収されるか一部は流出により排泄されるのであわてず

に経過観察し，時間をおいて評価する。
④抗パーキンソン病薬を服用している患者に，せん妄治療目的で抗精神病薬や認知症治療薬が処方された
［対応］パーキンソン症状の悪化を伴うため，薬剤相互作用（抗ドパミン薬，コリン作動薬など）を考える。

■ デスカンファレンスの振り返り

①患者は最期まで在宅での療養を希望していた。実際に終末期を自宅で過ごせて，家族に見守られながら息を引き取ることができ亡くなった後のことを話し合う時間が持てた。
②在宅訪問診療で，「苦痛を我慢しなくてよい」，「思いを表出してよい」ことを最初に伝えられて，信頼感を抱くとともに，気持ちが楽になった。
③輸液にいろいろな鎮痛薬を混合してくれて，自宅でもこのように過ごすことができるのだとありがたかった。
④前医から緩和医療の整った病院を検討するように言われた際，本人が「まだいい」と否定的な見解をとっていたため，緩和ケアの導入が遅れた。患者の奥底に隠されたサインに注視すべきだった。
⑤緩和医療に関する知識が乏しかった。治療と並行して苦痛を軽減するということをもっと広めてほしい。
⑥全身状態の体力低下に伴い，本人は「やるべきことはやった，もういつ逝ってもいい，早く楽になりたい」と達観していた。一方で，残される私たちは「1日でも長く生きていてほしい」という思いがあり，そのギャップがつらかった。

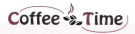

通院から在宅へ…がん患者のケアの視点を支える主観的QOL尺度「SEIQoL」

医療の目標は患者のQOL（Quality of life）の向上です。

医療においてQOLの測定をする尺度には2種類あり，1つは健康状態を詳しく調べる「プロファイル型尺度」で，もう1つは，医療経済評価で使われる「価値付け型尺度」です。プロファイル型尺度で測定した結果は臨床現場へ，価値付け型尺度で測定した結果は社会における医療資源配分の指標として役立ちます[1]。がん治療で退院し，在宅療養となったとき，適切なケアをしていくためにも患者の「今」と「ニーズ」を知り得るためには，QOLは患者の個人的な構成概念であり，PRO（Patient Reported Outcome：患者が報告する医療評価）の1つだとして，計量心理学的な科学性が必要です。そして治療介入により患者自身が評価軸や尺度を変えてしまう「レスポンスシフト」現象を科学的に分析する必要があります[2]。

「The Schedule for the Evaluation of Individual QOL：SEQoL」は，その患者が大切に思う5つの生活領域（Cue）を想起してもらい，それぞれの満足度（あるいは達成度）そしてその5つの生活領域が自分の中に占める割合（重要度）をインタビューとアナログスケール，そして5色のディスクを動かしてイメージし，最終的には一元数値化（Index）するものです。

神経難病や，治療中のがんの場合，ADLが低下していったとしても，常に大切な生活領域はCueを変えながら再構成するので，病状の進行と相関してQOLのIndexが低下するとは限りません。

医療におけるナラティブアプローチとは，客観化された病気の治癒を目標とするのではなく，患者・家族のナラティブの改善や再構成が目標となります[2]。

そして患者の「今」を知ることがわれわれ医療従事者にとって重要なケアの視点となるといえるでしょう。

参考文献

1) 下妻 晃二郎：QOL評価研究の歴史と展望，行動医学研究 Vol.21, No. 1, 4-7, 2015
2) 中島 孝：医療についてのQOLと緩和についての誤解を解くために，医薬ジャーナル Vol.47 No.4 2011 1167-1174

ケーススタディで学ぶ
がん患者ロジカル・トータルサポート

定価　本体3,200円（税別）

平成29年5月26日　発　行

監　修　片山　志郎　平井　みどり
編　著　髙瀬　久光　井手口　直子
発行人　武田　正一郎
発行所　株式会社　じほう

101-8421　東京都千代田区猿楽町1-5-15（猿楽町SSビル）
電話　編集　03-3233-6361　販売　03-3233-6333
振替　00190-0-900481
＜大阪支局＞
541-0044　大阪市中央区伏見町2-1-1（三井住友銀行高麗橋ビル）
電話　06-6231-7061

©2017　　　　組版　クニメディア（株）　　印刷　（株）日本制作センター
Printed in Japan

本書の複写にかかる複製、上映、譲渡、公衆送信（送信可能化を含む）の各権利は株式会社じほうが管理の委託を受けています。

|JCOPY|＜(社)出版者著作権管理機構　委託出版物＞
本書の無断複製は著作権法上での例外を除き禁じられています。
複製される場合は，そのつど事前に，(社)出版者著作権管理機構（電話 03-3513-6969，FAX 03-3513-6979, e-mail：info@jcopy.or.jp）の許諾を得てください。

万一落丁，乱丁の場合は，お取替えいたします。
ISBN 978-4-8407-4825-4